바른 마음을 위한 움직임

/ 바마움 /

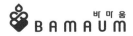

바마움
BAMAUM

바른 마음을
위한 움직임
바마움

첫째판 1쇄 인쇄 | 2022년 10월 18일
첫째판 1쇄 발행 | 2022년 10월 28일

지 은 이 채정호 김경희 김한얼 김주현 강수원 김주환
발 행 인 장주연
출 판 기 획 임경수
책 임 편 집 이다영
일 러 스 트 김경열
표지디자인 김재욱
편집디자인 주은미
제 작 담 당 이순호
발 행 처 군자출판사(주)
      등록 제 4-139호(1991. 6. 24)
      본사 (10881) **파주출판단지** 경기도 파주시 회동길 338(서패동 474-1)
      전화 (031) 943-1888   팩스 (031) 955-9545
      홈페이지 | www.koonja.co.kr

ISBN 979-11-5955-928-0
정가 18,000원

바른 마음을 위한 움직임

바마움

| 저자소개 |

채정호

가톨릭대학교 서울성모병원 정신건강의학과 교수로 마음이 아픈 환자들을 진료하면서 현대 정신의학 중 특히 "충족되지 않은 요구"에 많은 관심을 기울여 새로운 치료법 도입에 앞장서왔다. 국내 최초로 경두개자기자극치료를 소개하였고 정신병리치료를 넘어 행복하고 가치있게 살아가는 긍정심리 개입을 위하여 긍정학교를 설립하여 교장과 긍정네트워크 옵티미스트클럽의 회장을 맡고 있다. 한국직무스트레스학회 회장, 한국인지행동치료학회 회장, 대한불안의학회 이사장 등을 지냈고, 한국트라우마스트레스학회, 대한정서인지행동의학회, 대한명상의학회 등을 창립하여 회장 및 이사장을 역임하였다. ≪이런 세상에서 지혜롭게 산다는 것≫, ≪퇴근 후 심리카페≫, ≪행복한 선물, 옵티미스트≫ 등 다수의 저서와 수백편의 SCI 논문 등을 저술하였다.

김경희

도서관에서 우연히 알렉산더테크닉 책을 보고 우리나라에 처음 알렉산더테크닉을 소개한 백희숙 선생님께 수업을 받기 시작했다. 2005년부터 개인레슨과 그룹 수업을 이어오다 국내에 교사과정이 열린 첫 해에 입학해 3년 1,600시간을 마쳤다. 졸업 후 2014년 AT 포스처 앤 무브먼트 연구소를 공동 설립해 그룹수업과 개인레슨을 일반인과 연주자, 연기자들을 대상으로 진행해왔고 2016년부터 알렉산더테크닉 국제교사과정(ATIS)을, 2018년부터는 스쿨 오브 알렉산더테크닉을 설립, 운영해 오고 있다. 현재 ATI (Alexander Technique International) 공인 티칭멤버이며 삼성 인력개발원 CEO과정 강사로 프로그램 개발에 참여했고, 명상과학연구소의 움직임명상 프로그램 개발과 진행도 함께 하고 있다. 러쉬 스파에도 매월 정기교육을 진행하고 있다. ≪알렉산더테크닉, 내몸의 사용법≫, ≪알렉산더테크닉의 원리≫ 두 권의 책을 감수했다.

김한얼

2011년 모세 펠든크라이스 박사의 직계 미아 시걸이 설립한 마인드 바디 스터디의 MBS 프랙티셔너 과정에 참여하였고, 2012년 소마앤바디의 전신인 JKL 소마틱스 연구소를 열어서 교육활동을 시작했다. MBS 프랙티셔너 과정을 200시간을 이수 후 국제 펠든크라이스 길드의 펠든크라이스 프랙티셔너 양성 과정 한국 1기 과정에 참여하여 졸업하였다. 현재는 '몸과 마음, 삶과 자연의 화해'를 가치관으로 교육 문화 프로젝트를 추진하는 소마앤바디를 중심으로 '몸과 마음의 힘을 기르는 공간' 힘의집과 '몸와 마음의 쉼이 머무는 공간' 쉼의집을 운영 중이다.

김주현

경희대 스포츠의학, 태권도학과를 졸업하고 트레이너, 태권도 사범을 병행하며 살아가던 중 2015년, 영화 〈The Secret Life of Walter Mitty〉에서 주인공이 헬기로 뛰어드는 장면을 보고 그날로 무작정 남아프리카 공화국으로 향하는 비행기를 예매했다. 2015년, 무사히 아프리카 대륙을 종단을 마치고 힘의 근원을 찾아 떠난 곳은 이란이었다. 이란에 이어 인도까지 연이어 여행하며 경험한 인류 원형적 고대 운동 문화는 남은 삶을 완전히 뒤바꾸기에 충분했다.

현재 소마앤바디 힘의집을 운영하는 동시에 주르카네스포츠 한국 대표팀 감독을 역임하는 한편 ICA 인디언클럽 아카데미를 통해 국내 고대운동 지도자를 양성하고 있다.

강수원

1990년에 조각자이자 수행자인 아버지를 따라 체선(體禪)과 명상에 입문하였고, 1997년 태극권 명인 박종구를 만나 태극권과 도인기공에 입문하였다. 태극권 6대 유파(진가, 무가, 양가,오가, 손가, 홀뢰가) 및 다수의 도인기공법 전인(傳人)이며, 태극심법(太極心法)의 요체인 갈수(揭手)를 전수받았다. 현재 사단법인 타오라이프 원장, 사단법인 밝은빛태극권협회 부회장, 서울시 우슈협회 부회장, 경희사이버대학교 한방건강관리학과 겸임교수로 있으며, 사람과 세상을 이롭게 하는 동북아시아 수련법을 대중에 보급하고 제자를 양성하는 일에 힘을 쏟고 있다. 국가정보원, KBS수원센터, GS, LG, NHN, 현대아산서원, 일산병원, 고려대학교 의대, 강원랜드 등 기업체 및 기관에서 타이치·건강·명상 프로그램, CEO대상 프로그램, 밝은빛태극권협회 정규 프로그램 등을 지도하고 있다. Btv, 하루명상 등에 건강·명상 온라인 콘텐츠를 제공하고 있으며 , 저서로는 《밝은빛심법1 – 노자 도덕경》, 《밝은빛태극권1 – 전통진가태극권》 등이 있다.

김주환

현재 연세대학교 언론홍보영상학부 교수로 재직 중이며, 언론홍보대학원장을 역임하였다. 주된 연구 및 강의분야는 내면소통, 명상, 마음근력 향상 훈련, 회복탄력성 등이며 신경과학과 뇌영상기법을 이용하여 내면소통 명상의 효과에 대해 연구하고 있다. 서울대학교 정치학과를 졸업하였으며 미국 펜실베니아 대학교에서 커뮤니케이션학으로 석사와 박사 학위를 취득하였다. 연세대에 오기 전까지 미국 보스턴 대학교에서 커뮤니케이션학과 교수를 역임했다. 한국언론학회와 한국HCI학회에서 우수논문상을 수상했으며, 연세대 우수강의교수로 선정되었다. 미국 쿤달리니 유니버시티 요가 지도자 과정, HST 명상 지도자 과정, 월정사 출가학교(50기), MLSRI 프로그램 등을 수료하였으며 현재 대한명상의학회 고문으로 활동 중이다. 국제 케틀벨 레벨1 코치(KETA)이며, 저서로는 《회복탄력성, 2011》, 《그릿, 2013》, 《구조방정식 모형으로 논문 쓰기, 2009》 등이 있다.

이 세상에는 마음이 아픈 사람들이 너무 많다. 정신심리치료와 약물치료 등 여러 좋은 치료법들이 개발되어 현장에서 사용되고 있지만 고통에 지쳐있는 모든 이들을 온전히 회복하도록 돕기에는 아직 역부족이다. 정신심리치료 분야에서는 20여 년 전부터 명상의 요소를 이용한 방법들이 도입되면서 주 치료방법의 대전환이 일어나고 있다. 특히 제3 동향 인지행동치료 조류에서는 동양 전통의 마음챙김 명상을 임상 현장에서 사용할 수 있도록 체계화, 규격화, 표준화한 명상기반치료 프로그램을 도입하여 시행해오고 있다. 이를 통하여 자신을 자각하고 알아차리며 살아가는 것을 통찰해낸 사람들은 이제까지의 삶과는 다른 새로운 돌파를 이루어 내기도 한다. 그러나 심한 트라우마 경험자나 정서장애 환자들의 경우 조용히 앉아서 호흡 등 한 곳에 집중한다는 것 자체에 어려움을 겪는 경우가 많다. 마음챙김명상을 통해 떠오르는 생각이나 감정을 바라보게 하면 온갖 두렵고 부정적인 생각과 감정이 통제하기 힘들 정도로 떠오르고 계속되는 생각의 반추로 인하여 오히려 더 괴로워기도 한다. 명상을 하려고 하면 할수록 역으로 더 생각에 빠져드는 함정에 걸려버린다. 명상을 의학에 접목하기 위하여 2014년 명상의학연구회를 창립하여 명상에 관심있는 정신과 전문의들과 함께 공부를 해오다 2017년 대한명상의학회가 공식적으로 출범하면서 여러 전문가들과 다양하게 교류하던 중, 2018년 9월 29일 대한명상의학회 추계학술대회에서 김주환 교수가 발표한 명상과 내면 소통에 대한 통찰에서 그 동안 풀리지 않았던 고리를 풀 수 있게 되었다. 명상은 단지 "가만히 앉아서 생각을 잠재우는 것"이라기보다는 적극적으로 자신의 몸과 마음에 주의를 기울임으로써 지금-여기에 존재하기 위한 훈련이다. 따라서 가만히 앉아서 하는 명상이 주로 알려졌지만 몸을 이용할 수만 있다면 훨씬 효과적일 것이다. 병원에서 나름 소규모 임상 경험을 하고는 있었지만 몸을 이용한 명상법이 새로운 돌파구를 열 수 있을 것이라는 확신이 생겼다. 명상은 몸을 다스림으로서 마음을 다스리고자 하는 것이며, 수행은 몸을 통해 마음으로 가는 여정이라고 할 수 있다. 그래서 정신건강을 위한 명상 수행을 이제까지 방식보다는 몸과 마음을 하나로 보는 체화된 의식(embodied consciousness) 혹은 확장된 뇌로서의 몸(body as an extended brain)의 개념을 바탕으로 "움직임에 기반한 명상"으로 풀어나가는 것이 반드시 필요할 것이라는 사실에 의기투합하게 되었다. 김주환 교수의 주선으로 이 분야 최고의 전문가들인 김경희 알렉산더테크닉교사, 펠든크라이스와 고대운동을 전문적으로 수행하는 김한얼 소마앤바디 대표, 자칭 방망이 덕후인 고대운동 전문가 김주현 소마앤바디 부대표, 태극권의 주요 6대 문파의 전인인 강수원 밝은빛 태극권 부원장 등과 함께 한자리에 모여 세상에 없던 새로운 작업을 해보기로 도원결의를 하였다. 각자가 가지고 있는 소매틱스의 이해를 합치고 나누었고, 2019년 1월 11일 남산 자락에서 이런 내용에 관심이 있을 만한 정신건강 전문가들을 초청해서 미니 워크숍을 하며 이제까지는 만나지 못했던 서로의 이해를 높이는 계기로 삼았다. 이때부터 정말 놀라운 속도로 작업이 진척되었다. 트라우마를 주로 공부하는 대한정신건강재단 재난정신건강위원회와 대한명상의학회의 정신건강의학과 전문의들과 소매틱스 전문가들이 함께 소매틱 방법을 임상 현장에서 적용할 수 있는 방법을 모색해보았다. 드디어 2019년 4월 19일 〈바른 마음을 위한 움직임: 바마움〉이라는 작명과 바마움 법인 https://www.bamaum.com/ 이 공식적으로 출범하였다. 고대 운동, 태극권, 전통 명상법이 가진 고전적 원리들과 펠든크라이스, 알렉산더테크닉등 현대적 소매틱스 원리들이 트라우마나 불안 장애처럼 몸에 새겨진 부정적 정서의 습관화된 패턴이 숨겨진 환자들에게서도 쉽게 적용할 수 있도록 함께 머리를 맞대고 연구하였다. 매주 진행되다시피 한 시퀀싱 작업을 통해서 소매틱 움직임의 요소와 명상의 요소를 결합한 신체 자각훈련 프로그램인 바마움이 독창적인 치료 프로그램으로 완성되게 되었다. 2019년 7월 13일 국립건강정신센터 바마움을 최초로 대외적으로 소개하는 쇼우케이스 워크숍을 개최하였다. 100여명의 정신건강의학과 전문의, 정신건강전문가, 소매틱스 전문가 등이 그야말로 빈자리를 찾기 어려울 정도로 운집하여 대성황을 이루어 정신건강 분야의 "충족되지 않은 욕구"가 있다는 것을 확인할 수 있었다. 많은 호평을 들었고, 그 상태 그대로도 적용이 가능하였지만 조금 더 쉽고 표준화된 상태로 적용할 수 있도록 수정작업을 한 후, 9월 19일과 11월 30일에 바마움 프랙티셔너 1기와 2기를 모집하여 훈련시킬 수 있었다. 이 프랙티셔너 과정은 의료 및 일반 기관에서 환자나 일반인을 대상으로 지도할 수 있는 전문가 양성을 목표로 하여, 정신의학 및 뇌과학 이론을 바탕으로 명상 이론 교육 30%, 바마움이 개발한 소매틱 요법에 관한 개념 교육 20%, 실기 교육 50%의 비율로 훈련을 진행하였다. 1기는 매주 1회 하는 방식으로, 2기는 주말에 몰아서 하는 방식으로 전국에서 관심을 가지고 모인 여러 분야의 전문가들이 훈련을 받았고 훈련 과정 중에서도 보다 더 현장에 잘 적용할 수 있도록 미세한 조정을 하였다. 2019년 12월 5일은 역사적인 날이다. 새롭게 창출된 프로그램을 환자에게 적용할 수 있도록 가톨릭중앙의료원 임상연구위원회 (IRB)의 허가를 받아 세계 최초로 바마움 프로그램이 가톨릭대학교 서울성모병원 정신건강의학과 환자에게서 적용되기 시작한 날이다. 많은 환자들이 프로그램을 무사히 마쳤고 쉴새 없이 자신을 괴롭혔던 생각의 반추가 줄어들고, 이제까지와는 다른 방식으로 자기를 자각할 수 있게 되었다고 하였다. 2020년 들어서 본격적으로 확산을 하려고 하였지만, 전 세계를 강타한 코로나19 판데믹의 충격으로 병원에서 여러 사람이 모여 집단 프로그램을 하는 것이 불가능해져버렸다. 그래서 지난 두 해 동안은 각종 소매틱스 및 정신건강 요법들을 비롯하여 몸과 마음에 대한 다양한 주제들을 다루는 온라인 및 하이브리드 수업인 바마움 아카데미를 진행하며 이 분야의 식견을 다져왔다. 코로나 판데믹이 완화되는 즉시 병원에서의 집단 프로그램은 재개되고 그 자료들은 계속 누적될 것이다. 혹시 코로나 상황이 지속적으로 좋지 못하다면 온라인 비대면 적용 방식으로 업그레이드 할 예정이다. 바마움 프로그램은 이렇게 다양한 전문가들이 여러 피드백 과정을 거쳐 탄탄하게 구성된 프로그램으로 일반적인 명상 기반 개입이 적용되기 힘든 트라우마나 정서장애 환자들에게 특히 많은 도움이 될 수 있을 것으로 기대된다. 이 책은 바마움의 본격적 확산을 위해 그 배경과 녹아들어간 다양한 소매틱 방법들의 원리와 함께 바마움의 이론적 배경을 확립하기 위해 발간된 것이다. 기본적으로 움직임에 관한 것이므로 실제 워크숍을 통해서 "체화"해야 하겠지만 기본적인 이론과 배경을 이 책으로 갈음할 수 있을 것이며 많은 분들이 몸을 통한 마음 개입에 동참한다면 그 동안 지나치게 마음만은 통해서 바라보며 몸의 중요성을 놓쳐왔던 경향에서 벗어나서 우리의 실체인 몸 중심, 몸과 마음의 일체로서의 우리를 바라보는 문화가 정착되어 나갈 것을 기대해본다.

알렉산더테크닉이 창시자인 F.M. 알렉산더에 의해 시작된 것이 약 120년 전이다. 한국에 소개된 지도 15년이 훌쩍 넘었다. 이 긴 세월동안 수많은 유명 인사들이 극찬한 '자기 사용의 기술'이 대중적인 인기를 얻기 어려웠던 것은 여타의 교육들과 접근 방식이 달라 이해가 쉽지 않고 수련에 가까운 오랜 시간의 체화가 필요하기 때문이다. 그렇다 보니 불과 몇 년 전 까지만 해도 알렉산더테크닉이나 소매틱스는 낯선 이름이었다. 그런데 최근 다양한 분야의 전문가들이 알렉산더테크닉과 소매틱스에 관심을 가지기 시작하고, 진지하게 배우고자 하는 분들의 수도 늘어나고 있다. 실로 놀랍고 반가운 일이다. 쉽게 접근하기 어려웠던 알렉산더테크닉의 특성이 이제는 오히려 매력적인 요소가 되는 듯하다.

이는 외부로 향하던 시선을 자기 내면으로 돌려 그 안에서 행복을 찾아보려는 요즘의 흐름과도 닿아 있다. 알렉산더테크닉은 몸을 통해 마음을 본다. 자신의 몸을, 움직임을 바꾸는 과정은 생각을 바꾸고 마음을 바꾸는 과정과 둘이 아니다. 불교에서 말하는 행선, 남방불교의 위빠사나 수행과 많은 공통분모가 있다. 그래서 최근에는 기존의 명상과 소매틱스를 접목하려는 시도가 활발해지고 있는데 바마움이 우리나라에서는 그 첫 시작이 아니었나 생각된다.

　일찌감치 소매틱스의 명상적 요소들과 가치를 알아본 채정호 교수님과 김주환 교수님께서 소매틱스의 장점을 명상과 결합해 마음이 힘든 환자들이 보다 수월하게 몸과 마음의 건강을 회복할 수 있는 명상 프로그램을 만들고자 시작한 것이 바마움이다. 정신과 전문의, 뇌과학과 내면소통 전문가와 태극권, 고대운동, 알렉산더테크닉의 소매틱스 전문가들이 함께 모여 각자의 전문 영역에서 아이디어를 내고, 소매틱스의 요소가 결합된 새로운 명상 프로그램을 만들고 있다. 그리고 환자들에게 실제로 적용하면서 다듬어 가는 중이다. 이와 함께 이번에 바마움 프로그램의 근간이 되는 각 분야의 지식들을 담은 책을 이렇게 내게 되었다.

　이 뜻 깊은 일에 함께 할 기회를 가지게 되어 감사하다. 아무쪼록 소매틱스가 가진 몸의 지혜와 생명의 힘이 바마움의 다양한 프로그램에 융합되어 많은 분들의 몸과 마음을 치유하고 건강을 회복하는 데 커다란 역할을 할 수 있기를 바란다.

불편하게 살고 싶은 사람은 없다. 그럼에도 편하게 살아가는 사람은 드물지 않다. 세상에는 우리를 불편하게 만드는 일들이 너무나 많다. 건강, 사업, 개인적인 가정사부터 타인과의 관계에까지 불편함이 도사린다. 거리를 나가보면 길거리에 쓰레기가 나뒹굴고, 미세먼지로 뿌연 대기가 마음을 답답하게 한다. 계단을 오를 때면 숨이 차다. 어떻게 전화번호를 알았는지 광고 전화가 와서 신경을 갉아먹는다. 그렇게 보면 세상은 불편함으로 구성되어 있는게 아닌가 착각마저 들게 한다. 우리는 이런 불편함을 편하게 바꾸는 노력을 끊임없이 해왔지만, 문제가 사라지기는 커녕 더 다양해지고 복잡해진다. 이 불편함을 완전히 없앨 수 있을까? 만약 모든 일을 의도대로 통제할 수 있다면 아무것도 불편하지 않을 수 있고, 불편할지언정 금새 편해질 수 있다. 하지만 무의미한 가정이다.

'세상'에서 '나'로 좁혀보자. 세상은 몰라도 나 자신 만큼은 의도대로 통제할 수 있을까? 잠깐만 생각해보아도 그럴 수 없다는 걸 알 수 있다. 좋지 못한 습관을 스스로 알고 있음에도 고치기 어렵다. 우울하거나 무기력한 감정에 빠지면 벗어나기 쉽지 않다. 미래에 대한 걱정은 한번 시작하면 멈추기 어렵다. 이유를 알 수 없는 통증을 해소하고자 갖가지 시도를 해보지만 시원치 않다. 자유롭던 움직임에 점차 제약이 많아지고 쉽게 지친다. 이처럼 자기 몸과 마음에 대해서도 의도대로 통제하기 쉽지 않다. 오랫동안 반복되어온 습관은 통제는 커녕 인지하기도 어렵다.

자기 자신이었던 것들이 나이를 먹으며 하나하나 사라져간다. 해맑고 자연스러운 표정, 편안하고 부드러운 움직임, 득실을 따지지 않는 사람에 대한 시선, 현재를 만끽하는 여유. 모두 어린 시절 나의 것이었다. 사람들은 자기 상실을 나이가 드는 자연스러운 현상으로 받아들이거나 세상을 헤치고 살아오며 얻은 영광스런 상처 또는 불가피한 희생이라 여기며 무엇을 잃었는지 조차 망각한다. 자기 안에 자기 것은 지워지고 그 자리를 외부의 것으로 채운다. 그렇게 자기가 무엇인지 외부의 것을 통해 규정한다. 과연 이러한 삶이 자기 의도대로 살았다고 할 수 있을까?

외부의 것을 쫓으며 살아가는 현대인의 삶은 끊임없이 가속하다가 중력 궤도를 벗어난 부유물과 같다. 여기서 중력은 '나'를 상징한다. 사람들은 '나'와의 연결성이 끊어진 채 사회 속을 부유하고, 자본이 투영된 미디어의 범람 속을 이리저리 헤엄친다. 대중 매체 속에 등장하는 아름다움, 행복, 기쁨으로 치장된 이미지들은 그리스 신화에 등장하는 세이렌처럼 사람들을 유혹한다. 사람들은 내면의 목소리에 따라 살아가기보다, 외부로부터 부여된 이상적인 이미지에 끌어 당겨진다. 이러한 삶은 본질적으로 자기가 무엇을 하고 있는지 중요하지 않게 되고, '나'라는 존재를 자각하지 못하게 한다. 연못에 비친 모습이 바로 자기자신임을 자각하지 못하고 사랑에 빠지는 나르키소스처럼 말이다. 이렇게 스스로를 자각하지 못한다면 의도대로 살아간다고 할 수 있을까? 삶을 충실히 살아간다해도 그 안에 내가 없다면, 자기 의도대로 된 것은 아무 것도 없다. 이를 깨닫고 난 뒤에는 무엇을 잃었는지도 모르는 사이 인생을 살아왔다는 것에 씁쓸해질 것이다.

'자각'은 어떻게 살아야하는지를 알려주는 표지판이 아니라, 지금 자기가 무엇을 하고 있는지 파악할 수 있도록 돕는 나침반이다. 이 책은 표지판이다. 표지판은 현 위치와 여행의 목적을 가리키는 역할을 수행할 뿐이다. 여러분이 이 책에서 '자각'이라는 나침반을 얻게 되기를 바란다. 이 나침반을 들고 세상 속을 마음껏 여행하기를. '나'라를 존재를 자유롭게 탐험하며 무한한 가능성과 놀라운 잠재력을 깨우치기를 바란다.

김주현

최초로 방망이를 휘두른 그 누군가는 수 천년 뒤 후손들의 정신건강과 마음근력을 책임질 것이라 예상했을까?

현재 바마움 움직임 명상 프로그램에서 고대 진자 운동은 명상적 접근의 핵심 축이라 할 수 있다. 페르시안밀, 메이스벨, 인디언클럽과 같은 도구를 활용해 진자 운동을 하는 전반을 일컬어 고대 운동법이라 하는데, 이러한 고대 운동은 고유수용감각 활성화를 통한 무게 피드백이 확실하고 리듬에 맞춰 쉽게 따라할 수 있어서 이제 갓 명상에 입문하는 초심자라도 쉽게 몰입 상태에 도달할 수 있다. 때문에 앞으로 명상에서 주요한 분야로 인식될 가능성은 상당히 높다고 볼 수 있으며, 특히 진자 운동을 통해 얻어지는 리듬감과 일정한 템포로 좌우 동작을 반복한다는 점은 명상적으로 충분히 연구 가치가 있다고 볼 수 있다. 다만 실제 고대 운동이 일반 대중들에게 알려진지 얼마 되지 않아서 명상과 관련되어서 연구 된 사례는 드물고, 아직은 이를 학술적으로 연구하는 사람이 전무한 상황이라 할 수 있다. 현재로서는 바마움에서 정신의학과 환자들을 대상으로 한 〈소매틱 펜듈러 움직임 명상 프로그램〉을 통해 대상자 전후 데이터를 축적해가고 있는 것이 전부라 보아도 무방하다.

이 책에서는 고대 운동의 명상적 접근의 가능성을 심도있게 살피기보다, 우선 고대 운동법 종류와 기술을 설명하고 역사적으로 어떻게 쓰였으며, 현대적으로 어떻게 활용될 수 있는지를 집중적으로 살피고자 한다. 고대 운동 자체도 현재 연구가 없는 상황에서 명상과 고대 운동의 관계를 다루기 이전에 먼저 고대 운동 자체에 대한 설명이 일단 필요하다고 판단했다. 운동법 동작 설명 부분에서는 2015년부터 꾸준히 고대 운동의 본고장 인도/이란을 직접 답사하고 매년 국제대회에 출전하는 동시에 한국에 고대 운동을 보급하면서 쌓아온 경험과 현지 최고 고대 운동 전문가들의 노하우를 참고했다.

고대 운동에 사용되는 방망이는 그저 수단이요 도구일 뿐이다. 방망이를 휘두르는 '움직임'을 통해 부디 '바른 마음'에 도달하길 바란다.

"지혜로 꾸민 영혼 위에 자신감과 신뢰로 옷을 입고
한 손에는 정직과 신뢰의 방패를 붙들고
다른 한손에는 감사의 메이스를 들고 악과 싸울 준비를 하라"
– 고대 조로아스트리안 경전 "Mino-e- Kherad" 중 –

바 마음, 생각지도 못한 시작이었지만 사람과
세상을 위해 꼭 필요한 일!

바마음 선생님들과의 뜻 깊은 인연은 2019년 1월 대한명상의학회와 대한정신건강재단에서 주최한 소매틱통합움직임명상 워크숍을 함께 준비하면서 시작되었다. 당시 발표를 하면서 확신이 들었던 점은 발표자분들(지금의 바마움 식구들인) 각자의 수행방법론과 표현방식에는 차이가 있지만 사람에 대한 관점이 일맥상통한다는 것이었다. 그 관점이란 몸과 마음을 둘로 나누어 구분할 수 없는 통합체로 보고 있으며, 인류의 건강과 행복을 추구하고 있다는 것이다.

모든 분들의 마음이 한 뜻으로 공명했는지, 워크숍 이후 바마움 식구들의 단결력과 추진력, 그리고 주변분들의 도움으로 바마움의 설립이 매끄럽고 속도감 있게 진행되었다. 마치 오래전에 이미 준비되어 있던 일들을 맞춰나가는 기분이었다. 또한 함께 프로그램을 정리하는 과정에서 각 방식의 차별성이 '움직임 명상'이라는 통일성으로 결합되어 큰 시너지를 낼 수 있다는 것을 발견했다. 이렇게 탄생한 바마움 움직임 명상 프로그램은 각 수련법의 장점을 융합하여 몸과 마음을 하나로 통합하고 스스로를 괴롭히는 다양한 문제들로부터 벗어나 보다 건강하고 행복한 삶을 이루는 방법이다. 이러한 융합의 방법론과 수련자들이 보다 쉽고 간단하게 실질적 체험을 얻도록 하는 교육 노하우가 바마움 프로그램의 핵심이라고 할 수 있다.

〈바마움 – 바른 마음을 위한 움직임〉, '바른 마음'이란 온전함을 이루어 상황에 적절함을 추구할 수 있는 상태이고, '움직임'이란 이를 위한 실천적인 방법론이라 말할 수 있다. 즉 '바마움'은 몸이라는 구체적이고 실질적인 수단을 통해 내면과 현실을 조화롭게 통합하는 삶의 방편이라고 말해도 틀리지 않을 것이다.

바마움은 응원해주시는 여러분들의 힘찬 에너지로 사람과 세상의 이로움을 위해 오늘도 한 발 한 발 내딛고 있다.

움직임이 몸의 문제인 것 만큼 감정 역시 몸의 문제다. 감정은 고정된 행위 유형으로서 일종의 움직임이기 때문이다. 감정을 다스리는 유일한 길은 몸에 있다. 불안과 분노와 좌절과 트라우마에서 벗어나는 길은 생각을 바꾸는데 있는 것이 아니라 몸을 바꾸고 움직임의 습관을 바꾸는데 있다. 인간의 마음과 의식은 움직임을 효율적으로 수행하기 위해 뇌가 만들어낸 기능이다. 나의 내면을 바라본다는 것은 내부감각과 고유감각에 집중함으로써 여러가지 움직임들(호흡, 심박, 장운동, 근육의 긴장 등)을 자각한다는 것이다.

늘 깨어 있기 위해서는, '오롯이' 계속 내 자신을 알아차리기 위해서는, 걱정이나, 두려움이나, 분노로부터 자유로워지기 위해서는, 마음이 미래나 과거로 달려가지 않고 지금 여기 현존하기 위해서는, 나의 몸에 집중하고 움직임을 자각해야만 한다. 그래야 마음에 걸리는 것이 없어지게 되고(心無罣礙) 두려움이 사라지게 되며(無有恐怖), 전도몽상에서 벗어나 커다란 자유와 깊은 행복에 도달할 수 있게 된다. 바른 마음을 위한 움직임은 지금-여기에 온전히 깨어 있기 위한 좋은 방편이다. 내부감각과 고유감각을 일깨우는 동작들을 통해 순간 순간 지나가는 지금-여기에 오롯이 집중하고 나를 놓치지 않을 수 있는 효과적인 수행법이다.

바마움 프로그램은 알렉산더테크닉과 펠든크라이스 등의 소매틱 운동과 타이치, 그리고 고대운동과 요가 등 다양한 움직임의 전통 속에서 가장 효과적인 움직임들을 골라내고 과학적인 근거에 의해 현대화된 동작으로 개발된 것이다. 처음에 각자의 분야를 평생 연구하고 수행해 온 최고의 전문가들이 모였기에 나는 혹시 각자 자신의 분야가 최고라고 생각하여 특정한 관점을 고집하거나 혹은 다른 전통을 내심 폄하하거나 하는 일이 생기지나 않을까 속으로 걱정을 했다. 움직임 명상의 전통은 종교적인 색채를 띠기도 하고 근본적인 세계관과 직결되는 경우가 많으므로 타협이나 설득이 매우 어려운 분야이기 때문에 더욱 우려스러웠다. 그러나 지난 수년간의 협업 과정을 통해서 이러한 나의 걱정은 완전히 나만의 기우였음을 알게 되어 매우 기뻤고 또 한편으론 신기하기도 했다. 바마움의 선생님들은 모두 자신의 분야에서 일가를 이루었으면서도 또 동시에 다른 움직임 전통에 대해 서로 적극적으로 배우려하는 호기심을 유지했고, 열린 마음으로 서로의 의견을 존중했으며, 전통적인 것을 놓치지 않으면서도 또 세상에 없던 전혀 새로운 길을 가는 데에도 많은 열정과 관심을 보였다. "모든 것에 열려있되 어느 것에도 집착하지 않는다 (open to everything, attached to nothing)"는 틸로파의 말처럼, 바마움은 모든 것에 대해 가능성을 다 열어 놓되 어느 특정한 움직임 전통이나 유행에 경도되거나 집착하지 않는다고 감히 말할 수 있다.

바마움 프로그램은 만성적인 스트레스 증상에 시달리는 많은 현대인들의 마음근력 향상을 위해서 매우 유용할 것이다. 뿐만 아니라 불안, 우울, 트라우마, 강박, 공황장애 등 정서조절과 관련된 다양한 증상을 보이는 만성적인 환자들의 치료에 보조적인 프로그램으로도 폭넓게 사용될 수 있을 것이다. 명상과 수행에 관심을 갖고는 있으나 가만히 앉아서 명상하는 것에 어려움을 겪는 분들에게도 바마움 프로그램은 보다 쉽게 실천에 옮길 수 있는 명상법으로서의 역할을 담당할 수 있을 것이다.

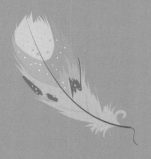

"마음에서 빠져나와 삶으로 들어가라"
"마음에서 빠져나와 몸으로 살아가라"
바른 움직임이 바른 마음을 만든다.
몸을 통해서만 지금 여기에 존재할 수 있다.
마음은 과거나 미래로 달려간다.
몸을 통해 지금 여기에 현존해
부정적 정서를 걷어내는 것이
바마움의 목표다.

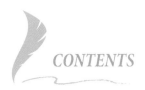

CONTENTS

제**6**장 **바른 마음을 위한 움직임** 바마움 **269**

김 주 환

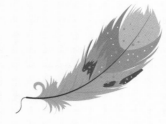

제 1 장

1

장

움직임과
정신 건강

채
정
호

1

정신건강의 의미

　세계보건기구는 건강을 "단순히 질병이 없는 상태가 아니라 신체적, 정신적, 사회적으로 온전한 웰빙well-being 상태"라고 정의하였다. 여기서 웰빙이라는 말을 통상적으로 국어로는 안녕安寧이라고 번역해서 쓰는데 일상적인 언어에서 사용되는 안녕이라는 단어만으로 웰빙에 함축되어 있는 모든 의미를 담는 것은 어렵다. 단순히 안녕이라는 단어 자체인 안전하고 평안하다는 의미를 넘어 말 뜻 그대로 "잘 존재한다"는 뜻이 있어야 진짜 웰빙이다. 세계보건기구는 정신건강도 '각자가 자신의 잠재력을 실현하고, 일상의 스트레스에 대처하고 생산적으로 일하며 지역 사회에 기여할 수 있는 웰빙 상태'로 정의하고 있어 건강하다는 것, 또한 정신적으로 건강하다는 것 자체가 웰빙, 잘 존재한다는 것을 강조하고 있다. 잘 존재한다는 것은 무엇일까? 일반적으로 병적 상태인 일빙ill-being하다는 것을 불행하고 정신장애가 있거나 제대로 적응하지 못하는 상태로 본다면 기존의 정신과적 심리적 치료는 그들을 특별한 장애없이 일반적으로 살아가는 노말빙normal being의 삶을 살 수 있도록 지향하는 것이라고 할 수 있다. 웰빙은 그런 단계를 지나 참으로 행복하고 최적의 삶을 살아가며 성장하는 삶을 말한다. 그야말로 한 인간이 최적 상태를 유지하고 살아가는 것이 바로 잘 존재하는 것이고 그것이 진정한 웰빙이다.

2

몸과 마음에 대한
철학적 이해의 역사

    그 동안 정신의학과 심리학에서는 이러한 웰빙을 주로 마음에만 초점을 두고 고려해 온 경향이 있었다. 그러나 이러한 관점은 인간을 이해하는 데 있어서 '마음'으로만 보는 것이 전체 인간의 삶을 다 개괄할 수 있을 것인가? 인간은 과연 마음이 전부인가? 라는 근본적인 질문에 답을 하여야 한다. 인간을 몸과 마음으로 나누어 보는 것은 오래 관행처럼 지속되어 온 경향이었다. 과연 마음은 어디에 있을까? 몸에 마음이 깃들여 있는 것인가? 마음의 조정을 받아서 몸이 움직이는 것인가? 몸이 죽어도 마음이 살아있을 수 있는가? 하는 논란이 계속 있어왔다. 보통 마음이 어디 있을까? 라는 질문을 받으면 요즘 사람들은 대부분이 머리를 가리킨다. 뇌가 마음의 중추라는 생각을 가지고 있는 사람들이 많다. 두뇌 활동을 통해서 마음 현상이 만들어진다는 것이 현대 과학 교육을 받은 사람들이 가지고 있는 강력한 믿음이다. 하지만 많은 사람들이 마음이 아프다고 하면서 가슴 부위를 어루만진다.

실제로 실연을 당하면 가슴이 찢어지듯이 아프다. heart, 심장이라는 영어 단어 자체가 마음의 장기라는 心腸 이라고 하는 것을 보면 마음이 가슴, 즉 몸에 있을 것이라고 생각한 인류 전통이 분명히 존재한다. 단장斷腸의 미아리 고개라는 말처럼 장이 끊어지는 것과 같은 아픔, 소위 창자를 뜻하는 애라는 단어를 써서 애끓는 마음이라고 하는 것처럼 마음이 창자와 같은 장에 있다고 믿는 전통도 있었다. 이런 개념도 과학적 사고와 어울리게 되면 몸이라고 하는 물질적인 육체에 마음이라고 하는 비물질적인 현상이 일어나는 것, 즉 몸은 하드웨어이고 마음은 소프트웨어에서 일어나는 현상으로 이해하는 경향이 많다.

이렇게 몸과 마음을 이분법적으로 명확하게 구분하는 것은 서양 철학에서의 플라톤이 이상적인 이데아의 세계와 현실 세계를 구분하는 이원론으로 시작하여, 데카르트의 정신과 물질이라는 이원론으로 구분한 사조에 영향을 받은 것이다. 그러나 서양에서도 원래는 정신과 신체를 명확하게 구분하지는 않았다. 고대 그리스의 의성이라고 불리우는 히포크라테스도 질환의 치료에서 마음의 중요성을 강조하였고, 소크라테스도 정신과 신체를 분리하여 생각하지는 않았었다. 헤라클레이토스부터 신체에서 영혼을 분리하는 사변이 생겨 플라톤이 관념적이고 이성적인 정신을 감각적이고 가변적인 신체보다 우위에 두는 이원론을 정립하였다. 중세 내내 신체는 자유의지를 가진 정신의 통제를 받으며 수동적으로 움직이는 대상으로 인식하여 왔고, 데카르트가 몸과 마음을 독립적인 실체로 보고 이원론적으로 규정하며 인간 주체의 존재를 인식하는 것의 중요성을 지나치게 강조하여 신체를 통한 시각, 촉각, 미각 등의 감각 경험은 본성 지각의 방해물로 여기게 되었다. 정신의 세계는 형이상학적 영역에 속하고 나머지는 역학 법칙에 영향을 받는 물질이며 물체는 공간을 차지하고 있는 것이어서 일종의 연장으로 보는 관점이다. 이렇게 보면 육체라는 것은 공간을 차지하고 있는 도구이고 영혼은 공간을 차지하는 것이 아니어서 역학 법칙에 지배를 받지 않는다는 개념으로 세상의 모든 것이 이렇게 정신과 물질인 자연으로 구분하여 이해하는 방식이다. 데카르트는 자연과 정신은 송과선을 통해서 연결된다고 주장하였다. 이후 감각, 지각, 기억 등이 뇌라는 물질에서 발생한다는 기계적인 설명이 지속 발전하였다. 몸과 마음이 완전히 별개라는 이원론적 사고가 지배하는 서양의 철학적 조류의 배경을 두고 현대의 심리학적 이해가 태동되어 왔다고 할 수 있다.

서양에서의 흐름과는 다르게 동양에서는 전통적으로 몸과 마음을 다르지 않다는 심신불이心身不二론을 견지하여 왔다. 동양의 전통의학은 심신일원론 기반이 강해서 몸을 소우주로 여기고 자연과의 상응을 중요시하는 음양오행과 천인상응天人相應 사상을 가지고 있다. 오행을 바탕으로 장기를 설명하기에 질환뿐만 아니라 정신도 장기와 연계하여 설명한다. 한의학 이외에도 인도의 전통 치유체계인 아유르베다도 몸을 우주적인 관점에서 보며 세계와 인간을 동일시한다. 이와 같은 배경에서 여러 동양 종교에는 수행을 통하여 심신을 돌보는 전통이 공통적으로 존재해왔다. 수천 년간 동양 사상에 지대한 영향을 미친 유교는 인仁으로써 모든 도덕을 일관하는 최고 이념으로 삼아 수신修身, 제가齊家, 치국治國, 평천하平天下를 이루게 함을 목표로 한다. 몸을 닦는 것이 가장 기본이라는 말이다. 이처럼 공자는 사물의 이치를 깨달아 마음을 바르게 해 정성스럽게 자신을 수양한 후 가정을 이끌고 나아가 남을 지도하라고 하며 개인적으로는 인仁을, 사회적으로는 체體를 강조하였다. 맹자는 체體를 대체와 소체로 구분하여 감각기관의 욕망을 따르는 것은 소체를 따르는 것이며 마음 작용인 생각을 따르는 것은 대체를 따르는 것이라고 하였는데 그 체體의 개념은 사유기능과 정신작용을 하는 심心과 감각 기관, 즉 눈과 귀 등의 신身을 함께 포함하고 있다. 이처럼 유교에서는 심성론과 신체론이 일체의 양면으로 보아 신체는 심성을 드러내고 심성은 신체를 나타낸다고 이해했다. 불교에서는 신체 수련은 궁극적으로 깨달음을 지향하고 있으며 몸과 마음은 나눌 수 없이 동시에 수행하여야 하며 완전하고 깨끗한 몸과 마음의 회복과 해탈에 도달을 목표로 한다. 도교는 노장사상과 신선사상의 기반 위에 동양철학 및 민간신앙까지 아우르고 있으며 몸에 대하여 많은 담론을 담고 있다. 잘 알려진 도道, 무위, 자연, 기氣의 개념을 중요하게 여기며 만물의 자연 속성 속에서 몸을 바라보고 있다. 신체가 곧 자연이고, 자연이 곧 우주이므로 몸을 소우주로 보고 순환, 소통하는 것이 중요하다고 했다. 이렇게 몸과 자연이 상응하므로 도를 향하고 몸을 바르게 하는 것을 강조한다. 신체는 기를 기초로 하여 형形

과 심心을 구성하는데 형과 심은 기로 구성되므로 동질적이다. 즉 도가의 '형形-기氣-심心' 일체삼상一體三相의 신체로 이해한다. 신체를 확대하여 우주의 축소판으로 보고 천지를 구성하는 일체의 요소들이 신체에 내재하므로 몸身과 마음心은 상호 융화, 소통하는 일원론적 식견으로 본다. 이처럼 유교의 호연지기, 거경궁리, 불교의 팔정도, 염지, 선정, 조신, 즉신성불진언밀교, 심신탈락조계선종 등과 도교의 양생, 성명쌍수, 장생술 같은 것을 통하여 몸과 마음은 결코 다른 것이 아니라 상호 밀접하게 연결되어 있다고 하는 통찰이 지속되었다.

서양에서는 데카르트 이후에 몸과 마음의 이원론적인 개념이 오랫동안 지배해 왔지만 스피노자처럼 정신과 신체는 분리될 수 없다는 심신동일론에 대한 주장도 있어왔다. 존 로크, 데이비드 흄처럼 앎이 감각과 경험을 바탕으로 이루어진다는 경험론적 입장을 발전하면서 분석철학, 현상학, 실용주의 철학, 경험주의를 토대로 한 실험심리학 등으로 확산하며 몸과 마음을 통합하는 심신통합을 위한 철학적 접근이 시도되어 왔다. 대표적인 것이 융의 개체화, 마슬로우의 자기 실현, 자기초월 심리학의 실존, 켄 윌버의 켄타우루스 등이라고 할 수 있다. 이런 시각에서는 몸과 마음을 떨어뜨려서 보지 않고 소위 심신통합적 시각으로 몸과 마음을 바라본다. 마리우스 메를로 퐁티, 존 듀이 등의 철학자들이 마음을 접근하는데에 몸이 중요하다는 것을 통찰하였다. 메를로 퐁티는 체화embodiment라는 통찰을 통해서 의식의 현상학을 신체성의 현상학으로 전위했고 삶의 경험의 담당자로서 신체와 인지기구의 콘텍스트 또는 환경으로서의 신체의 중요성을 갈파했다. 그래서 자기와 세계, 내측과 외측 사이에 존재하는 공간의 가능성을 시사하였다. 내가 몸을 가지고 있는 것이 아니라 내가 몸이라고 하는 통찰을 가져왔다. 그는 지각적 경험의 통일이 일어나고 자기 자신의 신체에 대하여 가지는 주관적 경험이자, 몸 이미지인 몸 도식에 의해 몸의 운동이 가능하다고 했다. 개인은 몸을 매개로 세계와 관계를 맺고, 몸을 통해 자신의 존재방식을 확장시키면서 몸의 습관을 획득한다. 존 듀이는 전통철학의 이원론에서 벗어나 몸의 경험을 바탕으로 정신적인 경험이 생겨난다고 보고, 철학은 몸과 정신이 분리된 것이 아닌 경험의 과정에서 서로 연결되는 일원적인 것이라고 주장했다. 마음을 주로 다루었던 정신분석 분야에서도 프로이트의 제자였던 빌헬름 라이히가 언어중심의 자유연상을 치료적 도구로 사용하는 것에 한계가 있다고 생각하여, 오르곤 에너지 이론을 주창하며 직접 몸을 다루어 억눌린 성적 정서 에너지를 풀어주는 치료체계를 주장하였다. 그는 신체접촉을 '지금 여기'의 교류와 비언어적 행동을 구조적으로 집중하였다. 신경증 환자들의 신체 관찰을 통해 억압된 감정이나 기억과 연관된 근육긴장형태의 방어체계를 발견해서 근육 갑옷 혹은 신체 갑옷이라는 용어를 사용하였고 이 현상이 오래 고착되면서 고유의 성격으로 굳어지며 근육 갑옷을 해소하는 것이 중요하다고 하였다.

20세기에 들어서며 현상학과 실존주의 철학, 실용주의 철학, 게슈탈트 심리학, 체육, 무용, 음악 등의 표현주의 예술을 기반으로 한 체험을 중요시하는 조류가 크게 대두되고 있으며 웰빙도 마음뿐만 아니라 몸과 마음의 합일 및 통일적 시각에서 바라봐야 한다.

3

소매틱스의 대두

20세기에 들어서면서 당시까지 큰 관심을 기울이지 않아왔던 몸에 대한 체계적인 접근 이론인 소매틱스가 도입, 발전하기 시작했다. 소매틱스는 몸과 마음은 밀접한 관련이 있다는 식견 하에서 심신주의Somaticism라는 체계로 몸과 마음을 바라본다. 소매틱스라는 용어를 제창한 토마스 한나가 소매틱스를 "신체, 정신, 환경 간의 총체적 관계의 연구"로 정의한 것처럼 몸과 마음을 따로 보지 않으려는 것이 소매틱스 접근법의 기본이다. 소매틱스에서의 몸은 바디body가 아니라 소마soma이다. 바디body는 타인이 나를 보면서 '평가한 몸'을 말한다면 소마soma란 '완전한 신체: 내적으로 자각하는 몸'을 의미하며 그리스어 소마soma에서 유래된 용어로 '살아있는 몸living body'을 지칭한다. 소마soma의 관점에서 볼 때 움직이는 인간의 몸은 그저 단순한 물질의 집합체가 아니라 현재의 삶을 결정하는 지난 과거의 몸과 마음이 내장된 저장고로 한 인간의 감정과 생각, 의식 등을 담아 '살아있음을 표현하고 있는 하나의 언어'로 볼 수 있다. 우리 몸의 외적 내적 구조, 감각체계와 운동체계는 그 동안 살면서 경험했던 과거의 몸과 의식의 내부적 활동으로 인해 구성된 인식과 그것을 표출하는 과정에서 서로 얽혀있다. 이러한 인간의 몸과 정신, 그리고 환경과의 관계를 총체적으로 파악하고 이것을 치료적 개입에 연결할 수 있는 것이 소위 몸 정신심리치료body psychotherapy라고 할 수 있다. 즉, 우리 스스로의 움직임을 통해서 '느낌과 자각을 통한 몸의 재구성'을 진행하며, 움직임을 통해 몸의 느낌, 근육의 움직임, 호흡의 변화에 따른 정서적 감정변화 및 신체감각을 자각할 수 있도록 한다.

인간의 몸과 마음의 모든 것을 통합적으로 다룬다는 측면에서 접근하다 보니 너무도 다양한 방법들이 혼재될 수 밖에 없다. 개괄적으로 보아도 소매틱 움직임 치료Somatic movement therapy, 신체동작치료Body movement therapy, 몸 심리치료Somatic psychotherapy, 바디 워크Body work 및 무용/동작 치료Dance/Movement Therapy에 이르기까지 다양한 분야가 포함될 수 있다.

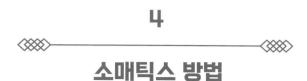

4
소매틱스 방법

1) 알렉산더 테크닉

20세기 초반, 호주의 프레드릭 마티아스 알렉산더Frederick Matthias Alexander에 의해 개발된 알렉산더 테크닉은 신체 지각 테크닉Body Awareness Technique의 선도 역할을 하였으며 특히 무용, 연극, 음악 등 여러 공연 예술인들의 교육수단으로 널리 활용되어 왔다. 그 자신이 연극배우였던 알렉산더는 무대에서 발성이 되지 않아 여러 가지 방법의 치료를 받았으나 잘 회복되지 않았다. 스스로 근육긴장에서 비롯한 잘못된 자세와 습관을 통해 신체의 잘못된 사용 때문에 발성이 되지 않는다는 것을 깨닫고 거울 앞에서 자신의 몸 동작을 보며 바른 자세로 자신의 몸을 관찰하며 알렉산더 테크닉을 창출해 내었다. 몸의 사용이 기능에 영향을 미치므로 '선택의 힘'을 통해 효과적인 기능을 내며 자기 조절을 통하여 개선에 이르는 길을 마련하였다. 알렉산더 테크닉은 특히 파킨슨씨

병 등에서 자세 등의 신체 균형 교정 및 만성통증에서 통증 완화 효과가 있다는 연구가 많이 되어 있으며, 자기인식, 침착함, 자신감 등의 향상 효과가 있다고 알려져 있다. 알렉산더 테크닉에 대해서는 2장에 자세하게 기술하였다.

2) 펠든크라이스

펠든크라이스 기법은 창시자 모세 펠든크라이스Moshe Feldenkrais의 이름을 딴 것이다. 그는 습관이 제약을 가져오면서 몸과 마음을, 아울러 느낌과 생각을 분리시켜버린다는 것을 발견하였다. 이렇게 잘못 학습된 것을 탈학습시키기 위하여 신경계 재교육을 하는 지각 중심의 교수법을 개발하였다. 가능성과 선택의 범위를 확장시킬 수 있도록 신체자각body awareness을 통하여 보다 향상된 움직임을 반복 학습하도록 한다. 이를 통하여 이전의 움직임을 기능적 움직임으로 대체하여 새로운 습관에 대한 기억을 만들어 나간다. 궁극적으로 신경계 자체에 변화가 오도록 하는 것이고 이러한 마음-몸-뇌로 연결되는 복잡한 신경계 과정을 통하여 몸을 이용하여 마음의 변화도 올 수 있을 가능성을 열게 되었다. 동작을 하는 동안 애쓰지 않고 움직이는 자유로운 상태에서 새로운 학습이 일어나며 이러한 내적 자유는 자기 충족과 자신감과 연결된다. 잘못된 움직임으로 인한 신체 통증 이외에도 자신에 대한 긍정적 인식이 증가된다는 보고 등이 많이 있다. 펠든크라이스에 대해서 이 책 3장에서 보다 자세하게 기술하였다.

3) 고대 운동

고대 운동은 말 그대로 그 역사가 기원 전 고대로 거슬러 올라가는 운동을 말하며 생존 활동과 연관이 있다. 고대 운동은 주로 방망이 한 쪽에 무게가 쏠린 구조와 적절한 그립을 활용해 진자운동을 반복하는 형태를 보인다. 가장 대표적인 것이 고대 페르시아에서 유래한 페르시안밀이다. 페르시안밀 외에도 인도에서는 보다 원시적이고 극단적 형태의 가다Gada라고 불리는 메이스벨을 휘두르고 페르시안밀과 유사한 조리Jori가 있다. 이러한 도구를 활용해 진자 운동을 하는 것이 고대 운동법의 특징인데 이는 고유수용감각 활성화를 통한 무게 피드백이 확실하고 리듬에 맞춰 쉽게 따라할 수 있어서 이제 갓 명상에 입문하는 초심자라도 쉽게 몰입 상태에 도달할 수 있다. 일정한 리듬감과 템포로 좌우 동작을 반복하며 자각을 하는 것이므로 아직 과학적인 연구는 많이 되지 않았을지라도 소매틱스 방법으로서의 가치가 있을 것이다. 고대운동에 대하여는 이 책의 4장에 자세히 기술하였다.

4) 태극권

태극권太極拳은 몸과 마음의 본래건강本來健康을 회복하고 조화로운 삶을 이루도록 하는 실천학문으로 무술, 건강양생, 명상, 깨달음, 철학 등 몸과 마음에 대한 동아시아 문화의 정수들이 융합되어 있다. 기본적으로 사기종인捨己從人과 응물자연應物自然, 즉 고집과 습관을 버려 자신을 비우고, 상황과 내가 조화를 이루도록 한다. 태극권의 수련이란 스스로의 행위로 도道를 실현하고 삶에서 실천하는 것이어서 '기'를 중요시한다. 그래서 연속된 동작을 의식하며 호흡과 조화를 이루며 지속적으로 수행하는 권법이다. '내부의 에너지'인 기氣를 기반으로, 힘들이지 않는 부드러운 동작과 끊임없는 움직임에 대한 고도의 정신집중, 그리고 움직임과 일치하는 호흡으로 이루어져 '움직이는 선禪'으로 불리는데, 신체의 움직임과 정신적인 측면을 연결시켜준다. 곡선을 기본으로 하는 태극권의 동작들은 인체의 관절들과 근육들을 각 관절의 방향에 맞추어 사용함으로써 유연성과 탄력성을 함께 지닐 수 있게 하고 신경근의 긴장을 완화시켜 준다. 자각과 균형을 중요시하므로 모든 동작에 고도로 집중하며 수련하도록 한다. 음과 양의 조화를 끊임없이 느끼면서 느리게 동작을 수행해야 하므로 매순간 신체자각이 요구되고 이를 통해 균형을 추구한다. 궁극적으로는 신체의 효율적인 기능을 위해 변화가 일어나는 환골탈태가 일어나게 된다. 느린 동작과 호흡에 대한 집중을 통하여 평온함이 극대화되고, 정신과 육체의 합일을 경험할 수 있도록 한다. 태극권은 관절

16

염 환자의 신체 및 정서 기능의 변화, 불안 완화, 통증 경감, 스트레스, 우울의 완화 및 자기효능감 증진 등을 가져온다. 물질중독과 행위중독과 연계된 갈망 억제 효과도 있다고 하였다. 태극권에 대하여는 이 책의 5장에 자세하게 기술하였다.

5) 기공

기공氣功은 심신일여心身一如의 사상에 따라 일상 생활과 노동 중에 질병을 극복하고 장수하려는 노력에서부터 비롯된 건강법으로 스스로의 심신단련과 기를 다루는 기술을 총칭한다. 기공 중 기는 '활력'과 '호흡'을 의미하고, 공은 '수련'을 의미하는 것으로 심신을 수련하는 동양의 오래된 수행체계이다. 기공은 마음을 조절하고, 호흡을 조절하며, 자세를 조절하는 기공삼조로 구성된 훈련이다. 기공법마다 약간의 차이가 있으나 주기적으로 호흡하는 과정에서 정신적인 제어를 하는 것이 근간이다. 자세를 조절하는 법은 소위 생명 에너지를 의미하는 기가 의탁하고 머무는 형체인 몸이 신체의 지주로서 매우 중요한 위치이기 때문에 정확한 자세와 동작을 취하도록 한다. 수련 시 정확한 자세와 함께 몸이 이완되도록 하여 기 순환을 원활하도록 하고 호흡 조절을 통해 자율신경계를 조절하며 내장 조절에게까지 이른다고 한다. 이러한 과정을 통하여 점차 '입정'과 '의수'라는 정신조절 단계로 넘어간다. 불안을 감소시킨다는 연구 결과가 있기는 하지만 기 자체를 과학적으로 기술 평가하는 것이 어려우므로 정량적 연구 자체가 곤란한 한계가 있다.

6) 요가

요가는 본질적으로 몸과 마음의 재결합을 의미한다. 인간의 몸과 마음은 분리할 수 없는 것이기에 마음을 다스리기 전에 먼저 신체를 훈련시킬 필요성이 있으며 몸과 마음을 통일된 대상으로 바라보며 심신의 수련을 통해 인간의 본질적 깨달음을 향해 가는 과정이다. 소매틱스 관점에서 보면 요가는 가장 오래된 이론과 수행법이라고 할 수 있다. 요가 수련을 통한 신체 인식은 신체 내부의 미묘한 차이에 주의를 기울여 자각능력을 높이도록 해준다. 특정 자세로 일정한 시간 머무를 때와 자세를 바꿀 때 피부, 근육, 관절, 내장기관 등에서의 감각신호를 감지하고 반응하는 것은 몸과 마음의 조절력을 높인다. 요가의 종류는 매우 다양하나 세계적으로는 실천을 중심으로 하는 하타 요가가 많이 알려져 있다. 하타 요가는 아사나^{Asana}와 호흡법으로 이루어진다. 아사나는 바른 자세, 유연성, 힘의 요소로 이루어진 요가의 체위법을 말하며 이를 통하여 균형과 조화를 찾아간다. 바르지 않은 자세나 특정 부위의 경직은 각자의 생활습관과 심리 상태를 반영하기 때문에 이런 부분의 긴장을 해결하면 정서적 안정을 유도할 수 있다. 호흡법 훈련을 통하여 부교감신경계를 활성화시켜 불안, 우울, 스트레스 등을 완화시킬 수 있다는 연구들이 있었다. 특히 정신신체장애에서 도움을 줄 수 있다. 위장장애, 편두통, 천식, 알레르기, 두통, 만성피로, 섬유근통 등의 정신신체장애 환자들의 근육긴장, 자세불량, 불규칙한 호흡, 혈액 순환의 저하, 낮은 자발성과 억압된 움직임 등을 완화시킬 수 있다는 연구들이 축적되고 있으며 통증 완화에 효과가 있다는 여러 자료들도 있다.

7) 무용 치료

이사도라 던컨Isadora Duncan은 체조와 무용의 개혁을 통하여 '자유로운 표현'을 강조하는 표현무용발달에 크게 기여했다. 그녀는 그 당시까지의 주류였던 정형화된 무용 움직임에서 탈피하여 내면을 표현하는 표현무용을 선도하였다. '나의 감정에 충실하고 이것을 외부로 표현한다'라는 슬로건에 맞게 무용을 치료적으로 응용하며 심리적 측면에 대한 활용과 연구가 시작되었다. 초기에는 자유로운 표현활동 자체에 중점을 두었으나, 점차 소매틱스적인 방법들이 함입되어 신체상, 근육의 긴장과 이완, 근육운동의 지각, 표현 운동, 호흡 등 정신과 신체의 관계에 대한 내용들로 발전하였다. 무용치료에서 매개체로 사용되는 '움직임'은 단순한 신체의 움직임에서 무용에 이르는 전반적인 신체적 현상을 망라하는 표현이다. '움직이는 신체'란 결국 각 개인의 삶의 방식 태도, 특성을 전방위적으로 표현한다. 인간의 움직임이란 기능적으로 볼 때 살아있는 존재의 증명이며, 그 움직임을 통해서 삶의 목표를 성취하고 극복해 나간다. 즉 인간의 모든 움직임들은 모두 중요한 의미가 있다. 단순한 놀이적 움직임도 개인적 발달사와 사회적 관계 등 그 사람에 대한 여러 정보를 내포하고 있다. 이러한 방식으로 움직임을 시행하고 나면 신체적인 편안함, 정서적 안정감, 인지적 수준에서의 긍정성 증가 등의 성과를 거둘 수 있다. 무용은 마리안 체이스Marian Chase, 블랑쉐 에반Blanche Evan 등 선구자들의 기여로 치료적인 형태로 발전해왔다. 체이스는 환자들의 감정 표현 수단인 특이한 동작과 몸짓들을 자세히 관찰했고 직접적인 동작 표현이 언어를 통한 방어를 제거할 수 있다고 믿어 무용이 정신장애들의 의사소통의 잠재적 수단이 될 수 있다고 하였다. 에반은 신체 움직임의 사용을 강조하여 창의적인 표현 움직임을 통하여 몸과 마음의 연합을 촉진시켜야 한다고 하였다. 신체의 이미지는 말로 표현되는 것이 아니라 움직임으로써 표현되어야 한다고 하였다. 메리 화이트하우스Mary Whitehouse는 분석심리학적 무용/동작치료를 발전시켜 제자들과는 무의식적인 것을 드러내는 것에 주안점을 두고, 환자들과의 작업에서는 취약한 자아 구조로 인하여 감정적 지지와 보다 더 구조화된 형태의 표면적인 움직임을 강조했다. 융의 분석심리학을 접하면서 상징성과 의미에 더 많은 주의를 기울이게 되며 심층적 움직임Movement-in-depth이라는 용어를 사용하였고 근육운동을 알아차리는 신체적 자각, 과정 중에 관찰할 수 있는 대극적 경향성의 표현, 움직임에서의 적극적 명상 등을 통해서 자기를 경험하고 적극적 상상이 표현될 때 비로소 진정한 움직임이 나타난다고 하였다. 이후 게슈탈트 심리치료에서 발전된 방법에서도 자신의 신체적, 심리적, 정신적 상태나 고유한 사고 양상들을 알아차리게 하고, 새로운 가능성을 실연해 보아 변화에 대한 새로운 가능성을 모색하도록 하였다. 신체감각, 손을 포함한 다양한 신체활동, 춤, 소리, 그림, 조각, 연극, 음악들의 예술매체를 활용하여 움직이는 방식 등으로 발전해 왔다.

8) 한나 소매틱스

모세 펠든크라이스의 방법에 매료된 토마스 한나는 자신의 기관에 펠든크라이스를 초빙하여 직접 사사하며 소매틱스 이론을 정립하게 되었다. 그는 개인의 일생에 거쳐 습관화된 근육반사로 인해 쌓인 스트레스와 트라우마는 감각운동기억상실증sensory-motor amnesia를 유발한다고 하였다. 근육과 인대 등에 퍼져 있는 고유수용감각이 마비되고 수의적 운동을 방해하여 근골격 활동은 위축된다. 모든 소매틱스의 가장 중요한 요인은 자각이다. 자각을 위해 느리고 집중할 수 있는 움직임을 반복하여 그 동안 의식하지 못했던 무의식적인 행동 양식과 내면의 감각을 인지하고 감각정보들을 통합하여 잊혀졌던 감각 기억을 되살리도록 하는 것이다.

5

정신심리치료 방법으로서의
소매틱스의 적용

　의학적으로 정신장애는 임상적으로 유의한 장애, 인지, 정서
장애, 행동 장애 등을 말하며 이는 심리, 생물, 발달 과정의 기능
장애가 있다는 것을 의미한다. 정신장애는 사회적 직업적으로 중
요한 영역에 고통을 받게 된다. 주로 크게 나누어 기질성 정신장
애, 정신활성 물질 유발 정신 및 행태장애, 조현병, 분열형 및 망
상장애, 기분 및 정감장애, 신경증성 스트레스 관련성 및 신체형
장애, 생리적 및 신체적 요인과 연관된 행태 증후군, 성인 인격
및 행태장애와 도박 방화 도벽 등, 지적장애, 심리적 발달장애,
통상적 소아 및 청소년 발병행태 및 정서장애 등을 의미한다. 이
러한 정신장애의 치료 방법은 크게 대분하여 1) 물리적 방법, 2)
화학적 방법, 3) 정신심리적 방법으로 나눌 수 있었다. 물리적 방
법으로는 전기충격치료, 미주신경자극, 경두개직류자극치료 등
과 같이 전기적인 방법을 이용한 경우, 경두개자기자극치료와 같
이 자기 에너지를 이용하는 방법, 초음파 등을 이용하는 방법 등

이 소개되어 사용되었다. 화학적 방법은 역시 가장 많이 사용되고 있는 약물요법이라고 할 수 있다. 정신심리적 방법은 너무 다양한 방법들이 알려져 있지만 대략 큰 조류만 나누어보면 1) 정신분석, 분석심리 등과 같은 분석적 방법, 2) 행동치료, 인지치료, 제3동향 치료 등이 포함되는 인지행동치료, 3) 공감, 진정성, 수용, 반영 등을 중시하는 인간 중심적 치료 등으로 구분된다고 할 수 있다. 이렇게 정신심리치료는 주로 말을 통하여 사람을 변화시키고자 하는 방식으로 발전하여 왔다. 그러나 인간의 가장 중요한 요소인 몸과 움직임을 이용하는 방식, 즉 신체를 직접 활용하는 방법은 최근에 와서야 대두되기 시작했다. 심리학에서는 주로 신체상body image에 대하여는 많이 논의되어왔다. 이는 신체에 대한 의식적인 자각 또는 신념, 감정과 관련된 것으로 심리학적인 기반을 말한다. 그러나 실제로 살아가는 데에는 신체도식body schema이 훨씬 중요하다. 이는 유전적 혹은 습득한 동작의 조정, 자세와 같은 공간적 인식의 무의식적인 양상과 관계된 생리학적인 기반을 의미한다. 소매틱스 이외에도 정신신경면역학, 통합의학, 코어 에너제틱스, 의학적 통찰medical intuitive, 밀교, 선 같은 곳에서 끊임없는 몸에 대한 이야기들이 대두되고 있어 몸과 마음의 연결 및 몸을 통한 마음의 치유에 대한 관심이 늘어나고 있다.

하지만 우리나라에서 심신요법心身療法이라고 하면 대개는 소위 일종의 사파 같은 느낌이 든다. 자기 계발, 심신 건강, 신선도법, 호흡 마사지, 항암심신요법, 프라나 열리기, 손가락 요가, 심신기능활성 요법 등 엄청나게 많은 방식들이 알려지고 있다. 대부분은 과학적 근거를 갖추지 못한 것이므로 엄밀한 증거가 필요한 의료환경에서 그대로 적용될 수가 없다. 과학적 접근은 결국은 그 효과를 검증하고 제도권에 들어올 수 있는 충분한 근거가 있느냐 하는 것을 실증적 연구로 규명하는 것이 필요하다. 이를 위하여는 체계적으로 분류하고 검증하는 것이 우선되어야 한다. 미국 연방 정부에 의해 1992년 국립보건연구원 내에 개설된 국립보완대체의학센터National Center for Complementary and Alternative Medicine: NCCAM 는 대체의학 체계에 대하여 전반적으로 분류를 시행한 바가 있다. 이 분류는 1) 전통 대체 의학Alternative Medical System: 한의학, 중의학 및 아유르베다 등처럼 고대로부터 내려오던 각국의 나름대로의 의학 중 현대 의학에 함입되지 못한 내용들, 2) 생체 중심 대체 의학Biologically-based Medicine: 식이, 분자교정, 영양, 효소, 아로마, 킬레이션 등, 3) 수기 의학Manipulative Medicine: 침술, 정골, 두개천골, 마사지, 근 자극, 테이핑 등과 같은 것, 4) 에너지 의학 Energy Medicine: 음향, 광선, 자기장, 미세 전류, 플라즈마 등, 5) 심신의학Mind-body Medicine: 명상, 바이오피드백, 기도, 최면, 심상, NLP, 예술, 알렉산더, 펠든크라이스, 롤핑, 요가, 태극권 등이 해당되는 것으로 분류할 수 있다. 이 책에서는 이러한 분류에 의하면 심신의학에 해당되는 것을 다루어 보았다.

심신의학이라고 할 때 마음이 몸에 영향을 미치는 것에 대한 소위 정신생리학에 대해서는 꽤 많은 연구들을 해왔지만 반대로 몸이 마음에 영향을 미치는 것에 대해서는 많은 연구가 되어 있지 않았다. 즉 정신생리학psychophysiology이라고 하는 분야는 꽤 있지만 생리정신학physiopsychology이라고 하는 분야는 그리 과학화되지는 못해왔다. 최근에 신체를 이용한 심리치료에 대해서 학회도 설립되고 공식 학술지도 발간되고 있다. 유럽 몸 정신심리치료협회와 미국 몸 정신심리치료협회에 따르면 몸과 마음 사이에 상호관계가 있으며, 상호작용의 복잡성을 고려하여, 심신기능이 다른 계통별 이론을 가지고 있다. 즉, 신체는 전인적이며, 심신을 통일하는 기능이 존재하다고 하는 공통적인 견해를 가지고 있다. 신체는 정신에서 신체는 정신에서 분리된 물질적인 신체만을 의미하는 것이 아니다.

소매틱 심리요법은 체계적인 이론에 근거한 과학적인 기반을 가진 심리요법으로 존재한다. 소매틱 심리요법에서 사용되는 기법에는 다양한 종류가 포함된다. 그들 중 몇 가지는 터치신체접촉, 운동신체동작, 호흡과 관련 있는 방법 등이 있다. 따라서 신체요법바디세라피, 신체기법소매틱스, 그리고 대체의학과 연결되어 있다. 하지만 이러한 방법들은 터치나 운동과 관련은 있지만, 소매틱 심리요법과는 구별된다. 소매틱 심리요법은 모든 심신프로세스가 인간의 조직체계에서 분리됨이 없이 작용하는 연속성과 깊은 관계성을 가지고 있다는 점을 인정하고 있다. 정신과 신체와의 사이에는 상하관계가 없다. 심신은 함께 전체성의 기능도 하고 또 상호작용을 하는 것이다. 이 부분의 학문 체계도 정리하면 다음과 같다. 일단 신체학Somatology이라는 것은 인류학의 한 분야로 신체에 대한 연구나 학문을 하는 것으로 몸 자체의 소재에 대한 학문이다. 즉 물리학, 화학, 생물학, 식물학처럼 물리주의의 영역에 해당한다. 우리나라에서 몸학이라고 번역되는 경향이 있는 소매틱스Somatics는 내적 지각과 경험을 강조하는 바디워크bodywork와 움직임의 학문이다. 이는 내적으로 지각되는 몸을 의미하는 소마적인 접근에 강조점을 둔 것이다. 소매틱 심리학Somatic psychology이나 소매틱 심리치료Somatic psychotherapy는 이런 소매틱한 경험과 체화된 자기 등을 이용하여 치료에 적용하는 것으로 몸에 대한 통합적인 치료를 하는 것 등을 포함한다.

정신심리치료 측면에서 보면 지그문트 프로이트Sigmund Freud, 1856-1939가 정신의학에 지대한 영향을 준 것은 부인할 수 없다. 그러나 그는 "Psyche의 치료란 즉, 영혼의 치료란 말하자면 심신의 장애를 치료함에 있어서 무엇보다도 인간의 정신적인 문제에 작용하는 어떤 수단을 활용하는 치료를 말하는 것이다. 그러한 수단으로서 우선 언어를 활용한다. 언어는 영혼을 치료하기 위한 본질적인 도구가 되기도 한다."라고 해서 무엇보다 언어의 중요성을 강조했고 치료에 언어적 방법을 이용하였다. 이러다 보니 그에게 반대를 하던 찬동을 하던 대부분의 사람들이 언어적 방법을 치료에 최우선을 두게 된 것은 부인할 수 없는 사실이다.

게슈탈트 심리학을 창안한 프리츠 펄스Fritz Perls, 1893-1970는 그 시대의 사람들 중에서 비교적 프로이트와 다른 방향에서의 치료를 모색한 사람이다. 그는 지금 여기를 강조했고, 신체 의식을 포함한 모든 의식의 변화를 관찰하였다. 그 자신이 롤핑이나 감각 지각과 같은 바디워크를 많이 경험했었다고 하고 그가 창출한 빈 의자 기법 같은 것도 실제 몸을 이용하는 것 같은 방법들이 녹아 있어서 소매틱 정신심리치료의 선구자적 역할을 했다고 할 수 있다.

인간중심 혹은 내담자 중심정신심리치료를 창시한 칼 로저스 Carl Rogers, 1902-1987는 기본적인 상담자의 태도를 중요시했고 이것이 치료에 절대적인 위치를 차지하고 있다는 측면에서 중요하다. 그는 소위 간주관성intersubjectivity을 중요하게 여겼고, 공감이라는 것도 다른 각 주체간에 발생하는 신체적인 감각 공명을 수반하는 현상이라는 통찰을 하였다. 자발적인 신체 운동으로 자신을 표현하는 것을 권장했고, 프로이트는 절대적으로 금했던 신체 접촉도 자연스럽게 혹은 적절할 때 가능하다고 했고, 만남 encounter 집단 같은 곳에서 포옹을 허용해서 의식의 변화를 관찰하도록 했다.

유진 젠들링Eugene T Gendlin, 1926~은 체험 과정 철학을 통하여 실존은 몸신체으로 감지 된다bodily felt는 엄청난 통찰을 하였다. 그는 포커싱초점주기, Focusing이라는 기법을 제창하였는데 미묘한 신체 감각의 자각에 초점을 맞추는 기법이다. 소위 감각 느낌felt sense이라는 것은 외적인 문제에 대한 신체 감각이 아니라 내면적 의미에 대한 신체감각, 순수하게 신체적인 것으로 사는 것의 의미와 관련이 없는 것 같은 감각이 느껴지면, 그것을 즉시 놓아버리고 자신이 인생이 어떻게 진행되고 있는지 스스로에게 물어보도록 지시한다. 그렇게 함으로써 바로 어떤 신체적인 감각 느낌을 자각하게 된다고 하였다. 젠들링의 유명한 책 Focusing에서 "감각 느낌은 정신적 경험이 아니라 신체적 경험이다. 신체적 경험이라는 것은 상황, 사람, 사건에 대해서 몸이 어떻게 느끼는 가를 의미한다. 특정한 시간에 특정한 대상에 대해 느끼고 알아차린 모든 것을 포함해 느껴지는 분위기나 기운을 말한다. 이 내면의 기운은 세부사항에 집착하는 대신 어떤 대상에 대해 단번에 느낌으로 알아차리는 것이다"라고 하여 우리의 감각의 총체를 경험하게 해주는 매개체로서 감각 느낌을 중시했다.

칼 융Carl Jung, 1875-1961은 다양한 방법에 아주 개방적이었기에 많은 융학파 사람들이 신체적인 것에 관심을 가졌다. 이제는 사상가 역할을 하고 있는 아놀드 민델Arnold Mindell, 1940~은 전통적인 융 분석에서 하던 꿈 뿐만 아니라 몸 동작, 신체 증상으로도 무의식이 발현된다고 하였고 이를 꿈 몸Dreambody라는 용어를 통하여 구현하였다. 매리언 우드맨Marion Woodman, 1928~ 같은 경우도 바디워크는 영혼의 작업soul work이라는 통찰을 하며 여성성과 모성을 강조하였고 분석에서 음악과 댄스를 사용하는 것을 권장하였다.

극단적으로 통합적인 자아초월심리학에서도 몸의 중요성은 강조하고 있다. 자아초월 심리학은 1) 의식의 상태, 즉 의식의 변성상태, 영적, 초월적 상태의 특징, 인간의 잠재력, 2) 의식의 발달, 즉 지속적인 의식구조의 변형 및 변화, 의식 스펙트럼 모형, 의식발달의 특징, 의식의 구조와 각 단계별로 나타낼 수 있는 병리, 주요 개념, 체제, 3) 이행방법론, 즉 초월적 상태로 이행, 성장하기 위한 다문화적 전통의 실천적 수행기법 및 현대의 통합적 변형수련, 4) 적용, 즉 자아초월영역을 임상, 치료에 적용하는 것 등이 포함되는데 그 중에서 특히 이행 방법론으로서 다양한 몸을 이용한 기법을 수련하는 것을 권장하고 있다.

제3동향 인지행동치료 등 현대 정신심리치료에서 가장 많이 강조되는 부분은 마음챙김일 것이다. 이러한 마음챙김 현상에 대해서는 프로이트도 균등하게 유보되는 평등하게 머물고 있는 주의라는 말로 관심을 가졌었고 이와는 다른 인간관을 가졌던 칼 로저스도 현존이라는 용어로 관심을 기울였던 것이다. 이 마음챙김이 존 카밧진John Kabat-Zinn의 마음챙김 기반 스트레스감소술 Mindfulness Based Stress Reduction: MBSR을 통해서 서구에 대유행을 하였다. 이후 행동치료, 인지치료를 넘어 소위 제3동향 정신심리치료에는 대부분 마음챙김적 요소가 다 포함되었다고 할 수 있다. 불교전통을 현대화 하면서 알아차림, 현재 순간, 수용 등을 강조하는 마음챙김 요소는 매우 중요한 치유적 의미를 가지고 있다. 이런 마음챙김을 하는 방법에 전통적으로 걷기 명상과 같은 것을 사용해왔고 최근에는 움직임을 통하여 마음챙김을 할 수 있다는 것에 대한 통찰이 많이 생기고 있다.

론 컬츠Ron Kurtz는 1970년대 이후 소위 "하코미 방법"이라는 것을 창시하였다. 이 방법에는 게슈탈트, 생체에너지, 롤핑, 펠든 크라이스, 도교, 불교 등의 요소들이 매우 다양하고 복합적으로 섞여 있다. 마음챙김, 비폭력, 개체화, 합일, 몸과 마음의 통일성, 사랑하는 존재, 자발적 관리행동 등이 포함되는 매우 포괄적인 내용이고 소매틱스에 대한 다양한 요소들이 포함되는 기법이다.

여러 소매틱스 방법들의 구체적인 치료적 요소를 신경과학적으로 이해하면 고유수용감각과 신경가소성 및 감각통합이라는 개념으로 함축할 수 있다. 고유수용기는 근육, 관절, 그리고 인대 조직에 위치한 신경으로, 이 신경들은 뇌와 끊임없이 정보를 교환하며 몸의 움직임, 위치, 긴장 상태를 감지하여 신경-운동조절 neuromotor control에 있어서 중요한 작용을 한다. 소매틱스는 무의식적으로 행해지는 습관이나 움직임 양상을 자각하게 함으로써 이를 의식의 차원으로 가져온다. 또한 새로운 신체습관을 만드는 체험을 통해 감각연합영역의 촉각계와 통합된다. 새로운 신체습관을 형성하기 위해 이전과 다른 움직임을 경험할 때 새로운 시냅스synapse 연결이 일어나고 이러한 변화가 반복되면 뇌는 이를 기억하여 새로운 습관을 만들게 된다. 이렇게 신경세포neuron들이 습관, 환경, 사고, 및 감정 등의 변화를 통하여 신경세포의 기능과 화학적 특성, 또는 구조를 변화하고 재조직화되는 현상인 신경가소성을 이용하여 변화를 가져온다. 움직임 학습을 통해 일자적 체험을 할 수 있을 뿐만 아니라 일자를 인식함으로써 스스로 변화를 일으켜 고정된 트라우마, 습관, 행동, 감정을 바꿀 수 있다. 몸을 통해 여러 감각이 조직화되며 상호작용할 때 새로운 신체지도를 형성하게 된다. 즉 운동연합영역과 감각통합sensory integration이 이루어지면서 잃었던 감각을 되찾고 움직임을 조절하는 효과를 갖게 된다. 노벨상 수상자인 로저 스페리Roger Sperry는 "뇌는 움직임의 기관, 움직임을 위한 기관이다. 즉, 근육을 움직이는 기관이다. 다른 일도 하지만 몸을 움직이는 것에 비하면 부차적인 일이다"라고 통찰한 바 있다. 이처럼 뇌가 움직임에 가장 중요한 기관이라면 움직임을 통하여 뇌를 변화시키겠다는 방식으로 소매틱스를 치유에 적용하고자 한 것이다. 이렇게 자각에 집중하는 것만으로도 충분한 마음챙김적 태도가 되는 것이므로 기존의 명상적 접근을 어려워하는 정신장애 환자들에게 충분히 새로운 접근 방법이 될 수 있다.

6

트라우마 치료에서의
소매틱스적 접근

트라우마는 인류 역사 이래로 계속 있었던 것이지만 최근 신경 과학의 눈부신 발달에 힘입어 뇌와 마음이 트라우마라는 끔직한 경험에 대해서 어떻게 반응하고 처리하는지에 대한 식견이 늘어 가고 있다. 정신의학계에서 트라우마 치료를 위하여 인지 처리를 중심으로 하는 인지행동치료나 회피하는 트라우마 장면과 관계된 상황에 대한 노출을 적극적으로 행하는 지속노출치료 등을 시행 하여 왔으나 트라우마 치료는 어떻게 보면 정신의학의 치료 현장 에서 가장 어려운 것이라고 할 수 있다.

트라우마trauma라는 말 자체가 Τραυμα "뚫다"라는 어원에서 나 왔다고 하는 것처럼 그 동안의 그 사람이 가지고 있는 모든 방어 체계가 뚫려서 나타나는 것이어서 트라우마를 겪은 사람들은 참 으로 다양한 반응을 나타낸다. 트라우마 사건에 대한 반복되는 기 억, 과도한 각성, 악몽, 플래시백 같은 전형적인 증상 이외에도 수치심, 자기 혐오, 공황발작, 정서적 압도, 만성 통증, 두통, 식이장애, 약물남용, 자해 행동, 기억 문제, 해리, 우울, 자극과민, 흥미 저하, 둔마, 불면, 집중장애, 무망감과 같은 수많은 정신병리를 일으킨다. 실제로 트라우마를 겪은 사람들은 자살 시도도 많이 하고 술, 담배, 마약 등과 같은 수많은 물질 문제, 직장에서의 문제, 성적인 문제 등도 일으킬 수 있게 될 정도로 행동 상의 문제를 가져온다. 슬픔, 자살, 분노와 같은 정서 조절 문제, 망각, 재현, 해리 등과 같은 의식 차원의 문제, 무력감, 수치심, 죄책감, 이질감과 같은 자기 지각의 문제, 전능함, 복수에 대한 집착과 같은 가해자에 대한 지각의 문제, 격리, 불신과 같은 타인과의 관계 문제뿐만 아니라 신념 상실, 무망감, 무의미감과 같은 의미 및 가치 체계 전반에 대한 붕괴가 일어나기도 한다. 그래서 일반적이고 통상적인 치료 방법으로는 치료가 잘 되지 않는다. 그래서 기존의 말로 하는 이야기 중심치료의 한계를 여실히 보여주는 부분이 트라우마 치료이다. 전통적인 치료법과는 다른 형태였던 안구운동탈감작 및 재처리Eye Movement Desensitization and Reprocessing: EMDR 처럼 양측자극을 이용하여 몸을 치료에 개입시키는 방법이 도입되기도 한 것은 기존 방법으로는 치유 효과가 높지 않았기 때문일 수도 있다.

피터 레빈Peter Levine의 <호랑이를 깨우는 소매틱 경험치료 1997>는 현대 트라우마 치료방식의 전환을 일으키는 시금석이 되었다. 피터 레빈은 의학 및 미생물학 박사학위를 받고 심리학 전공으로 박사를 이수한 이후에 몸과 마음의 연결 및 스트레스와 트라우마 분야를 지속적으로 탐구해왔다. 그는 기존의 말로 하는 치료와 약물치료를 넘어 트라우마로 인해 몸이 어떤 영향을 받는 지와 트라우마를 치료하는 데 있어서 몸이 얼마나 핵심적인 위치를 차지하고 있는지에 대한 대전환을 가져왔다. 생명을 느끼고 인지하고 살아있는 유기체로서의 몸은 정서를 가진 모든 존재들과 감정을 나누는 전제 조건이며 트라우마의 영향으로부터 자유로워질 수 있는 선천적인 능력이 있다고 주장하였다. 그는 트라우마로 인한 외상후스트레스 같은 것이 병리적인 것이라기 보다는 자연적인 치유과정이 흐트러져서 생기는 것이라고 주장했다. 예를 들면 영양 떼들이 풀을 뜯어 먹고 있다가 치타에게 붙잡혀 넘어지게 되어 죽음에 임박해지면 완전히 얼어붙어서 꼼작하지 못하는 부동상태가 된다. 부동상태가 되면 죽은 척 함으로써 더 이상의 위해를 받지 않고 물려서 끌려 다니다가 혹시 치타가 딴청이라도 부릴 때 깨어난다면 탈출할 수도 있을 것이고 설사 그렇지 못하고 최후를 맞게 되더라도 아무것도 느끼지 못하는 상태이기 때문에 고통을 느끼지 않을 수 있다. 만약에 영양이 죽지 않고 이런 상태에서 깨어나게 되면 어떤 후유증도 없이 그야말로 몸을 흔들어 털어버리고는 일상적인 삶으로 즉시 되돌아간다. 그러나 사람들은 이렇게 하지 못한다. 완전한 부동자세가 오는 경우도 많지 않다. 트라우마 시점에서 죽은 것처럼 되는 것은 그 개체를 지킬 수 있는 야생적인 좋은 방법인데 사람들은 이렇게 얼어붙으면 항복하는 것 같고 약해보이는 것 같다는 인지적인 이유 때문에 이에 대하여 저항을 한다. 동물들은 죽을 것 같은 위기를 겪고도 아무 일이 없던 것처럼 트라우마를 받지 않고 살아갈 수 있지만 이렇게 천혜의 트라우마 자동 해소 체계를 사용하지 못하므로 사람들은 후유증에 시달리게 된다. 제대로 얼어붙고 잘 털어버렸으면 되었을 터인데 그러지 못한 것이다. 그는 트라우마 증상들은 촉발한 사건 때문이라기보다는 해소 및 방출되지 못하고 몸에 남아서 얼어붙어버린 에너지 때문에 발생한다고 주장했다. 이 잔류 에너지는 신경계 안에 갇혀서 큰 혼란과 파괴를 일으킨다. 위협적인 상황에 접했을 때 부동 상태로 들어갔다가 빠져나오는 과정을 온전히 완결하지 못하면 병으로 연결되는 것이기에 이 동적 평형 상태를 회복하기 위해서 사람 안에 선천적으로 내재된 충동을 깨우고 격려함으로써 그 얼어붙은 것을 녹이는 것이 트라우마 치료라고 하였다. 원래 인간은 트라우마를 치유할 수 있는 능력이 내재되어 있는데 이것을 털어내지 못하고 공포에 머물러서 완결되지 못한 생리적 반응이 있을 때 외상후 증상으로 연결된다. 그가 제창한 소매틱 경험요법에서는 감각의 총체를 경험하게 해주는 감각 느낌을 이용하여 트라우마를 치유하면서 우선 개별적인 감각에 집중하도록 훈련한다. 감각 느낌에 집중하는 것은 자신을 더 자연스럽게 느끼고 더 현실감 있게 하고 편안하게 해주며 균형감과 조화로운 느낌을 강화시키고 기억력을 향상시키며 트라우마를 치유하도록 하는 우리의 본능적 충동과 접촉할 수 있도록 해준다. 몸에서 일어나는 현상에 대해서 해석하거나 분석하지 않고 있는 그대로 일어나는 것을 바라보고 흘러가도록 하고 내버려둘 수 있게 되는 받아들이기 과정을 통해서 감각경험을 통한 자신을 이해하는 법을 배우게 되고 이것이 트라우마 치료의 첫 단계가 된다. 이 감각느낌은 알아차림과 밀접하게 관련되는 데 알아차린다는 것은 현재의 순간을 바꾸거나 해석하지 않고 있는 그대로 경험하는 것이다. 이 때 해석을 덧붙이면 몸을 알아차리는 것이 아니라 심리, 마음의 세계로 다시 빠져 버린다. 피터 레빈의 책 제목이 <내 안에 잠은 호랑이를 깨워라> 인 것처럼 본능을 회복하는 것을 목표로 한다. 인간은 현대에 살면서 내면의 미묘한 소리와 외부환경에 고요히 머무르며 현존하거나 조율하는 능력이 현저히 부족해져 있다. 인간은 동물처럼 자연스럽게 대처하지 못하는데 그것은 너무 발달한 신피질 때문이다. 이 신피질은 지나차게 복잡하게 작동해서 과잉 통제를 해서 본능적으로 미묘하게 복구할 수 있는 동물적 능력을 방해한다. 인지를 통해서 들어간 두려움과 공포심에 의해 과잉 공급된 에너지가 신경계 안에 갇히게 되어 두려움과 부동반응의 악순환이 계속 일어나게 된다. 소매틱 경험요법은 트라우마를 재조정하기 위해서 단계적으로 부드럽게 접근하는 치료법으로 감각 느낌을 사용해서 트라우마 증상에 묶여 있는 강한 힘들에 접촉하고 점진적으로 하나 하나 벗겨내는 것을 목표로 한다. 본능, 감정, 이성적 사고 간의 균형이 깨지면서 트라우마에 묶이게 되는 것이므로 감각, 느낌, 인지를 서로 잘 소통하도록 하면서 원상 회복을 향해 간다. 신체의 감각들 잘 확인하고 내 몸의 감각에 연결하기 시작하면서 트라우마의 기억에 묻혀 있는 환자들을 회복의 과정으로 이끌어 나간다. 특히 나를 넘어서 우리라는 유대감, 자신이 홀로 떨어져 있지 않고 이 세상 다른 사람들 심지어 모든 것과 연결되어 있다는 연결감까지 회복되면서 트라우마로부터 회복될 수 있다고 하였다.

이런 통찰이 태동되고 있을 즈음에 트라우마 관련 연구 및 치유 분야에서 매우 중요한 전환점이 된 사건이 일어난다. 2001년 9월 11일 미국 뉴욕의 한 복판에서 세계무역센터 테러가 벌어졌다. 3,000명 가까운 사망자와 6,000명이 넘는 부상자가 생겼다. 현대 세계문명의 중심지이고 수많은 정신과의사와 심리학자들이 밀집한 곳에서 벌어진 사건이기에 트라우마 치유 능력의 경연장 같은 일이 벌어지게 되었다. 이로부터 기존의 이야기 치료 즉 하향식 치료 접근에 더하여 몸을 중심으로 하는 상향식 치료 접근이 추가되기 시작했다.

데이비드 에머슨David Emerson, 2003의 트라우마 민감 요가가 부르클린 트라우마 센터에서 시도되었고 여기서 트라우마 경험자에게 내적 경험, 알아차림을 중시하고 호흡에 주의를 기울이지만 지시적으로 이끌어가는 것이 아니라 청유형으로 부드럽게 유도해 나가는 방법들을 적용하였다. 트라우마 치료의 전문가인 반 델 콜크Van der Kolk와 데이비드 에머슨 팀은 트라우마 환자들에게 요가 프로그램을 시행하였다. 전통의 요가처럼 아사나, 즉 자세 자체를 중시하는 것보다는 자기 몸의 근육들이 시시각각 어떻게 활성화되는 지를 느껴보도록 돕는 것을 우선 목표로 하고 일상생활에서 긴장과 이완이 리드미컬하게 바뀌는 것을 알아차리도록 했다. 몸에 어떤 변화가 일어나는지를 집중하고 관찰함을 통해서 몸이 불편하다고 하지만 정확히 어디가 문제인지를 알지 못하는 사람들, 몸이 원하는 것을 인식하지 못하고 있어서 자기 몸을 돌보지 못하는 사람들을 도울 수 있었다. 호흡과 순간순간 발생하는 감각에 집중해서 감정과 몸이 연결되어 있다는 사실을 깨닫고 어떤 자세를 취했을 때 불안하고 균형을 잃게 되는지를 확인하고 감각이 어떻게 바뀌는지 실험하며 심호흡을 하면 어떤지, 숨을 내쉴 때 집중하면 마음이 편안한 지를 끊임없이 관찰하였다. 이렇게 자신의 감각을 인지하는 것만으로도 감정 조절 능력이 향상되면서 내면에서 일어나는 일을 무시하려는 노력이 중단되는 효과가 있다. 알아차리고 어떤 일이 벌어지는 지를 두려움이 아닌 호기심으로 접근하기 시작하면 트라우마 치유는 일어나기 시작한다. 신체 자각은 시간 감각도 변화시키는데 트라우마는 무기력하고 두려운 상태가 영원히 굳어버린 것처럼 느끼게 만든다. 요가를 통해서 감각이 상승했다 감소하는 것을 알아차리면서 어떻게 변화되는지를 지켜볼 수 있게 되고 신체적 고통을 견디는 능력이 커지고 자신에 대한 인식을 변화시킬 수 있다. 다만 너무 서두르게 되면 극도로 혼란을 느낄 수 있게 되므로 아주 천천히 느리게 진행하는 것이 중요하고 이를 통해서 감정에 휩쓸리지 않고 느끼는 법을 배우고 일상에 더 적응하고 현재에 머물며 신체 접촉도 잘 견딜 수 있게 될 수 있다.

팻 옥든Pat Ogden의 감각운동심리치료sensorimotor psychotherapy는 지금까지의 치료가 언어 중심이었으며 몸을 제외하여 왔다는 사실을 명확하게 드러냈다. 감각운동심리치료는 전통적인 심리치료에 기반을 두고 있지만 몸에 대한 자각을 중시하고, 이제까지의 치료방법과는 다르게 몸에 대한 관찰과 이에 대한 중재를 포함한다. 신체가 정서를 유지 표현하는 것이고, 고통을 매개하는데 신체를 어떻게 사용하는지에 대하여 많은 관심을 기울인다. 이 치료 방법은 신경과학, 인지 및 소매틱 접근법, 애착이론, 하코미 방법 등의 통찰을 활용한다. 트라우마가 신경계에 영향을 끼치고 트라우마 증상이 대부분 몸과 관련된 것이고 환자들은 통제할 수 없는 신체 증상에 대해서 반복해서 보고한다. 트라우마를 상기시키는 것 때문에 촉발된 감정과 신체감각이 끊임없이 되살아난다. 그 동안의 치료 방법은 이것을 이야기를 통해서 풀어나가는 것이었다. 즉 일종의 하향식 방법이다. 성공적으로 고통스러운 과거 경험에 연결하는 것을 촉진하고 관련된 인지 왜곡을 치료 관계 안에서 잘 다루어주는 것으로 자신을 긍정적으로 느끼고 고통을 경감할 수 있도록 언어적 표현을 이용하는 것이다. 여기에 팻 옥든은 트라우마가 갖는 특유의 체성 감각적 침습을 다루는 상향식 중재가 중요하다고 하였다. 트라우마 경험 환자들은 침습적인 이미지, 소리, 냄새, 신체 감각, 신체 통증, 수축, 마비, 조절되지 않는 각성과 같은 고통을 겪고 있다. 감각운동심리치료는 이들의 자동적인 부적응적인 행위 경향성을 알아차리고, 초기 충동을 억제하는 법을 배우고, 트라우마 순간 경험했던 얼어붙어버린 행위 경향성을 종결할 수 있는 여러 대체 행동을 실험해야 하며 효과적인 대안행동을 실행하는 것을 익혀야 한다는 전제 조건 하에 개발된 치료로 몸 중심 치료와 신경과학과 애착이론에 관한 지식을 통합해서 만든 통합적 치료라고 할 수 있다. 구체적으로는 초기에는 하코미 방법에서 유래한 환자와 치료자가 현재의 경험을 관찰하고 표현하고 탐색할 수 있는 안전한 기법을 사용함으로써 현재 순간에 몸과 작업하는 기술을 익힌다. 이어 트라우마 유발요인의 관리 및 각성을 조절하고 자기 진정을 하며 치료적 애착과 협업에 대한 내성을 만들고 일상적인 기능의 향상을 촉진하기 위하여 안정화를 위한 소매틱 자원을 개발한다. 이렇게 통합 능력을 확보하게 되면 트라우마의 기억과 관련된 강렬한 느낌과 신체 감각 및 충동을 극복할 수 있는 감각을 개발하는 트라우마 기억의 처리와 승리의 행동 되살리기 단계를 거친다. 기억을 안전하게 다시 불러오는 방법과 자원을 검색하는 방법, 자신의 역량을 강화하는 행동을 발견하고 실천하는 방법을 익히도록 한다. 이렇게 된 후에 초점을 트라우마에서 전환하여 일상의 삶으로 바꾸어 나간다. 떨어져 있던 사회 속으로 다시 돌아가 사회성을 높이고 위험을 감수하며 변화를 참아내며 새로운 행동이 새로운 경향성이 될 때까지 자신의 감정을 견디고 느낌을 수용하는 능력이 향상 될 수 있도록 해나간다. 감각운동치료에서는 의사소통은 구두 언어를 통해서가 아니라 표정과 눈맞춤, 신체적 움직임, 행동, 자세, 자율신경의 각성, 몸짓, 근육 긴장 등의 다양한 신체 언어를 통해서 일어난다.

트라우마 해소 운동Trauma Releasing Exercise TRE는 데이비드 베셀리David Berceli. 2007에 의해 전파되었고 최근에는 긴장과 스트레스를 붙여서 Tension, Stress and Trauma Releasing Exercises: TRE® 라고 지칭하고 있다. 이는 부드럽고 불수의적으로 몸을 떠는 반응을 함으로써 깊은 근육에서의 긴장과 트라우마를 방출하는 것을 목적으로 한다. 동물은 스트레스를 받으면 몸을 부들부들 떨면서 긴장되고 근육이 위축된 것을 해소하는 데 인간은 떠는 것을 약하다는 징후로 받아들이면서 문화적으로 떨지 않게 되면서 오히려 치유가 지연되었다는 피터 레빈의 통찰에 따라 자연적인 치유 기제를 회복하는 방식으로 안전하게 몸을 떨게 하고 이완되고 평온한 상태로 돌아오도록 한다. 최근에는 트라우마 경험자뿐만 아니라 일상 생활에서 스트레스를 관리하는 방법으로서 대중화되고 있다. 이외에도 수면 호전, 긴장 완화, 두통이나 섬유근육통 등의 통증 완화, 우울, 불안 완화 등의 효과도 있다고 한다. 미군이 작전 참전 전과 후에 사용하는 기법으로 많이 사용되고 있다.

국내에서도 허휴정, 김선제 등이 소마 이모션치료Soma E-Motion Therapy라고 하여 주로 트라우마 환자들을 대상으로 하는 소매틱스 기반의 움직임, 호흡, 이완으로 구성된 통합 프로그램을 개발하여 집단 및 개인적으로 임상 현장에서 사용하고 있다. 이는 일인칭 시점에서 자신의 몸과 마음을 이해하고 움직이는 몸을 통해 마음생각과 감정의 변화를 유발하도록 구성되어 있다.

어떤 방법이든간에 트라우마의 소매틱스 치료 방법의 공통요인으로는 접지, 신체자각 양성, 기술을 유지하고 자각을 심화해서 자원화를 만드는 것이고, 긴장과 안정 사이를 적정하게 만드는 것이다. 시퀀싱을 통해서 신체의 긴장을 잘 풀어나가고 운동과 과정을 통해서 재참여하도록 하며 경계를 개발하여 명확한 경계를 만들고 자기 조절을 잘 할 수 있도록 하는 것이 트라우마 치료가 가능하도록 해주는 것이다.

이처럼 소매틱스는 스스로 느끼는 몸soma을 통해 무의식적인 양상과 내면의 감각을 인지하고 감각정보들을 통합하여 잊어버렸던 감각의 기억을 되살린다. 주체적으로 몸을 인식할 때 신경가소성의 원리에 따라 인체는 새로운 변화를 학습하여 습관으로 굳어진 신체적 움직임과 이로 인한 정서와 몸에 새겨져 있던 트라우마의 변화까지 가능하게 한다. 이처럼 소매틱스를 기반으로 하는 정신심리치료는 언어를 매개로 하는 기존 치료 모형의 한계를 보완하며 새로운 지평을 열어주는 계기가 될 수 있을 것이다.

7

바른 마음을 위한 움직임: 바마움

이제까지 정신 심리적 고통을 겪고 있는 사람들을 위하여 여러 가지 방법들이 고안되고 제시되었다. 인류 초기에는 절대자에게 모든 것을 의지하거나 주술적인 방법을 쓰면서 마음을 달래는 방식의 종교적인 차원에서 접근을 하였다. 이후 마음을 과학적, 철학적으로 이해하려는 시도를 반복하면서 여러 이론을 만들어가면서 수많은 기법들이 창출되었다. 이처럼 사람들이 겪고 있는 고통과 불행의 원인을 제시하고 그것을 치유하고자 만들어진 정신치료 기법은 제대로 학파를 만들고 명칭이 독립된 치료만 따져도 얼추 400여개는 넘는 것으로 알려지고 있다. 이렇게 많은 정신치료 기법이 개발되고 그 기법을 따르는 도제들도 많아지며 학파 간에 자신의 주장이 옳다고 하면서 이론이 변경되고 살을 붙여가면서 정신치료 방법은 점차 더 정교해졌다. 그러나 이렇게 더욱 더 발전된 정신치료가 많이 사용되고 있음에도 불구하고 여전히 많은 사람들은 정신적 고통을 겪고 있고 주요 정서질환들은 여전히 우리를 괴롭히고 있다. 이는 이제까지의 개발된 모든 치료 방법이 완벽한 것이 아니고 나름대로의 한계를 가지고 있다. 최근에는 이처럼 각 치료법들의 한계를 인식하고 새로운 치료적 요소를 도입함으로써 치료법의 효과를 높이려는 시도들이 각 분야에서 일어나고 있다. 이러한 흐름들을 살펴보는 것은 임상 실제에서의 통합적인 치료의 적용에 실질적인 도움이 될 것이다.

한편 현재 정신치료의 주요 대상인 감정장애들을 살펴보면 소위 기술적 진단체계인 미국정신과의사회의 '정신장애의 진단 및 통계 편람'이나 세계보건기구의 '국제질환분류'상의 진단 범주로는 서로 상이하고 임상 증상도 다를지라도 실제로 많은 질병이 서로 공존하며 질병의 양태를 살펴보면 아주 유사한 양상을 보인다. 이는 그 병인 기전상의 공통 요인이 있다는 것을 유추하게 하는 바, 이러한 장애들 간에 공유되는 공통적인 어떤 선행 요인이 있는 것으로 생각되고 있다. 즉, 어떤 위험요인이 유전적, 기질적으로 존재하며 고위험요인 개체가 스트레스를 받으면 불안과 우울과 같은 감정장애가 발현하는 것으로 이해되고 있다. 질병 상태에 따라 매우 다양한 모습을 보이더라도 기본적으로 위험 요인으로 거론되고 있는 것으로는 부정적인 자극에 반응을 크게 하는 신경증 성향neuroticism 특성, 그리고 외부의 자극 없이도 평상시 기분의 톤 자체가 부정적인 쪽으로 치우쳐 있는 부정적 정서상태negative affectivity, 행동 자체가 억제되어 있고 소위 까다로운 아이로 잘 보채고 수줍어하며 회피를 많이 하는 행동 억제behavioral inhibition 등이 있으며 이들은 기질적인 것으로 생각되고 있다. 이러한 요소들을 가지고 있을 때 감정장애에 취약하고 특히 정신장애를 가지고 있는 사람들 중에 많은 수가 이러한 세 가지 요인을 다 가지고 있다는 연구 결과들이 속속 보고되고 있어서 기본적으로 이 세 가지는 우리가 보고 있는 소위 감정장애 환자들의 가장 기본적이고 핵심적인 취약 기질이라고 할 수 있다. 따라서 각 정신질환 별로 특이한 치료방법이 있다고 하더라도 심리적 취약성에 대한 공통적인 개입방법이 있을 수 있다. 이러한 관점에서 소매틱스 방법을 이용한 개입에서도 정신심리적 문제에 대하여 공통적으로 개입할 수 있는 방법이 가능할 것이다.

특히 명상이 정신건강의 새로운 개입 방법이 되고 있는 시대에서 특히 정신건강을 위한 명상 수행과 관련해서 몸과 마음을 하나로 보는 체화된 의식embodied consciousness 혹은 확장된 뇌로서의 몸body as an extended brain의 개념을 바탕으로 "움직임에 기반한 명상"에 관한 학문적 관심이 높아지고 있다. 여러 연구들이 인간의 감정이 몸을 통해서 형성 발현되고 저장되는 것을 확인시켜 주고 있다. 이에 따라 이 책의 저자들인 정신건강의학과 전문의와 내면소통 전문가, 알렉산더 테크닉 교사, 펠든크라이스 전문가, 고대운동 전문가 등의 소매틱 전문가들이 협업하여 고대 운동, 태극권, 전통 명상법이 가진 고전적 소매틱 원리들과 알렉산더테크닉, 펠든크라이스 등 현대적 소매틱 원리 중에서 각기 주요한 개입 요인을 도출하여 몸과 마음의 양방향 작업이 가능하고 효율적인 시퀀스를 만들어 내어 독창적인 소매틱 움직임의 요소와 명상의 요소를 결합한 신체 자각훈련 프로그램인 <바른 마음을 위한 움직임:

바마움>을 개발하였다. 이 내용은 이 책의 6장에 자세하게 기술하였다.

정신심리치료의 새로운 패러다임을 열었던 수용전념치료 Acceptance and Commitment Therapy: ACT의 "마음에서 빠져나와 삶으로 들어가라"와 유비로 "마음에서 빠져나와 몸으로 살아가라"를 할 수 있도록 고안된 시스템이다. 즉, 알렉산더 테크닉에서 "자세와 운동의 나쁜 습관은 공간적 자각과 건강에 악영향을 주므로 나쁜 습관을 해결하는 것", 펠든크라이스에서 우아하고 효율적인 움직일 수 있는 내적 능력을 재발견하고 이를 통하여 삶의 다른 기능을 강화할 수 있도록 하는 것, 태극권에서 사기종인捨己從人: 자기의 이전 행위를 버리고 남의 착한 행동, 즉 제대로 된 행위를 따르는 것하여 응물자연應物自然으로 본래건강本來健康을 회복할 수 있도록 하는 것, 고대 운동에서 "몸과 마음, 삶과 자연의 화해를 이루는 것으로 소마와 바디의 간극을 해소"하는 것을 할 수 있도록 하는 움직임을 통하여 구현하도록 하였다. 실제로 마음이 몸에 영향을 줄 수 있지만 몸의 움직임을 통하여 마음에도 영향을 줄 수 있도록 한다. 최근 과학이 발전하면서 몸과 마음이 서로 복잡하게 쌍방향으로 소통한다는 것이 밝혀지고 있으며 이를 움직임기반 체화 명상 수행movement-based embodied contemplative practices인 소매틱 통합 움직임 명상 프로그램인 바마움을 통하여 구현한 것이다. 이는 고유 수용 감각과 내부감각 훈련을 통한 감정조절 능력을 강화하고 소매틱 훈련을 통한 부정적 내면 소통을 감소시키며, EMDR 및 진자운동 리듬 효과를 넣어 고정활동양상을 재정립하며, 움직임과 의도 간의 재정립을 통한 몸과 감정에 대한 자각능력을 촉진하는 훈련이다. 인간이 경험하는 현재 경험은 생각, 해석, 의미, 신념 등의 인지와 감정, 기분, 톤, 뉘앙스 등으로 표현되는 감정이 있다. 그러나 정신건강의학과 환자들은 자신의 인지 왜곡과 부정적 감정으로 인하여 인지와 감정의 현존이 어렵고, 그 동안의 치료법에서 많은 시도를 해봤지만 그런 경향은 쉽게 변화되지 않는다. 그래서 명상을 이용한 기법은 주로 감각, 후각, 미각, 시각, 촉각, 청각과 같은 오감을 이용해서 현존에 머물도록 한다. 바마움은 이 단계를 지나 크고 작은 운동을 통한 움직임과 내부 상태의 피드백을 통한 내부 신체 감각을 이용해서 현존하도록 한다. 이런 소매틱 자원 증진은 자기 조절을 돕고 웰빙감, 유능감, 자신감을 제공할 수 있게 된다. 바마움은 다른 소마 움직임과 유사하게 1) 집중하며 자각을 강조해서 더 많이 느끼고, 더 잘 움직이도록 하고, 2) 작고 세밀한 움직임을 통해서 보다 정교한 움직임과 몸 감각을 개발하고, 3) 느린 움직임을 통해 더 세밀한 관찰과 더 많은 변화가 가능하도록 하며, 4) 이완된 상태로 애쓰지 않고 진행해서 자각이 더 많아지고 마음이 편안해지도록 하며, 5) 모든 것을 허용하고 실수해도 되는 것을 통해서 안전하게 즐거움을 누리며 진정한 변화를 가져오도록 한다. 특히 주로 정신건강의학과 환자들을 대상으로 고안되었기에 다음과 같은 원칙을 가지고 가이드를 유도하여 편안하게 활동에 몰입하고 지속적으로 움직일 수 있도록 도와주도록 되어 있다. 1) 부정적인 생각과 감정에서 빠져 나올 수 있도록 돕는다. 2) 지금 여기로 돌아오도록 돕는다. 3) 그라운딩과 안정감을 느낄 수 있도록 한다. 4) 안전하다는 느낌을 주도록 한다. 5) 자기연민과 긍휼, 자기존중감 등 긍정적 정서를 불러오도록 한다. 6) 자기 조절력을 얻을 수 있도록 돕는다. 7) 강압적인 지시가 아니라 친절한 비지시 형식을 사용한다. 8) 맞고 틀리는 평가의 대상이 아님을 수시로 알린다. 9) 부드럽고 따뜻한 톤을 사용한다. 10) 편안하게 들리는 청유형의 멘트를 제공한다.

현재 바마음은 병원처럼 눕는 활동이 어려운 곳에서도 시행할 수 있는 바마음-기본형 프로그램과 누워서 할 수 있는 여건이 허락되면 할 수 있는 바마음-확장형 프로그램이 만들어져 있으며 바마움 프랙티셔너 과정을 통해서 익힐 수 있다. 이후에 지속할 수 있는 바마움-지속형을 할 것이며 병원에서 적용한 결과를 가지고 향후 다기관 연구를 통해서 효능을 확인하고 지속적으로 확산해 나갈 예정이다. 이렇게 새로운 치료 패러다임으로서 국제 표준화를 이루어 나간다면 한국에서 만든 프로그램으로 전세계로 확산될 수 있을 것이다. 이렇게 정교화된 소위 움직임 기반 체화 명상 수련은 기존의 전통적 명상 개입이 어려운 정신과 환자들에게 효과적인 개입술로 활용될 수 있을 것이며 마음건강을 위해 몸을 움직이는 문화, 즉 몸을 건강하게 움직임으로써 마음의 건강을 키워가는 새로운 방식으로서 널리 전파될 수 있을 것을 기대한다.

==== 참 고 문 헌 ====================

1. 권인선. 무용기능학습을 위한 소매틱스 원리의 통합적 적용 탐색. 한국체육과학회
    지. 2020;29(2):861-75.
2. 김나영. Wilhelm Reich 의 근육갑옷에 관한 고찰. 한국심리치료학회지. 2009;1:101-9.
3. 김나영. 심리적 외상 (Trauma) 에 대한 신체심리치료 적용의 당위성. 대한무용학회
    논문집. 2012;70(3):1-16.
4. 김득란. 펠던크라이스 기법과 심리치료. 한국심리치료학회지. 2010;2:63-80.
5. 김부찬. 선 (禪) 수행에 나타난 불교의 신체관. 움직임의 철학: 한국체육철학회지.
    2005;13(2):75-87.
6. 김안나. 몸알아차림 (somatic awareness) 에 기반한 요가자세 및 움직임이 갖는 자기
    조절과 치유 효과에 관한 이론적 고찰. 무용역사기록학 (SDDH). 2016;40:109-39.
7. 김은정. 무용콘텐츠에 내재된 소매틱스의 뇌과학적 메커니즘. 한국콘텐츠학회논문
    지. 2016;16(6):365-73.
8. 김정명. 토마스 하나의 소마이론: 체험양식의 변조를 중심으로. 무용역사기록학
    (SDDH). 2015;36:127-49.
9. 김종우, 황의완. 기공의 개념과 기공요법. 스트레스硏究. 1995;3(1):51-6.
10. 김주영, 홍민호, 구병수, 김근우. 불안에 대한 태극권 치료의 해외 임상연구 동향.
    동의신경정신과학회지. 2019;30(3):275-85.
11. 노양진. 몸의 철학적 담론. 용봉인문논총. 2001;30:259-76.
12. 문영애. 휠든크라이스 기법의 신체심리치료적 요인과 의미. 불교상담학연구.
    2017;99-124.
13. 백설하, 이희선. 요가수련이 우울감에 미치는 영향. 한국유아체육학회지.
    2010;11(2):25-47.
14. 심현희, 채정호. 소매틱스 기반 명상을 이용한 정신심리치료적 개입. 명상의학.
    2021;1(1):19-29.
15. 안영준, 조상호, 이승환, 임정화. 불안에 대한 운동요법 중 요가, 기공, 태극권 연
    구 고찰: 2009 년부터 2015 년까지 국내학술지 논문을 중심으로. 동의신경정신과
    학회지. 2016;27(1):23-31.
16. 이숙련, 박형숙, 조규영. 태극권 운동이 골관절염 중년여성의 신체기능, 스트레스
    및 우울에 미치는 효과. 기본간호학회지. 2010;17(2):159-68.
17. 이정명. 움직임 수업을 통한 트라우마 생존자들의 신체심리 경험 연구. 무용역사
    기록학 (SDDH). 2014;34:169-96.
18. 이정민. 알렉산더 테크닉, 내 몸의 사용법. 무용예술학연구. 2018;72(5):101-3.
19. 장진아. 요가에서의 신체자각이 정서조절에 미치는 영향에 관한 고찰. 요가학연구.
    2017;17:67-95.
20. 조옥경, 김명권. 초월영성상담: 요가의 심리치료적 적용에 관한 연구. 상담학연구.
    2009;10(4):2607-20.
21. 카파로 리. 소마지성을 깨워라: 행복에너지; 2013.
22. Gim JM. Sensory-motor amnesia and somatic solutions. The Asian Journal of Kinesi-

ology. 2018;20(1):54-63.
23. Levine PA, Frederick A. Waking the tiger: Healing trauma: The innate capacity to transform overwhelming experiences: North Atlantic Books; 1997.
24. Levine PA. In an unspoken voice: How the body releases trauma and restores goodness: North Atlantic Books; 2010.
25. Mate G. 몸이 아니라고 말할 때: 김영사; 2015.
26. Pat Ogden KM, Clare Pain. 트라우마와 몸: 학지사; 2019.
27. Van der Kolk B. 몸은 기억한다 (제효영 역). 서울: 을유문화사. 2014.

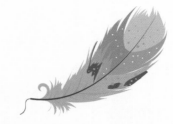

알렉산더테크닉

김
경
희

1

알렉산더테크닉이란?

"You translate everything, whether physical, mental or
spiritual, into muscular tension."

- F. M. Alexander - *

알렉산더테크닉은 약 120년
전 호주 출신의 연극배우였던
F. M. 알렉산더Frederick Matthias
Alexander 1869-1955에 의해 창안된
'자신을 건강하고 조화롭게 사용
하는 방법'이다. 여기에서 '자신'
은 우리의 몸뿐 아니라 마음까지
아우른다.

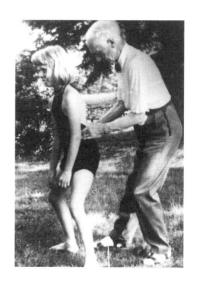

---

* "당신은 육체적인 것이든, 정신적인 것이든, 영적인 것이든 무엇이든지 근육의 긴장으
로 변환한다." – F. M. 알렉산더 –

알렉산더는 "당신은 육체적인 것이든, 정신적인 것이든, 영적인 것이든 무엇이든지 근육의 긴장으로 변환한다."고 말했다. 우리를 둘러싼 다양한 자극은 알렉산더의 말대로 근육의 긴장으로 남게 된다. 이를 바로 해소할 수 있다면 큰 문제가 되지 않겠지만 그렇지 못할 때 몸과 마음에 문제가 생긴다. 긴장상태에 익숙해지고 습관이 되면 나중에는 긴장이 있다는 사실도 자각할 수 없게 되면서 이를 해소할 방법을 찾지 못하는 상태에 이르게 된다.

알렉산더테크닉은 교사의 핸즈온과 구두지시를 통해 학생이 현재 자신의 몸과 마음에서 무슨 일이 일어나고 있는지 자각하게 함으로써 근육의 긴장을 발견하고 이것을 외부의 힘에 의해서가 아니라 스스로 내려놓고 이완할 수 있도록 돕는다. 자연스럽고 효율적인 타고난 몸의 사용으로 돌아갈 수 있도록 하는데 이로써 불필요한 긴장은 줄어들고 움직임과 자세는 더 쉽고 편안해질 수 있다. 더 이상 중력과 싸우지 않게 되면서 잘못된 몸 사용이 가져온 통증으로부터 자유로워질 수 있다.

마음의 측면에서 보자면 알렉산더테크닉을 통해 자각의 힘이 커지면 긴장의 순간들을 보다 잘 알아차리게 된다. 내가 무엇에 긴장하는지, 어떨 때 긴장 없이 편안한 지를 알려주는데 이것은 우리 자신에 대한 더 깊은 앎을 선사한다. 지금 이 순간 내 몸과 마음에서 일어나는 것들이 자각되면 불편함과 긴장을 다룰 수 있는 힘이 생기고 나에게 더 좋은 것을 선택할 수 있다. 더 쉽고 자연스러운 것이 무엇이고 애써야 하는 부자연스러운 것은 무엇인지 더 잘 구별할 수 있다면 보다 지혜로운 선택이 가능할 것이다.

이렇게 알렉산더테크닉은 몸과 마음 양 측면에서 더 건강하고 조화로우며, 균형 잡힌 삶으로 나아갈 수 있도록 돕는다.

알렉산더테크닉은 무엇이고 무엇과는 다른가에 대해 좀 더 상세히 알아보자.

◈ 알렉산더테크닉은 운동법이라기보다 전반적인 몸 사용법이다.

알렉산더테크닉은 학생이 일상에서 하는 움직임을 소재로 훈련할 뿐 어떤 특정한 동작이 있어 그것을 훈련하지는 않는다.

알렉산더테크닉을 운동이라고 부르는 분들이 있다. 또 자주 "알렉산더테크닉은 요가나 필라테스 같은 건가요?" 묻기도 한다.

알렉산더테크닉은 우리가 일반적으로 아는 운동법과는 다른 점이 있는데 우선 테니스, 역도, 골프처럼 특별한 운동기구나 장비를 필요로 하지 않을 뿐 아니라 체조나 무술, 요가나 필라테스처럼 특정 동작을 훈련하지 않는다. 대부분의 운동은 자체의 원리를 익히고 수련할 여러가지 동작들이 고안되고 제시된다. 이에 반해 알렉산더테크닉은 훈련을 위한 고유한 동작 즉 '형'이 없다. 일상의 모든 움직임이나 자세를 가지고 이 원리를 훈련하므로 '이것이 알렉산더테크닉이다.' 라고 말할 특정한 동작이나 자세가 없다.

피아니스트가 오면 피아노를 치는 자세와 움직임을 가지고 이 원리를 익히고, 골프선수가 오면 그의 자세나 움직임을 가지고 알렉산더테크닉의 원리를 익힌다. 음식을 만들거나 청소를 하거나,

노래를 부르거나 대화를 하는 모든 것들이 알렉산더테크닉 원리를 연습하는 재료이자 그 자체로 주제가 된다.

고유한 움직임이 없기 때문에 어느 운동법의 동작에나 적용이 가능하다. 운동하는 과정에서 반복적으로 몸을 잘못 사용한다면 득보다는 해가 더 많겠지만 몸의 사용이 좋다면 그 효과는 배가될 것이다. 알렉산더테크닉은 어떤 운동에서건 보다 효율적인 몸의 사용을 돕기 때문에 알렉산더테크닉을 적용하면 부상이나 통증을 예방하고 더 좋은 성과를 내게 한다.

일반인들의 경우 평상시 가장 많이 하는 움직임이 앉고, 서고, 걷는 것이다. 그래서 알렉산더테크닉 레슨에서는 서 있는 자세, 앉아 있는 자세, 앉고 서는 움직임을 가지고 원리를 익힌다. 앉고 서는 움직임에는 각자의 습관과 긴장 패턴이 녹아 있기 때문에 이렇게 일상에서 자주 하는 움직임으로 알렉산더테크닉의 원리를 익히면 그 외에도 다양한 움직임들에 폭넓게 적용될 수 있다.

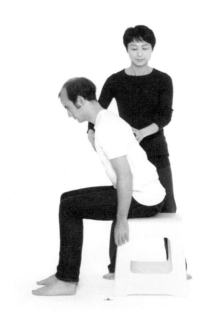

◈ 근육 강화나 기능 강화보다는 근육 이완과 효율적인 움직임에 중점을 둔다.

또 다른 점은 운동이 훈련을 통해 특정 근육을 강화하고, 근육들의 조화로운 사용, 타이밍 등을 향상시키는 것을 중요하게 여긴다면 알렉산더테크닉은 과하게 긴장된 혹은 지속적으로 긴장하고 있으나 알아차리지 못했던 근육들을 이완해 몸 전체에 조화로운 근육톤을 회복하는 것을 중요하게 생각한다. 이 이야기는 불필요한 근육의 사용을 줄이고 보다 적은 에너지로 효율적으로 몸을 사용할 수 있도록 한다는 것이다.

그렇기 때문에 어느 운동에나 알렉산더테크닉이 적용되어 시너지를 낼 수 있다. 같은 훈련을 하더라도 움직임을 더 쉽게, 더 적은 힘과 에너지로, 더 빠르게 해낼 수 있도록 돕는다. 움직임에서 연이은 다음 동작으로의 전환이 신속하고 효과적이기 위해서는 운동 출력과 감각의 입력, 이 둘의 빠른 피드백, 피드포워드가 일어나야 하는데 그러기 위해서는 전체적인 이완 속에 필요한 근육들이 적정 수준으로 긴장하고 있는 상태가 되어야 한다. 이것은 우리의 관절이 자유롭게 움직일 수 있도록 준비되어 있다는 것이다. 알렉산더테크닉은 이러한 적절한 이완을 익힐 수 있는 효과적인 감각-운동 훈련법이다.

◈◈ 알렉산더테크닉은
여타의 수기요법들과 다른 핸즈온 테크닉이 있다.

다양한 수기요법들처럼 알렉산더테크닉도 몸에 손으로 접촉한다. 적어도 3년 1600시간의 교육을 마친 알렉산더테크닉 교사는 '핸즈온'이라고 부르는 고유한 기술을 사용해 학생의 몸에 손으로 부드럽게 접촉하고 어떤 메시지를 전달하는데 이 방법은 마사지, 카이로프랙틱, 롤핑, CST 등과 다른 점이 있다. 카이로프랙터가 근골격계의 '교정'을 목적으로 외부에서 물리적 자극을 가한다면 알렉산더테크닉의 핸즈온은 교사가 핸즈온을 통해 의식적 자각을 일깨워 학생이 스스로의 힘으로 변화를 만들어내도록 하는 '교육'이라는 점에서 차이가 있다.

또 마사지나 롤핑, CST 등이 근육과 근막의 이완 혹은 체액의 순환을 돕는데 주력한다면 알렉산더테크닉도 이완과 순환을 돕지만 테라피나 치료라기보다는 학생이 스스로 할 수 있는 방법을 가르치는 교육이라는 점에서 차이가 있다. 또 일부 알렉산더테크닉 교사의 핸즈온은 너무나 가볍고 움직임이 느껴지지 않아 기치료나 에너지 테크닉이라고 생각되기도 한다. 받는 학생은 에너지나 기를 느낄 수는 있지만 알렉산더테크닉 교사가 그런 의도를 가지고 핸즈온을 하지는 않는다.

알렉산더테크닉 교사의 핸즈온은 첫째, 불필요한 근육 긴장을 스스로 알아차릴 수 있도록 준거 기준점을 마련해 준다. 교사가 물리적 자극으로 긴장을 풀어주는 것이 아니라 학생이 이를 자각해 긴장을 놓는다. 결국, 수동적인 치료가 아니라 학생이 능동적으로 알아차리고 의식적으로 반응하는 과정이기에 치료라기 보다 교육이라 할 수 있다.

둘째, 몸의 각 부분에 필요한 방향성을 손으로 전달해 준다. 이를 통해 이완이 필요한 근육들이 이완되고, 몸 내부의 공간은 확장되고, 각 관절은 원활한 움직임을 위한 충분한 공간을 가짐으로써 편하고 쉬운 움직임의 가능성을 얻게 되는 것이다. 그 결과 자세와 움직임은 더 잘 정렬되고 더 조화로우며 더 균형잡힌 상태가 된다.

◈ 알렉산더테크닉을 통해 몸이나 마음 어느 한 쪽 만이 아닌 둘 모두 변화한다.

알렉산더테크닉 레슨으로 예를 들어보자. 허리 통증을 가진 학생이 첫 레슨을 오면 교사는 학생의 자세와 몸 사용 습관을 관찰하고 주로 하는 일, 그리고 몸 사용 습관과 그렇게 사용하게 된 이유 등에 대해 이야기를 나눌 것이다. 이것은 몸 사용에 대한 것이지만 그 너머에는 그런 사용을 하게 하는 한 사람의 마음이 놓여있다. 조급함, 주변을 돌아보지 않는 목적지향의 태도, 게으름, 다양한 감정들, 신념과 가치 체계는 몸을 통해 드러난다.

학생이 레슨을 오면 교사는 우선 테이블 레슨을 통해 몸의 각 부위를 지면에 잘 내려놓을 수 있도록 도울 것이다. 몸의 이완과 내려놓음은 마음에 영향을 미친다. 핸즈온을 통해 몸과 접촉하지만 그 너머 마음도 손으로 전하는 메시지를 듣고 편안해지고 고요해진다.

의자레슨을 통해서는 자신의 몸 사용 습관을 알아차리고 바꾸면서 그 안에 있는 생각과 마음의 패턴을 알게 된다. 이 앎은 변화의 단초가 된다.

이런 식으로 레슨이 거듭되다 보면 몸의 변화뿐 아니라 마음의 변화도 함께 일어난다. 학생은 허리 통증을 덜기 위해 몸에 대해 생각하고 배운 것을 했을 뿐인데 왜 마음의 변화가 일어나는지 의아해하기도 한다. 본인은 충분히 이해하지 못하더라도 통증이 경감되는 것과 함께 몸, 움직임, 자세의 변화가 생기면서 마음도 변하는 데 몸과 마음은 서로 분리된 둘이 아니기 때문이다. 이 둘은 서로 상호작용하면서 영향을 미친다.

이것에 대해 충분한 이해를 가진 알렉산더테크닉 교사는 학생이 스스로 발견한 것에 대해 이야기하면 왜 그런 변화가 일어났는지 설명해 줄 수 있을 것이고 학생은 그 의미를 조금씩 이해하게 될 것이다.

◈ 알렉산더테크닉은
몸을 바꾸는 것이 아니라 습관을 바꾼다.

알렉산더테크닉은 원치 않는 습관을 바꾸는 데 효과적이다. 우리는 대부분의 시간 동안 익숙한 습관의 지배를 받기 때문에 원하지 않는 습관에서 벗어나기 어렵다. 근골격계 통증은 대부분 반복되는 잘못된 자세와 움직임에서 온다.

자세는 오랫동안 이어온 습관의 하나이다. 자세를 바꾸기 위해서는 무의적으로 취하게 되는 자세 습관을 의식적으로 멈추고 새로운 선택을 해야 한다.

알렉산더테크닉은 이 일련의 과정을 핸즈온과 구두지시 등을 통해 훈련한다. 특정한 자세나 동작을 훈련하는 것이 아니라 그 '과정'을 훈련하기 때문에 한 번 익히면 다른 습관에도 적용이 가능하다. 이렇게 몸의 자세나 움직임을 통해 우리의 습관을 다룬다는 점에서 '인생을 바꾸는 기술'이라고 할 수 있다.

◈ 바른 자세보다는 바른 사용, 바른 방향성을 훈련한다.

바른 자세를 배우기 위해 알렉산더테크닉 수업을 오는 분들이 배우고 싶어하는 바른 자세는 몸의 각 부위가 특정 위치, 특정 각도로 놓여져 그대로 더 이상 움직이지 않게 고정한 '박제'된 상태인 경우가 많다. 많은 사람들이 자신의 몸을 원하는 모양으로 만들기 위해 기꺼이 '분재'가 되려고 한다. 철사로 빙빙 감아 각 가지들의 모양을 만들 듯 자신의 몸도 그렇게 밴드나 틀에 넣어 좋은 자세라는 고정된 모양을 만들 수 있다고 생각한다.

하지만 이렇게 만드는 자세는 이로운 자세가 아닌 해로운 자세인 경우가 많다. 보통 바른 자세로 앉아보라고 하면 허리를 쭉 펴고 어깨를 뒤로 젖히고 턱은 당기고 꼿꼿하게 앉아 있는다. 이렇게 하기 위해서는 근육은 더 긴장하고 유지하기 위한 노력이 많이 필요해진다. 근육은 피로해지고 몸이 점차 불편해져 어깨는 안쪽으로 말리고 가슴은 수그려지고 허리는 구부정해진다. 이것을 반복하다 보면 몸이 피곤하고 힘들어 역시 바른 자세는 하기 어렵다는 결론에 도달하게 되는 것이다.

그렇다면 몸에 이로운 자세는 어떻게 할 수 있을까?

자세는 정지된 한 장의 사진 같은 것이 아니다. 오히려 동영상에 가깝다. 미동 없이 앉아 있는 듯 보이는 명상 자세 조차도 끊임없이 이를 유지하기 위한 움직임이 있다. 의도를 가지고 무언가를 지속하고 있는 동적인 것이다. 결국 몸의 각 부위들간의 역동적인 관계 속에서 최소한의 노력으로 유지할 수 있어야 하며 다른 움직임으로의 전환이 쉬워야 하는 것이다. 그러자면 전체적인 조화와 관계성 속에 효율적인 움직임의 방향성이 보다 중요하다. 이로운 자세란 각 부위의 위치보다는 언제나 움직일 수 있도록 잘 준비된 좋은 몸의 방향성들의 집합이라고 할 수 있다.

알렉산더테크닉 교사는 이 방향성을 핸즈온과 구두지시를 통해 학생의 몸에 경험시켜주고, 알려주는 역할을 한다.

◈ 부분적인 접근이 아닌 전체적인 접근으로 문제를 개선한다.

운동이나 연주를 비롯한 대부분의 경우에서 움직임을 개선할 때 흔히 하는 방법은 문제가 되는 부분을 바꾸는 데 집중하는 것이다. 예를 들어 피아노를 칠 때 새끼 손가락을 올리고 있다면 선생님은 이 부분에 집중해서 피아노를 치는 동안 새끼 손가락이 올라가는 순간을 잡아내고 반복해 내리라고 지시한다. 자신의 몸에 밴 습관을 부분적으로 교정하는 일은 매우 어려운 일이어서 바꾸려 할 때 온 몸이 뻣뻣하게 긴장하게 된다. 이에 대한 보상으로 다른 곳에서 생각지 못한 문제가 생기기도 한다.

몸의 잘못된 사용은 일부가 아니라 전체적인 몸 사용 패턴의 문제이다. 이런 몸 사용 방식은 각 부분들의 기능에 영향을 미치기 때문에 몸 전체의 사용을 개선할 필요가 있는데 과연, 어디서부터 시작해야 할까?

알렉산더테크닉에서는 가장 우선되는 조절 즉, 목과 머리에서 시작한다. 알렉산더 또한 머리, 목, 몸통의 좋은 관계를 회복한 후 고치고 싶었던 습관들, 공기를 빨아들이고, 후두를 압박하고, 발에 힘을 주었던 것을 개선할 수 있었다. 앞의 예로 보면 몸 전체의 사용이 개선되면 손가락의 사용 또한 좋아지게 될 것이다.

통증도 마찬가지다. 한 부위에서 통증이 있으면 그 부위만 국소적으로 보지 않고 전체적으로 보는 접근 방식을 사용한다. 결국 어느 한 부분의 문제가 발생해도 몸 전체를 유기적으로 통합된 방식으로 사용해야 문제가 개선되기 때문이다.

2

알렉산더테크닉의 시작

F. M. 알렉산더는 1869년 호주 태즈 매니아 섬의 가난한 마을에서 태어났다. 그는 미숙아로 태어난데다 호흡계 질환이 있어 학교를 다닐 수 없었다. 낮에는 아버지를 도와 말을 돌보고 저녁엔 집으로 찾아온 그 마을의 선생님으로부터 가르침을 받았다. 건강이 회복되자 열 여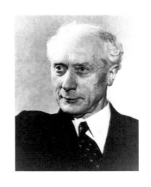

섯 살부터 일을 시작했고 3년간 모은 돈으로 국제적 해양 도시 멜버른으로 갔다. 그 곳에서 연기자의 꿈을 키우며 다양한 일들로 돈을 벌고 연기 훈련을 받는다. 배우로 일을 시작하고 오래지 않아 세익스피어 낭독 전문으로 인기를 얻으면서 극단을 만들어 운영할 정도로 성공하게 된다.

이렇게 한창 성공가도를 달리던 중 갑자기 목소리에 문제가 생기게 된다. 음향시설이 없던 그 당시 큰 소리를 내야 하는 무대에서의 발성은 목에 문제를 일으켰고 상태는 점점 악화되어 나중에는 아예 목소리가 나오지 않는 지경에 이른 것이다. 의사는 2주간 절대 목을 사용해서는 안된다고 했고 의사의 말 대로 쉬는 동안 목소리는 점차 회복되어 무대에 오를 수 있었다. 낭송을 처음 시작할 무렵 그의 목소리는 무대를 마칠 수 있을 것 같은 상태였으나 시간이 흐르자 목소리가 쉬기 시작했고 결국은 목소리가 전혀 나오지 않게 되었다.

다음날 의사를 찾아갔지만 의사는 쉬라는 말 외에는 특별한 것을 줄 수 없었다. 의사의 처방을 따르면 회복되는 듯했지만 무대에 서자 다시 쉰 목소리가 났기 때문에 알렉산더는 의사에게 성대가 회복되어도 왜 낭송을 하면 다시 목은 예전의 상태로 돌아가게 되는지를 물었다. 의사는 낭송을 하는 도중 원인이 될 무언가를 하고 있을 거라고 말했다. 하지만 알렉산더가 그것이 무엇이냐고 묻자 자신은 솔직히 그게 무엇인지 알 수 없다고 말했다.

알렉산더는 그 원인을 스스로 찾기로 결심하고 거울 앞에서 평상시 말할 때와 낭송할 때의 차이를 관찰하기 시작했다. 마침내 그는 자신의 몸을 어떻게 사용하는지, 어떻게 하면 가장 효율적인 몸 사용이 가능한지, 그것을 가능하게 하기 위해 의식의 힘을 어떻게 사용할 수 있을지에 대한 답을 얻게 되었다. 이 발견이 알렉산더테크닉이다.

알렉산더가 걸어간 길은 새로운 것을 익히는 과정이 아니었다. 인간이라면 누구나 가진 타고난 자연스러운 움직임을 왜곡하고 방해하는 잘못된 사용, 그것을 이를 되돌려 본래의 효율적인 움직임으로 돌아가게 하는 과정이었다.

◈ 첫 번째 발견

알렉산더가 처음 의문을 가졌던 것은 평상시 말을 할 때는 문제가 없었다가 무대에서 낭송할 때 달라지는 것은 무엇인가 하는 것이었다. 그것을 정확히 찾아낼 수 있다면 바꿔서 문제를 해결할 수 있을 것이라 믿었다. 관찰 도구로 전신을 볼 수 있는 거울을 삼면에 설치하고 평소에 말하는 모습과 낭송할 때의 모습을 유심히 관찰하기 시작했다.

그는 다음의 세 가지를 발견했다. 낭송할 때 머리가 뒤로 젖혀지고, 후두가 눌리며, 입으로 숨을 들이쉬어 거친 숨소리를 냈다는 것. 이 세 가지 경향은 특히 목소리에 힘을 주어야 할 때 나온다는 것을 알아냈다.

◈ 우선적 조절Primary Control의 발견

그는 이 부분들을 잘못 사용하는 것이 문제의 원인이라는 것은 알아냈지만 이를 바꾸려면 세 가지 중 어떤 것이 다른 것들의 원인이 되는지, 어떤 것을 먼저 그만 두어야 하는지 알 수 없었다. 몇 달간 실험을 거듭한 끝에 숨을 빨아들이거나 후두를 누르는 일은 직접 막을 수 없지만 머리를 뒤로 젖히는 일은 어느 정도 방지할 수 있다는 것을 발견했다. 그럼으로써 공기를 빨아들이는 호흡과 후두를 누르는 것을 간접적으로 제어할 수 있다는 것을 알게 되었다.

알렉산더는 이것을 '인체의 모든 작용에 영향을 주는 우선적 조절'이라고 말했다.

우선적 조절을 통해 해로운 세 가지 경향의 움직임을 방지하자 쉰 목소리가 사라지는 것을 뚜렷하게 느낄 수 있었다. 몸의 사용을 바꿈으로써 변화가 생기자 목이 쉬는 경향을 뿌리 뽑겠다는 의도로 머리를 더 확실하게 앞으로 향하기로 했다. 하지만 머리를 계속 앞 방향으로 움직여보니 어느 지점을 넘어가자 오히려 머리가 아래로 내려 앉으며 후두를 다시 누르는 것을 발견했다. 후두의 눌림은 목과 머리뿐 아니라 가슴이 들리고 신장이 짧아지는 것과도 관련이 있음을 알게 되면서 목소리를 낼 때 길어진 상태를 유지해야 하며 그러기 위해서는 가슴이 올라가는 것을 방지하는 동시에 등을 넓히면서 머리를 앞으로 만이 아닌 위로도 향해야 한다고 결론을 내리게 되었다.

◈ 감각 인식 오류의 발견

거듭된 실험을 통해 평상시에는 머리를 앞과 위로 향하고 등을 넓힐 수 있어도 말을 할 때는 그러한 상태를 유지할 수는 없음을 알게 되었다. 말을 하면서 길어지려고 하면 의도대로 머리가 앞과 위로 향하지 않고 뒤로 당기며 척추를 누르는, 자신이 원하는 것과는 반대의 것을 하고 있다는 것을 발견했는데 그 이유는 자연스러운 느낌에 따라 습관적으로 자신을 사용했기 때문이었다. 그는 더 이상 자신의 감각을 신뢰하지 않게 되었다.

또 몸 전체의 근육을 지나치게 긴장하고 있다는 것도 관찰되었다. 서 있을 때 다리와 발, 발가락을 사용하는 방식이 간접적으로 목 문제와도 연관되어 몸 전체의 사용에 해로운 영향을 끼치고 있었다.

◈ 디렉션Direction 발견

여기서 더 나아가 알렉산더는 익숙하지 않는 새로운 방식을 사용하는 것이 익숙해진 습관보다 강력하게 영향을 미칠 수 있는 방법이 없을지 고심했다. 그러면서 자신을 사용할 때 어떤 '지시디렉션'를 사용하는지에 대해 돌아보게 되었다. 낭송할 때 그는 느낌에 따라 습관적으로 자신을 사용했다. 그가 사용한 디렉션은 본능적인, 잘못된 디렉션이었으며 신뢰할 수 없는 느낌과 함께 자신을 잘못 사용하는 습관으로 이끌었다.

이를 깨달은 알렉산더는 익숙한 느낌을 안내자로 신뢰하지 말고, 잘못된 디렉션을 방지한 후 필요한 디렉션들을 생각하게 되면 원하는 방식으로 자신을 사용할 수 있지 않을까 생각하게 되었다. 만족스러운 반응을 가져올 새 디렉션은 합리적 추론을 거쳐 선택한 과정이 담긴 것으로 이 디렉션을 의식적으로 자신에게 주는 방식을 고안해 냈다. 이것은 알렉산더테크닉을 하는 핵심적인 방법이 된다.

◈ 자제Inhibition의 발견

알렉산더는 이 생각을 실행에 옮기는 과정에서 말을 하려는 순간이 되자 합리적인 디렉션과 함께 예전의 잘못된 습관이 나오는 것을 관찰했다. 의도대로 되지가 않았다. 어떤 노력도 잘못된 습관을 이길 수 없었다. 결국 알렉산더는 목적을 달성하기 위해 무언가를 '하려는' 시도 모두를 포기하기로 했다. 그리고 몇 달 동안 새로운 디렉션을 무언가를 하거나 말을 하기 위해 사용하지 않고 그저 자신에게 주기만 했다. 시행착오 끝에 그는 자극에 대한 즉각적인 반응을 모두 자제할 뿐 아니라 목표를 달성하기 위해 자신을 사용하는 과정 전반에 자제된 상태를 유지하는 방법을 터득하게 되었다.

알렉산더는 이 일련의 실험들을 통해 습관화된, 본능적인 자기 사용에서 벗어나 의식적이고 합리적인 디렉션을 사용하는 방법을 충분히 익힐 수 있게 되었다. 결국 그는 낭송할 때 잘못된 습관으로 돌아가는 경향을 벗어날 수 있었고 그 결과 목과 성대의 문제, 그리고 태어날 때부터 앓았던 호흡기와 코 질환에서 해방될 수 있었다.

주변의 동료들과 지인들이 먼저 그에게 배우기 위해 찾아왔는데 이 방법을 배우면 호흡과 발성 문제뿐 아니라 만성적 질환들도 호전되었다. 그래서 알렉산더테크닉의 가치를 알아본 의사들과 협진이 이루어지기도 했다. 1904년에는 의사들의 도움으로 영국으로 건너가 큰 성공을 거두었다. 조지 버나드 쇼, 올더스 헉슬리, 찰스 셰링턴, 존 듀이 등 노벨상 수상자들과 저명한 인사들이 알렉산더에게 레슨을 받으러 왔으며 그와 친분을 쌓았다. 1930년 대 초 그의 도움을 받은 사람들의 요청으로 알렉산더테크닉 교사 과정이 시작되어 세계 각지에서 온 학생들에게 그의 원리와 손의 기술을 가르쳤다. 이들은 각자의 나라로 돌아가 알렉산더테크닉 을 소개했고 전세계 사람들에게 이 혁신적인 자기 사용의 기술이 알려지게 되었다.

3

알렉산더테크닉의
주요원리

1) 우선적 조절Primary Control

우선적 조절은 몸을 사용하는 데 우선이 되는 머리와 척추혹은 목의 역동적 관계로 몸의 다른 부분들에도 많은 영향을 미친다.

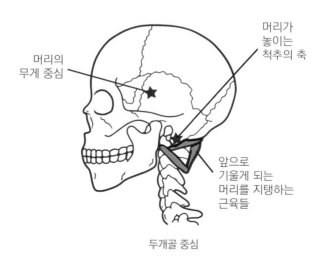

머리가
놓이는
척추의 축

머리의
무게 중심

앞으로
기울게 되는
머리를 지탱하는
근육들

두개골 중심

우리 몸의 가장 꼭대기에 놓인 것은 4~6 kg 정도의 무게를 가지고 있는 머리이다. 이 무거운 머리는 목뼈의 가장 위, 좁은 접촉점 위에서 불안정하게 균형을 잡으며 척추를 내리누르고 있다. 꾸벅 꾸벅 졸 때처럼 목 근육이 완전히 이완되면 머리는 자연스럽게 앞으로 떨어지는 데 그 이유는 머리의 무게 중심이 약간 앞에 있기 때문이다. 머리 뒤쪽의 근육들이 지탱해주지 않으면 머리는 늘 앞으로 떨어져 있겠지만 이 근육들은 적절한 수축을 통해 머리의 균형상태를 유지한다.

우리가 늘 직립 상태로 가만히 서있거나, 앉아 있기만 한다면 이러한 머리의 불균형때문에 늘 머리 뒤쪽 근육이 수축해야 하기에 우리에게 불리한 조건이 될 수도 있을 것이다. 하지만 움직임의 측면에서는 매우 유리한 조건이 제공된다. 몸을 움직이려 할 때 목 뒤의 근육을 약간만 이완해 주면 되는 것이다. 이렇게 머리가 조금 앞으로 가면 앞쪽으로 옮겨 간 무게로 인해 머리와 이어진 척추는 따라가게 되고 이렇게 몸통이 따라가면 몸의 나머지 부분들, 즉 팔 다리도 자연스럽게 따라 움직이게 된다.

빨리 달리기 위해 다리는 힘차게 땅을 박차야 하고 팔은 최대한 빠르게 휘저어야 한다고 생각하는 사람들에게 '사실 달리기 위해 그렇게 애쓸 필요가 없다. 목 뒤의 근육을 이완하고 머리를 조금 앞으로 하면 몸은 저절로, 가볍게, 수월하게 달리게 될 것입니다.'라는 말은 처음에는 믿기 어려울 수 있다. 하지만 알렉산더테크닉 레슨에서 직접 이것을 경험하면 그 차이에 매우 놀라워한다.

알렉산더는 척추는 머리를 따라가고, 팔 다리는 척추의 움직임을 따라간다는 것을 발견했다. 결국 목의 근육들이 머리를 꽁꽁 묶어두지 않고 위치와 상황, 움직임에 따라 머리가 자유롭게 척추를 이끄는 좋은 균형상태에서 움직일 수 있게 한다면 다른 몸의 부분들은 과도한 힘을 쓸 필요가 없다. 애쓰지 않아도 수월하게 조화롭게 움직일 수 있다. 이렇게 머리가 고정되지 않고 앞과 위로 향하는 좋은 균형점에 있을 때 몸통은 충분한 공간을 가지게 되고 호흡, 목소리, 팔 다리의 움직임들이 좋아지며 몸의 각 부분들이 제 기능을 발휘하게 된다.

2) 자제Inhibition

자제는 알렉산더가 말을 하려는 순간에 잘못된 디렉션을 따르는 대신 합리적인 새 디렉션을 따를수 있도록 하는 중요한 전환점이 된 개념이다. 그는 다양한 시도를 했지만 과거의 잘못된 습관이 지배하는 것을 막을 수 없었다. 그래서 말을 하려는 자극에 일어나는 즉각적 반응을 일단 모두 멈춰야 했다. 그리고 차츰 새로운 디렉션을 주는 전 과정에 이 자제된 상태를 계속 유지하는 방법을 찾아냈다. 이것이 가능해졌을 때야 비로소 그는 잘못된 습관으로 되돌아가는 경향에서 벗어날 수 있었다.

습관적 반응의 자제는 알렉산더테크닉의 매우 중요한 원리이다. 의자에 앉겠다는 의도, 컴퓨터를 켜야겠다는 의도는 하나의 자극이다. 의자에 앉거나 컴퓨터 전원 버튼을 누르는 것은 이 자극에 대한 반응이다. 의자에 앉는 방식을 바꾸고 싶어하는 사람이 매번 습관대로 앉는다면 자신이 원하는 대로 자신을 바꾸지 못할 것이다.

마찬가지로 살을 빼겠다, 아침마다 운동을 하겠다, 담배를 끊겠다, 영어공부를 하겠다 하면서 실천하는 사람이 드물다. 왜 그럴까? 우리들 대부분은 자신에게 편안한 느낌을 주는 습관에서 벗어나기가 어렵기 때문이다.

새로운 것이 끼어들기 위해서는 오래된 습관을 멈추기 위한 틈이 필요하다. 자제는 그 틈의 역할을 한다. 자극과 반응 사이에 의식적인 개입을 통해 무의식적 습관을 바꿀 수 있는 가능성을 연다.

자제가 실제로 작동하기 위해서는 어떤 조건이 필요하다. 우리가 목적을 달성하기 위해 서두르며 달려갈 때 이를 멈추는 것은 어렵기 때문에 목적지향의 사람들은 자신을 잘 바꾸지 못한다. 이럴 때 명상에서 말하는 '마음챙김'의 상태가 필요하다. 서두르고 있다는 것과 습관적 반응이 나오는 것을 알아차리게 되면 '일단 멈춤'으로 자극과 반응 사이에 약간의 공간, 여유를 허락할 수 있다. 현재에 머물면서 알아차리는 것과 자극에 반응하는 것을 멈추는 것은 쉽지 않지만 반복되는 훈련을 통해 가능하다. 알렉산더테크닉에서는 매 레슨마다 몸을 통해 자제를 익혀간다.

자제에는 선물이 있다. 자극에 대한 한 가지 습관적 반응을 멈추게 되면 그동안 보지 못했던 다양한 가능성을 볼 수 있게 되고 그 많은 가능태의 공간에서 자신이 진정으로 원하는 것을 선택할 수 있다.

3) 디렉션Direction

　알렉산더는 그의 문제를 해결하는 과정에서 무의식적으로 자신을 사용하는 대신 의식적인 자기 지시, 즉 디렉션을 통해 몸을 보다 효율적이고 조화롭게 사용하는 방법을 찾게 되었다. 그는 「알렉산더테크닉, 내 몸의 사용법」에서 디렉션에 대해 "나는 이 단어가 뇌에서 인체 기관들로 전달되는 메시지를 투영하고, 이 기관들을 사용하는 데 필요한 에너지를 처리하는 과정을 의미하기를 바란다"고 말했다.

　디렉션은 두 가지 의미를 가지는데 하나는 방향이고 하나는 지시이다. 디렉션은 자신을 사용하는 데 있어 목표를 얻기 위한 과정의 방법들을 합리적으로 도출하여 자신에게 주는 정신적인 행위이다. 이 메시지는 몸의 부분들로 전달되고 해당 근육은 어떤 방식으로 이완하거나 수축하며 필요한 변화를 일으키게 된다.

◈ 알렉산더테크닉의 5가지 대표 지시어.

　알렉산더가 발견한 '우선적 조절'과 관련된 것들이다. 타고난 자연스러운 조절을 회복할 수 있도록 돕는다. 이 지시어들이 몸에 전달되면 각 부위의 긴장이 줄어들면서 척추는 길어지고 각 관절은 자유로운 움직임이 가능해진다.

　지시어는 이렇게 '하는doing' 것이 아니다. 오히려 그것을 방해하고 있는 긴장 패턴을 놓는 것이다. 방해하는 것을 '하지 않는

non-doing' 것이다. 그렇게 할 때 실제로 일어나야 할 것들이 일어난다.

(1) 내 목이 자유롭다고 생각한다.
(2) 내 머리가 앞과 위로 향한다고 생각한다.
(3) 내 척추가 길어지고 넓어진다고 생각한다.
(4) 내 다리와 척추가 서로 분리된다고 생각한다.
(5) 내 어깨가 중심으로부터 넓어진다고 생각한다.

이것은 '목이 자유로워지도록 하여 나의 머리가 앞과 위로 향하게 하고, 그렇게 하여 내 몸이 길어지고 넓어지게 한다.'로도 이야기할 수 있다.

이 외에도 각 학생의 상황에 따라 조화로운 몸의 사용을 돕기 위한 다양한 보조 디렉션들이 있다.

좌골이 서로 넓어진다.
양 어깨가 서로 멀어진다.
좌골이 아래로 향한다
손가락이 길어진다.
겨드랑이 사이에 공간이 생긴다.
관절들 사이에 공간이 생긴다.
꼬리뼈에서 정수리 사이 공간이 넓어진다.

귀와 어깨가 서로 멀어진다.
무릎이 앞으로 향한다.
두 무릎 사이가 멀어진다.
발바닥이 길어지고 넓어진다.

이러한 디렉션은 대부분 통증의 원인이 되는 잘못된 사용과 불필요한, 혹은 과도한 근육의 긴장상태를 바꿔준다. 어깨를 습관적으로 안으로 모아 조이고 있다면 5가지 주요 디렉션과 함께 어깨가 서로 멀어진다는 보조 디렉션을 하면 '우선적 조절'과 함께 자연스럽게 어깨를 당기고 있던 근육들이 이완되면서 자연적인 조율이 일어나 편안하게 어떤 상태로 돌아간다. 꼭 어깨가 펴지고 넓어지지 않더라도 적어도 좁아지는 걸 방지하게 되고 움직임의 질도 보다 좋아지게 된다.

대부분의 디렉션들은 그렇게 하라는 지시가 아니라 하지 않음으로써 짧아지고 좁아지고 불편해지는 것을 방지하는 것이라는 사실을 기억해야 한다. 예를 들어 척추를 생각해 보면 길어지게 해야겠다는 의지나 행위로 척추를 길어지게 할 수 없기 때문이다. 척추가 길어지는 것은 우리가 척추를 누르고 짧아지게 하는 근육의 수축을 멈출 때 저절로 일어나는 일이다.

4

알렉산더테크닉
일상에서 적용하기

1) 서기

우리는 자는 시간을 제외하고 하루의 대부분을 서 있거나, 앉아 있거나 걷는다. 서 있는 자세는 일상에서 가장 많이 하는 자세 중 하나로 나무토막처럼 고정되어 있거나 멈춰 있는 것이 아니라 적당한 긴장과 이완, 그리고 균형의 깨어짐과 회복이 끊임없이 일어나는 상태이다. 이렇게 자연스러운 조율이 이루어지면 미세하게 흔들리고 있지만 편안하며, 언제든 걷거나 앉는 자세로의 전환이 쉬운 자세가 된다.

◈ 쉽고 편안하게 서 있기 위해 어떤 것들을 생각해야 할까?
- *발을 느껴본다* – 편안하게 선 상태에서 지면과 닿은 발바닥을 느껴본다. 충분히 시간을 두고 발바닥을 느끼며 서 있어 본다. 양쪽 발에 실리는 체중은 어떠한가. 양쪽이 같은

가 다른가. 각 발의 어느 부분으로 체중이 실리는가. 앞쪽인가 뒤꿈치쪽인가 혹은 발의 바깥쪽인가 안쪽인가. 충분히 관찰했다면 몸을 조금씩 앞으로 뒤로, 오른쪽 왼쪽으로 움직이면서 두 발에 골고루 무게가 분산되는 느낌이 있는 곳을 찾아본다. 이제 편안하게 몸의 무게가 발바닥을 통해 지면으로 내려가는 것을 생각한다. 서 있는 동안 몸은 조금씩 흔들리며 움직일 것이다. 하지만 곧 균형점으로 오뚜기처럼 돌아올 것이다. 발 전체가 넓어지고 부드러워진다고 생각한다. 발의 바닥이 지면과 잘 밀착되고 그라운딩 될 것이다.

• *몸 전체를 잘 느껴본다.* - 발목과 무릎, 고관절은 단단하게 고정된 느낌인지 헐렁하게 이완된 느낌인지, 골반은 앞으로 내밀어져 있는지 뒤로 빠진 느낌인지, 몸통은 부드럽게 숨이 들어오고 있는지, 어깨는 어디를 향하고 있는지, 목은 부드러운지, 목 뒤쪽의 근육들은 긴장하고 있는지… 몸 전체를 천천히 느끼면서 몸의 감각들을 일깨우고 몸에서 올라오는 정보들을 옳고 그름없이 그대로 받아들인다.

• *5가지 디렉션을 생각한다.* - 머리가 척추 위에 부드럽게 올려놓아져 있다고 생각한다. 목이 자유롭다고 생각하면서 이를 방해하는 뒤로 아래로 잡아당기는 근육의 긴장을 놓는다. 머리를 뒤로 아래로 잡아당기는 근육의 긴장이 놓아지면 자연스럽게 머리는 앞과 위로 향하는 방향성을 가지게 되고 그에 따라 자연스럽게 척추는 길어지고 넓어질 것이다. 여

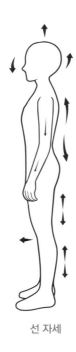

선 자세

기서 척추는 안쪽만이 아니고 뒤쪽의 등, 그리고 몸의 측면
과 앞쪽까지 포함한다. 이렇게 3차원적으로 생각하면 몸통
전체에 충분한 공간을 가지게 될 것이다. 몸통과 다리는 고
정되어 굳어 있지 않고 언제든 움직일 수 있도록 느슨한 연
결을 이루는 것을 생각한다. 그러면 무릎의 긴장이 풀리면
서 자연스럽게 앞을 향하게 되는데 무릎이 앞을 향하는 것
과 두 무릎이 서로 멀어지는 것을 생각한다. 어깨는 중심에
서 양방향으로 이완되어 넓어지면서 편안하게 아래로 내려
오는 것을 생각한다. 팔부터 손가락 끝까지는 중력방향으

로 길어지는 것도 함께 생각한다.

주의할 것은 이렇게 만들기 위해 무언가를 하거나 애쓰지 않고 오로지 이를 방해하는 긴장을 내려놓고 그 결과 자연스럽게 일어나는 것을 허용해야 한다는 것이다. 디렉션을 주는 것은 이러한 메시지들을 몸의 필요한 부분들에 보냄으로서 그것이 자연스럽게 일어나는 것을 보는 과정이다.

또한 몸의 무게를 지면으로 내려 놓는 것과 몸이 길어지는 것. 그리고 위로 향하는 방향성을 잊지 않는다.

2) 앉기

사무직인 분들이 가장 오랜 시간을 보내는 자세는 앉기이다. 특정 부분에 무리를 주는 앉기 습관은 근골격계 통증을 일으키는 주된 원인이 되므로 좀 더 편안한 앉기를 연습해 보자.

제대로 등받이에 기댈 수 없다면 등받이는 오히려 좋지 않은 자세 습관을 만들 수 있다. 처음에는 등받이가 없는 의자의 약간 앞쪽에 앉아서 연습을 시작한다. 옆에 거울을 두고 자신의 모습을 눈으로 관찰하는 것도 도움이 된다. 서 있을 때와 마찬가지로 잠시 고요히 앉아 자신이 어떻게 앉아 있는지 어떤 느낌들이 올라오는지, 어디가 특히 불편한지 지켜본다.

- *좌골을 느껴본다.* – 좌골은 앉아 있을 때 발 역할을 하는 부분으로 엉덩이 아래 손을 넣고 앉으면 손으로 느낄 수 있는 뼈이다. 엉덩이 안쪽 좌골이 의자와 만나는 곳을 느껴본다. 양 쪽 좌골로 실리는 무게는 같은가 다른가? 좌골의 어느 부분으로 무게가 실리는가. 그리고 상체를 앞으로 뒤로, 옆으로 천천히 움직여 양 쪽에 골고루, 그리고 두 좌골의 가장 아랫부분, 중앙으로 상체의 무게가 내려오는 곳에 머문다. 이렇게 좌골의 가장 아래에 무게를 잘 내려놓았다면 자연스럽게 척추가 세워지고 몸통이 길어지고 넓어지는 것을 느낄 수도 있을 것이다.
- *몸 전체를 잘 느껴본다.* – 두 발바닥은 어디에 어떻게 놓아져 있는지 등은 애써서 꼿꼿하게 세우고 있는지 편안하게

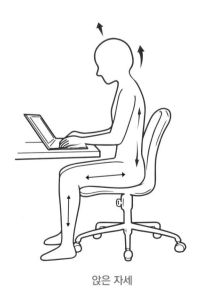

앉은 자세

서 있는지, 허벅지와 엉덩이에는 힘이 들어가 있는지 이완되어 있는지 허리 뒤는 어떠한지 손은 어디에 두고 있는지 부분 부분 주의를 두고 느껴본다. 몸 전체를 천천히 느끼면서 몸의 감각들을 일깨운다.

- *5가지 디렉션을 생각한다.* - 머리가 척추 위에 부드럽게 올려놓아져 있다고 생각한다. 이것을 방해하는 뒤로 아래로 잡아당기는 근육의 긴장이 느껴진다면 놓아버려라. 머리가 앞과 위로 향하는 방향성을 생각한다. 그에 따라 자연스럽게 척추는 길어지고 넓어질 것이다. 안쪽의 척추만 생각하지 않고 뒤쪽의 등, 그리고 몸의 측면과 앞쪽까지 포함한다. 이렇게 3차원적으로 생각하면 몸통 전체에 충분한 공간을 가지게 될 것이다. 다리와 몸통이 서로 연결되는 부위가 고관절이다. 다리를 움직여보면 움직임이 시작되는 부위를 찾을 수 있는데 그 곳이다. 이 곳에 긴장이 많다면 다리의 움직임을 제한하고 의자에서 상체를 움직여야 할 때 상체의 움직임 또한 막게 된다. 다리가 몸통으로부터 풀리면서 놓아진다고 생각한다. 허리와 엉덩이 부분의 긴장이 풀리면서 몸의 무게가 의자로 충분히 내려놓아지고 편안해지는 것을 느낄 수 있을 것이다. 마지막으로 어깨가 중심으로부터 넓어진다고 생각한다. 이때 억지로 어깨를 뒤로 펴고자 노력하는 경우가 많은데 몸통이 충분한 공간을 가지고 의자위에 잘 위치하면 팔과 어깨는 아무것도 하지 않아도 몸통에 매달려 있게 된다. 어깨가 중심으로부터 양 옆으로 넓어

진다고 생각하면서 어깨에 어떤 변화들이 일어나는 지를 본다. 바닥과 닿아있는 발바닥은 부드럽게 길어지고 넓어지면서 지면과 잘 밀착되어 다리의 무게를 지면으로 흘려보낸다고 생각한다.

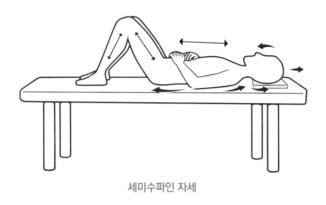

세미수파인 자세

3) 세미수파인^{Semi-supine} 자세

알렉산더테크닉 테이블레슨에서 그리고 '위스퍼 아' 호흡을 할 때나 휴식할 때 많이 하게 되는 자세가 세미수파인 자세이다. 이 자세는 바닥에 등을 대고 누운 상태에서 무릎을 천정 방향으로 구부려 세운 것으로 머리, 양 어깨, 양 팔꿈치, 양 엉덩이, 양 발. 이렇게 9개의 지지점이 바닥과 접촉하고 있어 각 부위의 무게를 최대한 바닥에 내려 놓고 쉴 수 있다. 다리를 다 펴지 않고 무릎을 세우는 이유는 이렇게 할 때 골반의 각도가 변하면서 긴장해

83

있는 허리 뒷부분을 최대한 바닥으로 내려놓고 이완할 수 있기 때문이다. 직립자세일 때 척추 디스크에 가해지는 압력이 80 kPa, 의자에 앉은 상태에서의 압력이 100 kPa 이라면 이 자세에서는 그 수치가 30 kPa 로 줄어들면서(1996. Nachemson and Elfstrom. Relationship between body posture and intradiscal pressure by intravital recordings) 하루 종일 직립상태에서 아래로 눌려 수분이 빠진 디스크에 다시 수분이 들어오는 효과를 얻게 된다. 일정 시간 이상 이렇게 누워 있기만 해도 디스크의 공간이 회복될 수 있어 이 자세를 '건설적 휴식자세'라고도 부른다.

◈ 세미수파인 자세로 눕기

머리 뒤에 책을 받치고 누워 무릎은 천장을 향해 구부린다. 몸의 각 부분이 바닥에 편안하게 닿도록 위치를 조정한다. 손은 양쪽 골반 위에 올려 놓고 양 팔꿈치는 구부려 바깥을 향하게 한다. 이것이 너무 불편하다면 처음에는 자신에게 편안한 곳 즉, 갈비뼈나 배 위 혹은 바닥에 손을 올려 놓아도 된다. 머리 아래에는 적당한 두께의 책을 받치는 데 이 책은 누워 있는 동안 머리가 뒤로 넘어가 뒷목이 짧게 수축된 채 있지 않도록 방지하는 역할을 한다. 처음에는 머리 뒤에 책이 있는 것이 불편할 수 있다. 하지만 자기도 모르게 긴장하고 있던 부분이 이완되면서 목 뒷부분이 부드럽게 늘어나고, 놓여진 머리의 각도나 위치가 미세하게 변하면서 불편함도 줄어드는 것을 경험할 수 있을 것이다.

책의 높이는 이마와 턱이 수평을 이루거나 이마가 조금 더 높아 머리가 뒤로 넘어가지 않을 정도가 좋다. 책의 높이가 너무 높으면 후두가 눌리면서 침을 삼키거나 소리를 낼 때 불편할 수 있기 때문에 책의 두께를 조절해 가면서 자신에게 맞는 높이를 찾는다. 책이 너무 딱딱하면 수건을 한 겹 정도 책과 머리 사이에 깔아도 된다. 불편한 곳이 있으면 주의가 그 곳에 머물게 되어 방해가 될 수 있기 때문에 가능한한 자신에게 편안한 상태로 맞춘다.

세미 수파인 자세에서 우리가 배울 수 있는 것은 '아무것도 하지 않는' 것이다. 평상시 앉거나 서 있을 때, 걷거나 일을 할 때 우리는 필요 이상으로 긴장하는 경향이 있다. 세미수파인 자세로 누워서도 가만히 있지 못하고 몸이 끊임없이 무언가를 하고 있는 것을 발견할 것이다. 몸에 일어나는 근육의 수축을 알아차리면 그때마다 '하지 않는 것'을 의식적으로 선택한다. 이렇게 긴장을 알아차리고 놓아 버리기를 반복하면 수축해 있던 목 뒤와 등의 근육들이 풀어지고 늘어난다. 허리 또한 풀리면서 바닥 쪽으로 채워지는 동시에 몸을 안으로 오그라들게 하고 아래로 끌어내렸던 앞부분도 풀리면서 몸의 앞부분과 가슴 또한 밖으로 확장된다. 이것은 내가 길게 늘리고자 해서 되는 것이 아니고 하지 않음으로써 몸통 전체가 자연스럽게 본래의 길이로 회복되는 것이다. 그렇게 되살아난 근육의 톤은 앉거나 서 있을 때 좀 더 효율적으로 애씀없이, 편안하게 몸통을 지지할 수 있는 힘이 된다.

다음은 세미수파인 자세에서 해 볼 수 있는 디렉션이다.

1. 바닥에 닿는 면들이 부드럽게 펼쳐진다고 생각한다.
2. 불편한 부분이 있다면 다시 들었다 놓아 편안하게 만든다.
3. 몸의 상태가 어떤 지, 어느 면들이 닿아 있는지 전체적으로, 머리부터 발끝까지 살펴본다.
4. 이제 목이 부드럽게 풀리는 것을 생각한다. 누군가가 머리를 움직이면 살랑살랑 움직여질 수 있을 것처럼 목이 자유로와 진다고 생각한다.
5. 등이 길어지고 밖으로도 넓어지는 것을 생각한다.
6. 허리 뒤쪽이 부드럽게 풀려 아래로 내려오는 것을 생각한다.
7. 몸의 앞쪽도 부드러워지면서 길어지는 것을 생각한다.
8. 가슴 앞이 부드럽게 풀려 바깥 방향으로 열리면서 넓어지는 것을 생각한다.
9. 그 열림이 어깨로, 팔로, 팔꿈치로, 손끝으로 이어져 흐르는 것을 생각한다.
10. 다리와 몸통이 연결된 부분이 느슨해지면서 머리에서 무릎이 서로 멀어지는 것을 생각한다.
11. 두 무릎 사이도 서로 멀어지는 것을 생각한다.
12. 무릎에서 발까지 길어지는 것을 생각한다.
13. 발바닥이 충분히 바닥과 닿아 무게가 접촉면을 타고 내려가는 것을 생각한다.
14. 발바닥에서 머리까지 서로 멀어지는 것을 생각한다.

15. 양 쪽 팔꿈치가 서로 멀어지는 것을 생각한다.

16. 이제 호흡으로 주의를 가져와 호흡에 따라 배가 부드럽게 오르락 내리락 하는 것을 지켜본다.

16. 공기가 들어왔다 나갈 때마다 몸에서 일어나는 자연스러운 움직임들을 바라본다.

4) 위스퍼 아^{Whispered Ah} 호흡

F.M. 알렉산더는 다음과 같이 말했다. "내가 숨을 쉬지 않으니 숨이 저절로 쉬어졌다."

우리가 충분히 내쉬면 공기는 저절로 들어온다. 호흡을 잘하기 위해 더 많은 공기를 빨아들이고, 공기를 몸 안에 오래 잡아 두려고 하거나, 호흡이 의식되어 긴장하거나, 숨을 멈춰서 잡고 있으면 호흡은 더 줄어들고 더 힘들어지게 된다.

숨을 더 편안하게, 더 시원하게 쉬고 싶다면 '공기' 자체 보다는 몸 안의 '공간'을 생각해야 한다. 공기가 들어오고 나가는 것은 몸 안에 흉곽이라는 공간이 커지고 작아지면서 이에 반응해 저절로 일어나는 일이고 이 공간을 움직이는 것은 횡격막을 비롯한 호흡근이라 부르는 근육들이다. 이 근육들이 잘 수축, 이완되어야 호흡이 충분히 들어오고 나가며, 애써 노력하지 않아도 호흡이 자연스럽게 일어나게 된다.

우리가 호흡을 어떻게 해보려고 애를 쓰면 쓸수록 탄력 있게,

자연스럽게 움직여야 할 횡격막과 갈비뼈 주변의 근육들이 긴장하고 수축하게 되는데 이것이 반복되면 결과적으로 공기가 내부로 적게 들어오게 되고, 호흡이 힘들게 느껴지며, 어딘가 불편해지게 되는 것이다.

이를 회복해 편안하고 자연스러운 호흡으로 되돌릴 수 있는 훈련이 위스퍼 아 호흡이다. 위스퍼 아 호흡을 하면 호흡근과 턱관절의 근육들이 이완상태에서 충분히 움직여 지는 것을 연습할 수 있다.

세미수파인 자세에서 위스퍼 아 호흡을 하면서 긴장이 느껴지는 부위가 있다면 그때마다 알아차리고 긴장을 내려놓는다. 애써 무언가를 하지 않으면 않을수록 방해 요인이 사라지고 호흡을 위한 공간도 자연스럽게 확장될 것이다. 또한 호흡의 자연스럽고 리드미컬한 움직임이 되살아나는 것도 경험할 수 있을 것이다.

◈ 위스퍼 아 호흡하기

처음에는 충분히 내쉰다. 그런 후 숨이 들어오도록 허용한다. 일부러 숨을 빨아들이지 않고 그저 숨이 들어오는 것을 허용한다. 몸은 산소가 필요할 때 공기가 들어올 수 있도록 횡격막과 호흡근들을 작동시켜 공간을 확장하고 그 압력차에 의해 공기를 몸 안으로 빨아들인다. 이 자연스러운 흐름에 가능한한 관여하지 않는다.

숨을 쉬고 싶을 때 코를 통해 공기가 들어올 수 있도록 허용하고 공기가 몸 안에 충분히 차서 내쉬고 싶을 때 입으로 '아~' 하는 숨소리를 내며 내쉰다. 시작 전 입 안과 혀, 턱관절, 얼굴 전체를 먼저 부드럽게 이완한다. 그러면 턱이 살짝 아래로 내려오면서 꼭 다문 입이 저절로 열려 입 안에 공간이 생기는 것을 느낄 수 있는데 이 상태에서 시작하면 좋다. 내 쉴 때 숨이 나가는 것과 함께 아래 턱을 발 방향으로 떨어뜨리면서 입이 열리고 유리창에 김을 쐬듯이 '아~'하는 숨소리를 낸다. 입을 여는 것이 어렵다면 즐거운 생각을 떠올리면서 입 안에 웃음을 머금어 보고 혀도 힘을 빼 입의 바닥에 내려놓아 턱과 함께 자연스럽게 움직여지도록 해보면 좀 더 수월해질 것이다.

누운 상태에서 자신의 모습을 눈으로 관찰하기는 쉽지 않다. 하지만 귀로 숨소리는 들을 수 있기 때문에 소리를 통해 자신의 호흡 상태를 관찰한다. 숨이 고른지, 긴지, 짧은지, 호흡은 몸과 마음의 상태를 그대로 반영하기 때문에 마음이 안정이 되고 몸이 바닥에 충분히 내려놓아져 이완될수록 숨은 길어지고 깊어지며 규칙적으로 변화한다. 몸과 호흡에서 일어나는 변화를 관찰하고, 자신에게 디렉션 주는 것을 반복한다. 내쉴 때 내 목이 자유롭다고 생각하고 다시 한 호흡 내 쉴 때 내 머리가 앞과 위로 향한다고 생각하고 또 다음 호흡에서 내 척추가 길어져 있다고 생각하는 방식으로 한 호흡에 한 디렉션을 생각하는 식으로 연습할 수도 있다.

세미수파인 자세에서 위스퍼 아 호흡이 익숙해지면 앉아 있거나 서 있을 때, 그리고 일상에서 움직임을 느리게 하면서 이 호흡을 연습해볼 수도 있다. 심리적으로 불안하거나 스트레스가 많은 상황에서도 활용할 수 있는데, 마음을 가라앉히고 지금 나의 몸의 감각 즉, '지금 & 여기here & now'로 돌아오는 데 도움이 된다. 연습을 마치면 평소처럼 코로 들이쉬고 코로 내쉬는 비강호흡으로 돌아온다.

호흡은 우리가 노력하지 않아도 마치 해변의 파도처럼 리드미컬하게 들어오고 나간다. 애써 의식하거나 관여할 필요가 없다. 이 자연스러운 흐름을 멈추었을 때, 즉 내가 호흡을 붙잡고 있을 때 그 순간 알아차리고 다시 흘려보내는 정도로 우리가 할 일은 충분하다.

5) 일상에서

일상에서 일어나는 일들을 잘 처리하기 위해서는 무엇보다 내 몸에 주의를 두는 일이 필요하다. 완수해야 하는 목적이 있을수록 우리 몸에 주의를 두기 보다는 그 목적에 마음이 가 있기가 쉽다. 그럴 때 소외되는 것은 나의 몸이다. 몸은 아프거나 불편하다는 신호를 계속 보내지만 목적을 이루는 데 방해되기 때문에 이 신호를 꺼버리게 된다. 그렇게 반복되면 통증이 생겨나고 자세에도 변화가 생긴다. 그래서 순간순간 내 몸으로 돌아와 내 몸이 어떤 지를 살펴볼 필요가 있다. 긴장은 없는지, 불필요한 힘을 쓰고 있지는 않은 지. 이러한 것들을 알아차리는 것이 개선의 시작점이다.

또 컴퓨터 작업을 하거나, 요리를 하거나, 악기를 연주하거나 어떤 동작을 하건 몸의 중심부가 잘 지지되어 있어야 좋은 퍼포

먼스를 낼 수 있다. 예를 들어 컴퓨터 작업을 한다면 몸통이 의자 위에 좋은 정렬로 세워져 있어야 한다. 컴퓨터 작업은 손과 팔을 사용하지만 잘못된 습관적 정렬상태라면 팔이나 손가락의 사용이 제대로 될 수 없다. 그래서 세부적인 손의 사용이나 발의 사용을 더 좋게 하는 것들 이전에 그라운딩이나 센터링 같은 몸의 중심부를 잘 세우고 유지하는 것이 먼저이다.

이렇게 어떤 활동을 하건 우선 잘 서 있고 잘 앉아 있어야 하는데 그러기 위해서는 목이 긴장되어 뒤로 당겨진 상태로 척추를 누르지 않고, 몸통이 최대한 길어지고 넓어진 상태여야 한다. 그러면 몸의 각 부분이 원활하게 소통하며 좋은 정렬로 조율될 것이고 그 결과 우리는 어떤 움직임과 자세에서든 편안함, 쉬움, 가벼움을 경험할 수 있다.

5

알렉산더테크닉의 효과

◈ 스트레스 없는
고요하고 평화로운 몸과 마음

알렉산더테크닉은 명상과 여러 면에서 닮아 있다는 말을 많이 듣는다. 명상이 과거나 미래를 떠도는 복잡한 생각을 거두어 나에게 지금 일어나는 일들을 알아차리거나 혹은 하나에 온전히 집중해 머무는 것이라면 알렉산더테크닉도 다르지 않다. 현재 내 몸에서 일어나는 일에 계속적으로 주의를 둔다. 그것이 움직임일 수도 있고 움직이지 않는 부위의 감각일 수도 있고, 늘 함께 하는 호흡일 수도 있다. 이와 함께 나에게 하는 내적 지시인 '디렉션'을 생각한다. 일상에서 이 알아차림과 디렉션을 놓치지 않고 유지하고자 한다.

이 과정에서 몸의 긴장과 긴장을 만드는 생각에서 벗어나 편안한 몸과 마음의 평화를 경험하게 된다.

또, 알렉산더테크닉의 주요 원리 중 하나인 '목적의식에서 벗어나 현재, 진행되는 과정들에 주의를 두는 것'은 결과에 연연하지 않고 현재를 생동감 있게 살아갈 수 있게 한다.

잡다한 생각이 일으키는 스트레스가 줄어들면서 기꺼이 주어진 일들을 받아들이고 더 편안하고 수월하게 앞에 놓인 일들을 해낼 수 있게 된다. 이 고요하고 평화로운 몸과 마음은 자신을 위한 더 좋은 선택을 가능하게 한다.

◈ 통증(고통)의 감소

알렉산더테크닉은 몸의 통증과 마음의 고통을 덜어준다. 알렉산더테크닉 개인레슨을 오시는 분들은 잘못된 습관에서 기인한 통증의 감소를 기대한다. 평상시 머리와 척추가 어떻게 정렬되어 있으며 움직일 때 어떻게 상호작용하고 있는지에 따라 허리통증, 목 통증, 어깨 통증, 손목 통증, 좌골신경통, 두통 등 다양한 문제가 생길 수 있다. 잘못된 자세 습관은 타고난 자연스러운 정렬을 해치기 때문에 움직임을 제한하고 일부 근육에 과도한 스트레스를 준다. 이것이 오래되면 몸의 전체적인 균형과 협응이 깨지고 그 결과 통증이 생겨난다.

알렉산더테크닉은 자세 습관을 바꿔 보다 좋은 정렬을 되찾게 도와준다. 좁아진 몸의 공간이 회복되면 척추와 관절, 신경이 지나는 곳에 충분한 공간이 생기면서 근골격계 통증이 줄어들 수 있다.

알렉산더테크닉 교사를 찾아오는 분들은 병원 치료나 물리치료 등을 받았지만 일시적인 개선에 그쳤다고 이야기한다. 허리 디스크 때문에 수술을 받은 후 증상은 사라졌다 해도 허리 디스크를 만든 습관을 여전히 가지고 있다면 다시 문제가 일어날 수 있다. 그리고 일주일에 한두 번 치료를 받아도 나머지 시간 동안 자신을 해롭게 만드는 습관이 여전하다면 재발될 가능성이 높다. 결국은 장기적인 관점에서 습관의 교정이 필요하다.

알렉산더테크닉은 자신이 모르던 습관을 발견할 수 있도록 한다. 무엇이 문제인지 스스로 깨닫게 도와주며 몸에 대한 이해를 가지고 자신의 감각에 의지해 몸 사용 습관을 바꿀 수 있도록 돕는다. 그 결과 통증이 줄어들게 되는 것이다.

마음의 고통도 다르지 않다. 마음의 고통을 만드는 생각의 습관은 멈추기가 어렵다. 하지만 알렉산더테크닉을 통해 자각의 힘이 커지고 현재 내 몸에서 일어나는 일에 집중할 수 있게 되면 이러한 생각을 알아차리고 벗어나는 것이 좀 더 쉬워진다. 몸을 통해 이 과정을 반복적으로 훈련하다보면 고통을 만들던 생각에서 거리를 두는 것이 가능해짐을 경험할 수 있을 것이다.

◈ 자세와 움직임의 개선

자세란 무엇인가? 고정된 자세라는 것이 있는가? 그렇지 않다. 고정되어 있는 듯 보이지만 멈춘 듯 보이는 안에서도 끊임없는 움직임이 존재한다. 또한 자세를 유지하기 위한 노력도 존재한다.

자세는 움직임이다. 누군가의 자세는 그가 반복하는 움직임 패턴이며 습관이다. 그래서 고정된 자세를 바꾸기보다 습관적으로 반복하게 되는 움직임 패턴을 찾고 이 움직임을 바꾸는 것이 중요하다. 고정된 자세만 보고 자신의 움직임을 제대로 인지하지 못하면 이를 바꾸는 것도 어렵다.

알렉산더테크닉은 우선적 조절Primary Control과 디렉션Direction을 통해 머리와 척추 그리고 몸의 각 부분들을 효율적으로 정렬하고 몸 전체의 근육들이 서로 조화롭게 사용되도록 한다. 이러한 조화로운 움직임이 자연스럽게 일어나면 몸의 한 부분에 무리하게 하중이 걸리는 것을 분산하면서 유기적으로 움직이게 된다. 이는 좋은 자세와 움직임으로 자연스럽게 이어진다.

◈ 편안하고 쉬워지는 일상

하루하루 일을 하고, 식사를 하고, 누군가와 사회적 관계를 가지기 위해 우리는 몸을 움직여야 한다. 몸을 움직이기 위해서는 마음이 먼저 움직여야 한다. 우리가 이루려는 의도를 방해하는 복잡한 감정과 생각이 없다면 어떨까. 단순하고 가볍게 결정하고 행할 수 있지 않을까? 몸을 움직이는 데 이를 방해하는 통증이나 과도한 긴장이 없다면 어떨까. 무엇을 하건 편안하고 쉽지 않을까?

알렉산더테크닉은 자각의 힘을 키워 불필요한 긴장을 알아차리고 내려놓을 수 있도록 돕는다. 목표를 향해 돌진하는 과정에서 생기는 과도한 애씀을 내려놓게 한다. 그럼으로써 나에게 편안한 마음의 상태를 느끼고 나에게 좋은 것들을 선택하게 한다. 그 결과 일상에서 일어나는 일들을 대하는 내 몸과 마음이 좀 더 편안해지고 원하는 것을 행하는 것이 쉬워지는 것을 발견하게 될 것이다.

=== 참 고 문 헌 ===================================

1. 김완석. 과학명상 : 커뮤니케이션북스: 2016.
2. 노먼 도이치. 스스로 치유하는 뇌 : 동아시아; 2015.
3. 대니얼 J. 시겔. 알아차림, 현존의 과학 현존의 수행 명상 수행의 혁명 : 불광출판 사; 2020.
4. 로버트 맥도날드, 카로 네스. 알렉산더테크닉 : 해냄; 2001.
5. 리사 카파로. 소마지성을 깨워라 : 행복에너지; 2013.
6. 리처드 브래넌. 자세를 바꾸면 인생이 바뀐다 : 물병자리; 2012.
7. 리처드 브래넌. 자세를 바꾸면 통증이 사라진다 : 물병자리; 2013.
8. 스티브 헤인스. 뇌과학으로 읽는 트라우마와 통증 : 푸른지식; 2016.
9. 제레미 챈스. 알렉산더테크닉의 원리 : 침묵의 향기; 2020.
10. 조 시어비. 알렉산더테크닉 : 예솔; 2014.
11. 토드 하그로브 CR, CFP. 움직임을 위한 가이드 : 대성의학사; 2015.
12. 토마스 하나. 부드러운 움직임의 길을 찾아 : 소피아; 1993.
13. 토마스 하나. 소마틱스 : 행복에너지; 2012.
14. 프레더릭 마티아스 알렉산더. 론 브라운. F.M.알렉산더의 가르침 알렉산더테크닉 4권의 요약본 : 무지개 다리너머; 2017.
15. Barbara Conable, Wiliam Conable. How to Learn The Alexander Technique A Manual for Students : Andover Press ; 1995.
16. Brita Forsstrom, Mel Hampson. Alexander Technique for Pregnancy and Childbirth : Orion Publishing Co ; 1995.
17. Carolyn Nicholls. Body, Breath & Being. a New Approach to the Alexander Technique : D&B Publishing ; 2014.
18. F.M.Alexander. The Use of the Self. It's Conscious Direction in Relation to Diagnosis Functioning and the Control of Reaction : Orion Books ;1932.
19. LION'S ROAR STAFF. Use the Alexander Technique to Meditate More Comfortably : lionsroar.com ; MARCH 7, 2017.
20. Missy Vineyard. How You Stand, How You Move, How You Live : Da Capo Press Lifelong Books ; 2007.
21. Stanley Keleman. 감정해부학 : 군자출판사; 2018.

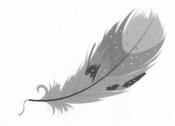

제

3

장

펠든크라이스

김
한
얼

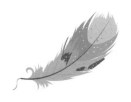

불편하게 살고 싶은 사람은 없다. 그럼에도 편하게 살아가는 사람은 드물다. 세상에는 우리를 불편하게 만드는 일들이 너무나 많다. 건강, 사업, 개인적인 가정사부터 타인과의 관계까지 불편함이 도사린다. 거리를 나가보면 길거리에 쓰레기가 나뒹굴고, 미세먼지로 뿌연 대기가 마음을 답답하게 한다. 계단을 오를때면 숨이 차다. 어떻게 전화번호를 알았는지 광고 전화가 와서 신경을 갉아먹는다. 그러고 보면 세상은 불편함으로 구성되어 있는게 아닌가 착각마저 들게 한다. 우리는 이런 불편함을 편하게 바꾸는 노력을 끊임없이 해왔지만, 문제가 사라지기는 커녕 더 복잡해진다. 이 불편함을 완전히 없앨 수 있을까? 만약 모든 일을 의도대로 통제할 수 있다면 아무것도 불편하지 않을 수 있고, 불편할지언정 금새 편해질 수 있다. 하지만 무의미한 가정이다.

'세상'에서 '나'로 좁혀보자. 세상은 몰라도 나 자신 만큼은 의도대로 통제할 수 있을까? 잠깐만 생각해보아도 그럴 수 없다는 것을 알 수 있다. 좋지 못한 습관을 스스로 알고 있음에도 고치기 어렵다. 우울하거나 무기력한 감정에 빠지면 벗어나기 쉽지 않

다. 미래에 대한 걱정은 한번 시작하면 멈추기 어렵다. 이유를 알
수 없는 통증을 해소하고자 갖가지 시도를 해보지만 시원치 않
다. 움직임에 점차 제약이 많아지고 쉽게 지친다. 이처럼 자기 몸
과 마음에 대해서도 의도대로 통제하기 쉽지 않다.

자연스러웠던 것들이 나이를 먹으며 하나하나 사라져간다. 해
맑고 여유있는 표정, 편안하고 부드러운 움직임, 득실을 따지지
않는 사람에 대한 호기심 어린 시선 모두 어린 시절 나의 것이었
다. 사람들은 이러한 상실을 나이가 드는 자연스러운 현상으로 받
아들이거나 세상을 헤치고 살아오며 얻은 영광스런 상처 또는 불
가피한 희생이라 여기며 무엇을 잃었는지조차 망각한다. 자기 안
에 자기 것은 지워지고 그 자리를 외부의 것으로 채운다. 그렇게
자기가 무엇인지 외부의 것을 통해 규정한다. 과연 이러한 삶이
자기 의도대로 살았다고 할 수 있을까?

외부의 것을 쫓으며 살아가는 현대인의 삶은 끊임없이 가속하
다가 중력 궤도를 벗어난 부유물과 같다. 여기서 중력은 '나'를 상
징한다. 사람들은 '나'와의 연결성이 끊어진 채 사회 속을 부유하
고, 자본이 투영된 미디어의 범람 속을 이리저리 헤엄친다. 대중
매체 속에 등장하는 아름다움, 행복, 기쁨으로 치장된 이미지들
은 그리스 신화에 등장하는 세이렌처럼 사람들을 유혹한다. 사람
들은 내면의 목소리에 따라 살아가기보다, 외부로부터 부여된 이

상적인 이미지에 끌어 당겨진다. 이러한 삶은 본질적으로 자기 자신으로부터 멀어지게 만든다. '나'라는 존재를 자각하지 못하게 한다. 연못에 비친 모습이 바로 자기자신임을 자각하지 못하고 사랑에 빠지는 나르키소스처럼 말이다. 이렇게 스스로를 자각하지 못한다면 의도대로 살아간다고 할 수 있을까? 삶을 충실히 살아간다해도 그 안에 내가 없다면, 자기 의도대로 된 것은 아무것도 없다. 이를 깨닫고 난 뒤에는 무엇을 잃었는지도 모르는 사이 인생을 살아왔다는 것에 씁쓸해질 것이다.

'자각'은 어떻게 살아야하는지를 알려주는 표지판이 아니라, 지금 자기가 무엇을 하고 있는지 파악할 수 있도록 돕는 나침반이다. 이 책은 표지판이다. 표지판은 현 위치와 여행의 목적을 가리키는 역할을 수행한다. 여러분이 이 책에서 '자각'이라는 나침반을 얻게 되기를 바란다. 이 나침반을 들고 세상 속을 마음껏 여행하기를. '나'라를 존재를 자유롭게 탐험하며 무한한 가능성과 놀라운 잠재력을 깨우치기를.

1

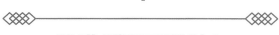

모세 펠든크라이스

자신을 아는 것이 사람이 스스로 할 수 있는
가장 중요한 일이라고 믿습니다. 자신을 어떻게 알 수 있을까요?
'해야 함'이 아 니라 '함'에 대해 배움으로써 알 수 있습니다.

- 모세 펠든크라이스 -

모세 펠든크라이스(1904년 5월 6일~1984년 7월 1일)는 러시아 태생의 이스라엘인으로 파리 소르본느 대학에서 물리학 박사 학위를 취득하였고 엔지니어링 학위 역시 갖춘 과학자였다. 일명 퀴리 부인으로 알려져있는 노벨 수상자 마리 퀴리(Marie Curie)의 제자인 프레데릭 졸리오 퀴리의 라듐 연수소에서 핵심 연구원으로 수년간 활동했으며, 영국 제독부 연구원으로 대잠수함무기류를 연구하기도하고, 이스라엘 방위부 전자공학 부서에서도 근무를 한바 있다. 그는 프랑스에서 유도 클럽 을 창시하고 예술과 관련하여 여러권의 책을 저술하는 등 예체능에도 관심이 많았다.

그는 1940년 과거 무릎 손상이 재발하고, 이를 스스로 치유하는 과정에서 '움직임을 통한 자각'에 대한 초기 아이디어를 발견 한다. 1947년 '인체와 성숙한 행동:불안, 성, 중력 그리고 학습 연구 'Body and Mature Behavior: A study of Anxiety, Sex, Gravitation and Learning' 라는 책을 출판하였는데, 이 책은 펠든크라이스, F.M 알렉산더와 함께 소매틱스 분야를 대표하는 토마스 한나가 펠든크라이스 교육 프로그램에 참여하게 되는 계기가 된다. 나이 육십세가 되던 해에 미국으로 건너가 인류학자인 마가렛 미드, 스탠포드 대학 신경심리학 연구소 소장인 칼 프리브람 교수 등 당시 열린 생각을 지닌 학자들 사이에서 빠르게 그 천재성을 인정받았으며, 1960년부터 1980년 대에 걸쳐 유럽과 북미를 중심으로 움직임을 통한 자각Awareness Through Movement을 교육하였다. 1969년부터 1971년까지 이스라엘 텔아비브에서 13명의 학생을 대상으로 첫 번째 그룹 교육을 진행하였다. 1975년부터 1978년까는 65명의 학생을 교육했으며, 1980년에 235명의 학생들을 교육하다가 1981년 가을에 병에 걸린 후 2회 수업을 끝으로 공개적으로 가르치는 일을 중단했다. 그 이후 펠든크라이스 박사에 의해 선정된 아홉명의 학생이 공식적인 펠든크라이스 트레이너로 활동하게 됨으로써 펠든크라이스 메소드가 세상에 널리 알려지기 시작했다. 이 정통성을 잇는 펠든크라이스 길드Feldenkrais Guild는 펠든크라이스 메소드Feldenkrais Method에 대한 대부분의 저작권을 갖고 있고, 국제 공인 펠든크라이스 전문가를 양성하고 있다. 한국에서는 펠든크라이스® 코리아에서 펠든크라이스 길드의 한국

전문가 과정을 주최하고 있다.

모세 펠든크라이스는 유도를 수련하고 가르치며 몸과 움직임에 대한 경험적 통찰을 얻었고, 물리학자로서 물리역학적으로 움직임을 분석할 수 있었다. 그는 또한 세계적인 학자들과 교류하며 몸과 움직임에 대한 뇌과학적 상관 관계를 연구하였는데, 이 모든 과정이 통합된 '움직임을 통한 자각'이라 불리는 그의 대표 작업은 일차적으로 물리역학, 운동학, 신경생리학 원리에 기반하여 인체가 좀더 자연스럽고 효율적으로 움직이도록 돕는다. 이 과정에서 자기 움직임을 형성해오던 기존의 습관적인 신경 패턴을 자각하게 하고, 새로운 신경 패턴을 학습할 수 있는 가능성을 연다. 이는 생명이라는 큰 틀에서 이루어지는 유기적인 학습 방식으로 그 대상은 움직임, 감각, 감정, 생각에 더하여 총체적인 느낌 모두를 포함한다. 따라서 움직임을 통한 자각은 신체 기능의 향상 뿐 아니라, 사회 구조적 영향 및 개인적 습관, 성향, 트라우마 등으로 고정된 자기 자신을 극복하도록 돕는다. 궁극적으로 나라는 존재가 가진 잠재력을 끌어올릴 수 있다. 실용적인 관점에서 각종 통증과 부상을 비롯한 현대인의 삶을 갉아먹는 각종 신체적 증후군을 해결할 수 있고, 삶의 여러 각도에서 총체적인 변화를 만들어낼 수 있다.

잠재력 계발 수단으로 움직임을 정면에 내세운다는 점이 흥미롭다. 서점에 진열되어 있는 대부분의 자기계발 방법들은 인류의 고전 및 인문학적 성찰을 통해 깨달음을 주고, 각종 통계를 인용하여 과학적인 개선법을 제시한다. 이 안에서 움직임은 그저 생리적 기능을 돕는 운동 정도로 제한된다. 움직임은 마치 건강보조식품처럼 삶을 개선하는데 있어서 보조제 역할에 그친다. 현대 사회에서 움직임은 근육량, 폐활량, 체지방률과 같이 양적 신체 지표를 향상시키는 운동에 국한된다. 무용수, 스포츠 선수 등과 같이 그 한계가 없는 정교한 움직임을 추구하는 사람들조차도, 움직임은 자기 분야에 국한한 기술적 전문화를 위한 대상에 그친다. 움직임을 통해 자기 원형성과 고유성을 탐구하며, 의식 수준을 높여가는 사람은 매우 드물다. 소수의 무술, 무도가, 요가 및 명상 수행자들만이 경험적으로 수련해왔으며, 움직임을 예술적으로 승화시키는 무예가나 무용수 등의 신체적 표현에 기반한 예술가들 중에서도 찾아볼 수 있다. 그러나 이들 대부분은 자본에 의해 형성되는 대중 문화와 동떨어져 있고, 지극히 주관적이고 경험적인 영역에서 발현되기 때문에 쉽게 발견하기는 어렵다.

모세 펠든크라이스 역시 움직임에 대한 깊이 있는 탐구를 추구하는 무도가로서 그의 생애 동안 유도를 수련하였다. 유럽에서 최초의 유도 유단자 및 유술 클럽 창시자로 활동했다는 사실로 보아 움직임에 대한 그의 관심이 단순히 육체적 기능 향상만을 도모하는 것이 아니였음을 쉽게 짐작할 수 있다. 그는 실제로 주변 사람들로부터 못말리는 매니아 또는 괴짜 과학자로 여겨졌 던 것 같다. 그의 어머니가 그를 보며 노벨상을 탈 줄 알았더니 몸을 다루게 될 줄은 몰랐다는 농담섞인 한탄을 했다는 일화부터, 모세 할

아버지가 매일같이 마당에서 뒹굴고 있었다는 소녀 시절의 목격담이 전해진다. 현재, 모세가 창시한 펠든크라이스 메소드는 효율적 몸 사용을 돕는 과학적이고 기술적인 접근법, 사회 심리학적 통찰을 담은 대안적 교육법, 삶의 질을 향상시키는 자기 계발법 등으로 활용된다. 이처럼 넓은 범주에서 활용되는 것만 보아도, 특정 영역으로 규정하여 설명하기에는 그 한계가 있다는 점을 알수 있다. 펠든크라이스 메소드는 그의 삶 속에서 한 축을 구성하는 동양적 움직임 수련 경험과 또 다른 한 축을 구성하는 과학적 지식과 더불어 삶과 사람에 대한 사회 심리학적 통찰까지 곁들여지며 탄생한 유산이기 때문이다. 테크닉이 아닌 메소드라 불리는 이유다. 그의 메소드를 배울 수는 있지만 그와 똑같이 할 수는 없으며, 모세 펠든크라이스 본인도 이를 원하지 않았다. 모세는 가르친다는 표현을 좋아하지 않았으며, 자기 자신을 알아가는 것에 대해 학생과 함께 추구한 사람이었다.

펠든크라이스 메소드를 이해하기 위해서는 그가 한 것처럼 단순히 지식에 그치는 것이 아닌 삶으로 통합되는 과정 즉 유기적이고 경험적인 학습 방식이 필요하다. 따라서 책을 통해서 완전한 이해하기는 어렵다. 특히 신체 접촉을 통해 진행되는 기능 통합 레슨FI, Functional Integration에 대해서는 더욱 그렇다. 이 책에서는 펠든크라이스 메소드의 기본 아이디어를 살피고 움직임을 통한 자각ATM, Awareness Through Movemen의 맥락을 파악하는 것을 목표로 한다.

2

자기 이미지와 사회 이미지

인간이란 존재는 자각, 의식, 감각, 느낌, 생각과 같은
특별한 요소들로 복잡하게 구성되어 있다.

- 모세 펠든크라이스 -

'자기'는 한 개인이 자기 자신의 신체적인 특징, 건강, 용모 등의
신체적 측면에서부터 자신의 가치관, 사고방식, 감정, 태도, 성격,
도덕성 및 지적 능력 등의 사회적 측면에 이르기까지 자신에 관한
모든 부분에 대하여 가지고 있는 개념 또는 지식이나 이해를 의미
한다(양돈규, 심리학사전, 박학사, p.306, 2013.). 모세 펠든크라이스는 자
기를 움직임, 감각, 감정, 생각을 비롯 하여, '나'라는 존재가 반영
된 것들의 총합으로 보았다. 그리고 자기 이미지 Self image 라 표현
하였다. 이미지는 움직임, 감각, 감정, 생각이 뇌신경계에 형성되
는 반영물이다. 따라서 '자기 이미지'는 나라고 생각되고 느껴지는
모든 것들이 사실 '나'라는 총제적 존재를 일부 반영하고 있는 부분

적 이미지라는 점을 내포하고 있는 표현이다. 모세 펠든크라이스는 대부분 사람 들의 자기 이미지가 '나'의 잠재성을 겨우 5% 정도 반영한다고 추정한다. 따라서 변화란 단순히 더 나은 내가 되도록하는 것 이라기보다, 이미 잠재되어 있는 나머지 95% 가능성을 재발견해내는 과정에 가깝다. 그렇다면 나의 잠재성 발현을 제한하는 요소는 무엇인가?

'자기'는 사회적 가면에 갇혀 있다. 사회적으로 어떤 가면을 쓰든, 가면이 진정한 나일 수 없다. 자기 이미지는 '나'라는 무한한 가능성을 가진 존재에서 발현되기에 그 가능성이 무궁무진하다. 우리는 인생이란 무대 위에서 어떤 가면을 쓰느냐에 따라 행동이나 말투를 변화시킨다. 가면극에 심취하면 그 역할이 정말 자기 자신이라고 착각하게 되는 것처럼, 현대 사회에서 각 개인의 삶은 가면을 벗지 못하여 고정된 역할을 떠앉고 있다. 자신의 정체성은 가면으로 대체되고, 나라는 존재 안에 잠재된 가 능성을 발견하려는 시도는 더이상 하지 않게 된다. 이처럼 자기 이미지 발현은 제한되거나 왜곡되며 고정된다. 이는 사회적으로 가치있다고 평가되는 사람으로 성장하는 과정에서 불가피한 현상으로 보인다. 공교육 시스템은 개인보다 사회에 가치를 둔다. 한 인간으로서의 권리보다 시민 사회의 일원으로서 그리고 국가에 대한 충성을 다짐하는 국민으로서의 의무를 강조한다. 지금은 사라졌지만, 불과 몇년전만해도 한국의 초중고 학교에서는 매주 운동장에 집합하여 국기에 대한 경례를 했다. 이처럼 공교육은 개인의 잠재력을 극대화하는 것이라기보다,

적절히 재단하여 시민 또는 국민으로 사회화하는데 그 목적이 있다. 그 결과, 각 개인은 사회적 시스템에 필요한 인재로 길러지지만 그만큼 나라는 존재는 가려지고 잠재성은 극도로 제한된다. 100점을 만점을 기준으로 해당 과목에 대해 그 이상의 발전을 기대하지 않는다. 대신, 75점 받는 과목을 집중적으로 개선 해야한다. 그렇게 모든 과목에서 100점 만점을 받으다면 사회적으로 유리한 위치를 차지할 수 있다. 결과적으로 각 개인은 각 과목 별 100점 이상의 발전을 추구하지 않는다. '소유냐 존재냐'의 저자로 널리 알려진 사회 심리학자 에리히 프롬은 이 잠재성의 제한을 두고 인간의 표준화라 말한다. 현대 사회는 과거와 비교 불가능한 정도로 매우 거대한 사회적 집단을 형성하고 있다. 그 안에서 개개인은 부속품처럼 기능한다. 마치 기계를 뜯어보면 부속품들이 각자의 역할을 떠앉고 있듯, 사람들은 자 신의 사회적 가치를 증명하고 특정 역할을 맡기를 욕망한다. 모두가 자기 욕망에 따르고 있다는 확신을 하게 만든다는 점에서 이에 저항하기란 매우 어렵다. 그 결과 자기 이미지는 고유하고 유기적인 존재로서의 나라는 존재를 반영하기보다 사회적 존 재로 부속화되고 잠재성의 발현은 극도로 제한된다.

'자기'는 시각 이미지에 갇혀 있다. 현대에 이르러 미디어가 발달함에 따라 이미지나 영상을 통한 시각 정보 전달이 범람하고 있다. 특히, 영상과 같은 시각 미디어는 소리와 텍스트까지 아우르고 있어서, 기존의 고전적인 형태의 미디어보다 광범위하게 우리 삶에 침투하고 있다. 기존 신문과 같은 텍스트나 라디오와 같은 구술적 정보 전달과 구별되는 현대 시각 미디어는 그 자체로 새로운 언어로 기능한다. 그리고 고전적 미디어와 같은 의미 전달을 위한 수단을 넘어, 사람의 감각 기관 및 인지 기능에도 상당한 영향을 줌으로써 '자기 이미지' 구성에 커다란 영향을 주고 있다. 예를 들어, 자세체형과 같은 신체 정보들은 시각 이미지로 구성되어 대중들에게 제공된다. 과신전된 허리와 굽은 등과 높이 솟은 어깨는 시각화되어 일명 '잘못된 자세'라는 기준을 만들어냈다. 문제는 원하든 원치 않든 이 기준이 제공하는 시각 이미지로부터 무차별적으로 노출된다는 사실이다. 시각 이미지는 몸에 대해 아주 일부분을 설명할 수 있을 뿐인데도, 자기 이미지를 이 시각 이미지에 끼워 맞추려는 경향이 생겨났다. '소마지성을 깨워라'의 저자 리사 카파로는 다양한 요가, 운동, 그리고 바디워크 요법들이 신체 정렬을 강조하는데 오류가 있음을 지적한다. 완벽한 신체 정렬은 이론 또는 신념으로만 존재하는 형이상학적 개념이다. 이를 시각적으로 구현한다고 해도 그 순간의 정적인 이미지에 불과하다는 점에서 한계가 있다. 사람은 끊임없이 움직이기 때문이다. 따라서 정적인 시각적 이미지를 기준으로 자기 이미지를 평가하거나, 이상적 자세로 자기 이미지를 동일화하려고 애쓰지 말아야 한다. 이러한 오류는 움직임, 감각, 감정, 생각, 느낌을 포함하는 자기 이미지를 사회적 가치관에 맞추려는 경향과 맞닿아 있다.

'자기'는 사회적 인식에 지배 받는다. 소매틱스 분야 선구자 중 한 사람인 토마스 한나는 자기 이미지가 왜 이렇게 구축되는가에 대해서, 소마 개념과 함께 노화에 대한 사회적 인식을 더불어 설명한다. 총체적인 의미로서의 몸이라 할 수 있는 소마가 시공간 차원에서 어떤 왜곡 타입을 가졌는지를 네 가지로 분류한다. 그리고 이러한 왜곡이 어떻게 정신적, 신체적 영향을 미치는 가를 임상적 연구와 함께 다각적으로 설명한다. 예를 들어, 시공간 상에서 응축되는 소마 왜곡 현상은 등이 굽는 식의 노화라 불리우는 현상과 맞닿아 있다고 보면서, 이러한 노화 현상이 자연스러운 과정으로 받아들여지는 사회적 현상을 함께 논한다. 즉, 각종 노화 현상이 소마 왜곡 현상에 의해 사회적으로 거짓 과장되었을 뿐, 신경가소성 원리로 본래 감각을 다시 회복할 수 있다고 말한다. 지팡이를 든 노인을 연상케 하는 근골격계 붕괴를 일으키는 노화 현상은 모든 인류가 경험하는 생애 사건이 아니다. 사실 노화 현상은 특정 생애 주기에서 각 개인에 따라 다채롭게 나타나는 고유한 자기 이미지라 볼 수 있다. 어린 시절의 자기 이미지는 유기적인 생명체를 훨씬 많이 반영하고 있는 반면, 나이를 먹을수록 각 개인이 속해있는 사회 이미지가 이 유기성을 깨트리고 자기 이미지의 왜곡을 일으킨다.

자기 이미지가 구축되는 현상은 위에서 언급한 사회적 구조나 인식, 각종 대중매체의 영향이 아니라도 다양한 방식으로 한 사람의 생애에 걸쳐 다각적으로 일어난다. 나라는 존재를 대변하고 있는 자기 이미지는 그 구축 과정이 매우 복합적이다. 그래서 자기 이미지를 변화시키기란 쉽지 않다. 우리는 자기 이미지를 바탕으로 사람들을 만나고, 각 신체 부위에 대한 인지를 한다. 또한 각각의 상황에 대한 행동 및 감정적 반응을 결정한다. 따라서 자기 이미지 변화 없이는 근본적인 변화 역시 있을 수 없다. 나라는 존재가 가진 무한한 잠재력을 끌어올리는 일 역시 불가능하다.

3

선택의 자유

나에 대해 가능한 한 가까이하여 배우지 않으면,
'나'가 할 수 있는 선택은 제한 될겁니다.
그리고 선택의 자유 없이는 삶은 달콤하지 않습니다.
- 모세 펠든크라이스 -

자기 이미지에 변화를 줄 수 있다면 사회적 기대에 부응하는 역할, 오랜 시간 구축되어온 성향과 습관은 물론 갖가지 억압적인 상태를 스스로 극복할 수 있다. 좀더 직접적으로 대부분의 트라우마나 근골격계 질환을 해결하고, 유기적인 존재로서 더없이 자연스러운 삶을 살아갈 수 있다. 그러나 이렇게 자기 이미지를 재조직하는 과정은 옳고, 그름의 윤리적 기준을 잘 따르게 해주거나, 공동체에 이바지하는 성공적인 삶을 보장하지 않는다. 어떻게 살아야 하는가에 대한 가치 판단은 철저히 본인에게 있다. 자기 이미지를 어떻게 재조직하든 개인의 자유에 해당된다. 물론 사회 윤리적인 기준에 거스린다면, 공동체가 부과하는 책임을 져야한다. 그러나 외부에서 주어지는 판단이 어떻든 내 안에 잠재된 가능성을 부정할 수는 없다. 영화 '어둠속의 댄서'에서 주인공 셀마는 사회로부터 자유롭지 못하다. 그녀는 시력을 점차 잃어가면서 사회적 위치를 박탈당하기 시작한다. 게다가 사기를 당하고 누명을 씌우면서 위태로운 상황에 몰린다. 이렇게 사회적 위치는 커녕 생명이 붙어있는 정도의 권리조차 유지하기 어려워진다. 점점 극단적인 상황에 몰리고 끔찍한 고통을 겪는다. 그러나 억압적 상황 속에서도, 노래를 통해 순간순간 '나'라는 존재를 자유롭게 표현해낸다. 우리는 신으로부터 어떤 순간에서도 열어볼 수 있는 선택의 자유를 선물 받았다. 그러나 선물을 열어보는 일은 자동적으로 일어나지 않는다. 풍족하든, 가난하든, 억압을 받든 단지 살아가는 것만으로 자유가 주어지지 않는다. 자유로운 삶을 보장하는 보다 넓은 선택지는 '나'라는 존재 속에서 스스로 발견하고 드러내야 한다.

현대 사회에서 돈을 벌고, 직업을 얻고, 가정을 꾸려야 한다는 통념에서 자유로운 사람은 거의 없다. 환경에 따라 차이가 있겠 지만 이 사회가 각자에게 부여하는 선택지는 사회 유지에 필요한 정도이며 매우 제한적이다. 청소년 시기에 주어지는 선택지의 갯수는 역할수행 게임(RPG)의 케릭터 육성 루트보다도 적을 수 있다. 스무살에 가까워질수록 대학과 취업으로 나뉘어지는 단 두개의 선택지를 부여받는다. 어른이 되어서도 선택지는 기껏해야 10개가 넘지 않는다. 때문에 사회가 제공하는 몇 안 되는 선택지를 수천만 명이 경쟁하듯 추구할 수 밖에 없다. 이 선택지들은 대부분 사회적으로 필요한 돈, 명예, 권력과 같은 성취로 구성되어 있는데 누구나 참여하기 쉽도록 매우 단순한 게임 구조로 만들어진다. 대부분 사회적 게임은 100점 만점의 점수, 100억의 돈, 100만명의 팔로우와 같이 수치화된 목표가 주어진다. 따라서 이 구조 속에 들어가기 위해서는 '나'라는 복잡 미묘하고 통합적인 존재를 적절히 거르고 재단해야 한다. 이 과정은 사회적 조건화를 통해 자기 이미지를 변환하는 작업으로, '나'는 사회적 성취를 위한 대상으로 다뤄진다.

이때, 행복 추구를 위한 사회적 조건이 '나'라는 존재 위에 있게 된다. 행복하기 위한 사회적 조건이, 역설적으로 개인의 행복보다 더 가치가 커지고 마는 것이다. 대부분 사람들은 행복 그 자체가 아닌, 사회가 제공하는 턱없이 제한적인 '행복의 조건'을 추구하며 살아간다. 조건을 충족하는 일은 분명 만족감을 주겠지만, 유기적이고 통합적인 존재로서의 나를 만족하는데는 턱없이 부족하다. 영화 매트릭스를 보면 인류의 욕망을 거의 완벽하게 이해하고 통제하는 기계 문명이 등장한다. 인간을 통제하기 위해 인류가 누릴 수 있는 최대의 행복을 각각의 인간에게 제공한다. 행복을 위한 조건이 100% 충족된 환경을 조성해 주었을 것이다. 그러나 인류는 행복할 수 없었다. 도리어 의심을 품거나 적응하지 못하며 낙오한다. 기계는 이를 이해하지 못 하지만 결국 불완전할

지라도 스스로 자기 행복을 추구할 수 있도록 매트릭스를 재설계함으로써 문제를 해결한다. 인간은 선택의 자유 속에서 마음껏 가능성을 펼쳐야하는 존재다. 이 가능성이 제한될수록 존재 가치는 낮아지고, 자각을 갖춘 인간으 로서의 본연적 행복을 느끼기는 어렵다.

인간은 스스로 자유로운가 아닌가를 의식적으로 분별하는 능력이 있다. 이 자각 능력 덕분에 본능에 매몰되거나 억압되지 않을 수 있었고 적극적으로 문명을 가질 수 있었다. 칸트는 자기 이성에 명령하고 이를 따를 수 있는 의식을 인간 존재의 근간으로 여겼다. 이 세상 속에 그저 있다는 사실만으로 실존한다고 볼 수 없다. '나'가 가진 무한한 가능성을 자기 이미지로 발현해낼 때, 우리는 역동적인 생명을 느낄 수 있고 억압적인 사회를 극복할 수 있다. 여기서 잠재력을 더욱 끌어내는 사람들은 자기는 물론 사회 형성에 막대한 영향을 미치며 문화를 선도해간다. 돈, 명예, 권력과 같은 사회적 성취에만 국한해서 보더라도, '나'의 잠재력을 끌어올리지 않는다면 그 성취는 사회적 평균 수준에 그칠 것이다. 그러니 여러분이 원하는 삶을 마음껏 살아 가고자 한다면 사회가 아닌 '나'를 더 가까이 해야 한다.

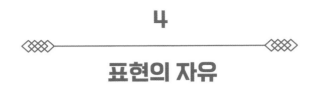

4
표현의 자유

표현한다는 것은 사전적 의미 그대로 생각이나 느낌을 언어나 몸짓 따위의 이미지로 드러내는 것을 말한다. 자기 표현이란 나의 느낌, 감정, 생각 그리고 움직임으로 나를 표현해내는 일이다. 자기 표현은 단순히 표현을 넘어 '나'라는 존재를 지키는데 있어서 필수적이다. 자기 표현을 잘하지 못하면 권리를 쉽게 내어주게 되고, 능동적인 인간 관계를 형성하기 어렵다. 또한 자기 표현은 몸과 마음의 건강을 지키는데도 중요하다. 자기 표현이 억압되면 그만큼 여러 상황에서 유연한 대처가 어려워지고 불필요한 긴장을 유발하게 된다.

자기 느낌을 편하게 갖기 위해서는 우선 자기 자신을 있는 그대로 인정해야 한다. 모세 펠든크라이스는 자기 이미지를 향상시키려면 스스로를 가치있게 여기는 법부터 배워야 한다고 말한다. 즉, 일차적으로 자기 수용이 필요하다. 자기 수용은 자기가 가지고 있는 모든 특성들에 대해 비판이나 왜곡을 하지 않고 있는 그대로 인정하고 받아들이는 것을 말한다(양돈규, 심리학 사전, 박학사, p.308, 2013). 사회적 평가에 신경쓰다가 자기 검열에 빠지는 경우 자기 수용은 불가능해진다. 자기 검열은 자기를 지워내는 과정으로 자기 표현과는 거리가 멀다. 한국인 대부분은 맞고 틀리고, 좋고 나쁨을 구분하는 검열 교육을 끊임 없이 받아왔다. 어른이 되어서도 도가 지나친 자기 검열로 스스로를 괴롭힐 때가 많다. 이 과정은 자기 수용없이 스스로를 억압하고 검열한다는 점에서 자기 노예화Self-enslavement라 볼 수 있다. 이때 주인은 사회가 된다. 자기 노예화가 오랜 기간 지속되면 종속된 사회의 눈치를 끊임없이 보면서 살아가게 되고, 궁극적으로는 자기가 무엇을 느끼고 무엇을 하는지조차 알 수 없게 된다.

만약 느끼더라도 그 느낌을 이야기하지 못하는 경우는 어떤가? 사람에 따라 자기 생각을 말하는 일이 쉬운 사람들이 있다. 반면에 느낌에 대해 표현하기는 어려울 수 있다. 물론 반대의 경우도 존재한다. 자라온 환경이나 성향에 따라서 자기 이미지에 대한 표현이 한 두 가지 방식에 집중될 수 있다. 예를 들어, 무용수들은 움직임이나 감각에 대해 표현하는데 익숙하다. 반면 평생 자기 발바닥이 어떻게 지면에 붙어있는지 스스로 질문해본 적 없는 사람도 있다. 이들은 자기 움직임에 대해 잘 인지하지 못하거나, 감각을 느끼기는 해도 언어적으로 표현하는데는 애를 먹는다. 이처럼 자기 이미지 표현 방식은 각 개인이 살아온 삶의 방식을 반영한다.

사회적 특수성도 생각해볼 여지가 있다. 한국 사회에서는 자기를 있는 그대로 표현하려면 제법 용기가 필요하다. 환경의 차이가 있겠지만, 사회화 과정에서 움직임, 느낌, 감각, 감정, 생각에 관한 피드백을 나눠본 경험이 드물기 때문이다. 예를 들어, 학교에서 선생과 학생이 주고 받는 피드백은 문제 해결에 관한 내용이 대부분이다. 어떻게 풀어야할까? 어떻게 대학에 갈까? 어떻게 돈을 벌까? 사회 속에서 주고 받는 피드백 대부분이 이처럼 외부의 목적에 맞추어지기 때문에 자기 느낌에 주의를 기울이는 일은 상대적으로 줄어든다. 당연히 타인의 움직임, 느낌, 감각, 감정, 생각을 관찰하기 어려워지고 한 두 가지 요소에 편중된다.

느낌이 없는 경우는 어떨까? 예를 들어, 오른쪽 왼쪽으로 번갈아 몸을 돌려 뒤를 보면서 좌우 움직임의 질적인 차이가 있는지 알아보자. 우리 몸은 좌우비대칭이기 때문에 좌우 차이가 분명히 있다. 그러나 이를 전혀 느끼지 못하겠다고 하는 사람들이 있다. 이 경우 습관적으로 아무 생각없이 본능적으로 움직였을 가능성이 있다. '뒤를 본다'는 결과를 향해 치닫는 움직임은 현 재의 연속적 과정을 놓치게 하고 느낄 수 없게 만든다. 과정을 개선할 수 없다면 당연히 결과 역시 개선되기 어렵다.

자기 이미지를 구성하는 요소는 개별적으로 존재하는 것처럼 보여도 실제로는 통합적으로 발현된다. 때문에 명확하게 구분하여 표현하기 어렵다는 점도 이해해야 한다. 예를 들어, 불쾌한 상황이 발생하면 부정적인 감각이 함께 활성화된다. 시야가 좁아지며 움직임이 전체적으로 경직된다. 동시에 초조해지거나 화가 난다. 더하여 부정적인 일이 떠오르고 미래에 대한 걱정이 든다. 이처럼 하나의 느낌만 독립적으로 발현될 수 없다. 우리의 신경 체계는 한가지 행동을 하는 동시에 반대되는 행동을 할 수 없다. 즉, 자기 표현이 이루어지는 과정은 그 자체로 통합이 성취된다. 그 성취에는 생각, 감각, 움직임, 감정, 모든 느낌을 포함하여 알아차리기 어려운 생리적이고 화학적인 반응까지 포괄한다. 따라서 자기 표현은 깊게 주의를 기울여 내면을 느끼고 알아차리는 과정에서 자연스럽게 드러나는 법이다. 그러니, 표현에 대한 잣대를 들이밀지 말고 그저 작은 표현 하나하나를 감사히 여기고 소중히 생각하자. 자기 자신과 타인에 대한 섬세함과 겸손함이 깃들 것이다.

5

움직임의 자유

움직임은 생명이고 생명은 일련의 과정으로 이루어져 있습니다.
즉, 이러한 움직임의 과정을 질적으로 개선시키면
삶의 질 역시 높아질 것입니다.

- 모세 펠든크라이스 -

지금 당신은 어떻게 앉아있는가? 어느 쪽 무릎이 좀더 앞쪽으로 나와있는가? 좌우 허벅지에서 느껴지는 무게감이 얼마나 다른가? 어느 쪽 엉덩이에 좀더 체중이 실려있는가? 엉덩이 뼈가 더잘 느껴지는 쪽은 어디인가? 허리가 평평한가? 아니면 오목하거나 볼록한가? 좀더 위로 올라와서 등은 어떤가? 목의 앞면과 목의 뒷면 중에 어느쪽이 더 길다고 느끼는가? 숨을 들어 올때 넓어지는 부위는 어디인가? 지금 앉아있는 자세에서 위의 질문을 통해 느낌을 갖으려고 해보자. 자세를 교정하려고 하거나, 좋고 나쁨식의 가치 판단하지말고 있는 그대로 알아보자. 질문 하나를 읽고 눈을 감고 느껴보는 식으로 차근차근 여유를 갖고 해보자.

이렇게 가만히 앉아서 알아보는 것만으로도 평소 알아차리 못했던 많은 것을 발견할 수 있다. 평소 우리는 우리 몸에서 생겨나는 감각에 집중하지 못한다. 우리의 뇌는 일이나 생각에 몰두해 있는 경우, 몸에서 전해져 오는 느낌을 자동 처리하기 쉽다. 특히 일상적으로 반복되는 움직일수록 더욱 그렇다. 앉고, 서고, 걷는 움직임에서 우리는 앉고, 서고, 걷는 것에 대해 느끼기보다 다른 생각을 하고 있기 마련이다. 그냥 오롯이 앉아있기만 하는 경우는 거의 없다. 걸을 때에도 걷는데만 주의를 기울이는 경우도 거의 없다. 사실 우리가 걸을 때 걷는 것, 앉을 때 앉는 것을 생각하지 않는 이유는 한번 학습된 신경 패턴을 무의식적으로 처리할 수 있도록 학습이 이루어졌기 때문이다. 앉아있는 방식을 이미 학습하고 완전히 적응된 상태인데, 굳이 앉아있 는 감각을 알아차릴 이유가 없다. 예를 들어, 젓가락질을 처음 배울 때는 손가락 움직임에 주의를 기울여야 했지만, 학습이 끝나고 패턴에 익숙해지면 전화 통화를 하면서도 젓가락질을 할 수 있는 것과 마찬가지다.

이처럼 사람은 주어진 환경에 따라 움직임을 적응시키고 자동적으로 반응하게하는 능력을 지녔다. 그리고 뇌는 고정적인 패턴을 선호하기 때문에 학습한 방식이 좋은 결과를 만들어낸다면, 다음에도 그 방식을 유지하려 한다. 특별한 사건이 없는 이상, 이 학습된 방식을 굳이 변경하고 싶어하지 않는다. 몇 년에 걸쳐 학습된 방식은 습관이 되는데, 이때 이 습관이 갖는 힘은 좋은 쪽으로든 나쁜 쪽으로든 그 영향력이 매우 크다. 오랜 세월 누적된 움직임 습관은 생김새 만큼이나 서로 완전히 다르다. 나이가 들수록 이 습관이 갖는 영향력은 더욱 커진다. 7세 이전의 움직임은 서로 비슷하지만, 70세 이후의 움직임은 확연히 다르다. 움직임은 나이를 먹어감에 따라 행동 습관 그리고 성향으로 강하게 굳어진다. 누군가는 70세에 마라톤을 완주하지만, 누군가는 굽은 등과 어깨로 걷기조차 힘겹다.

토마스 한나 박사는 그의 저서 소매틱스에서 이러한 부정적인 신체 습관을 감각운동기억상실증이라 진단한다. 여기서 기억상실되는 감각은 시각, 청각, 미각, 촉각, 청각과 같은 외부 정보를 처리하는 오감이 아닌, 내부 정보를 처리하는 고유수용감각을 특정한다. 지금 자신의 엉덩이 무게, 팔의 길이 그리고 꼬리뼈의 위치를 생각해보자. 당신의 엉덩이 무게를 느끼는데 오감이 사용되는가? 팔의 길이나 꼬리뼈의 위치를 알아볼 때는 어떤까? 우리는 눈을 감고도 신체 부위의 무게, 길이, 위치를 파악 할 수 있다. 이처럼 자기 신체 감각을 느낄 때, 우리는 오감이 아닌 고유수용감각을 활용한다. 종종 육감으로 묘사되는 고유수 용감은 '자기 자신의/고유한'이라는 라틴어 형용사 '프로프리우스proprius'와 '수용하다'라는 라틴어 동사 '카페레capere'의 합성어다(2018. 수련, 배철현). 고유수용감각은 신체 내부 정보를 처리하는 감각으로 외부 정보를 받아들이는 오감과 구별 된다. 고유 수용 감각은 근육이나 관절에 느껴지는 장력, 신체 부위의 위치나 무게감을 감지해 낸다. 다시 말해 중력과 장력에 대한 코딩을 수행하는 움직임 감각이라 할 수 있다. 우리는 고유수용감각을 통해 움직임이 가능하다. 시각, 청각, 미각, 촉각, 후각 이렇게 다섯가지 외재 감각은 생존하는데 있어서 매우 중요하지만, 없다고 해도 움직임일 수는 있다. 반면, 고유수용감각을 잃는다면 아예 움직임이 불가능하다. 서있기 조차 어려우며, 생명 유지 자체가 불가능하다.

우리는 사회적 전문성을 취득해야 하는 과정에서, 움직임이 각 전문성에 맞게 고착되는 경향이 있다. 거의 대부분 시간을 두세 가지 방식으로 움직이고 있다는 사실을 스스로 생각해보자. 누군가는 앉아서 보내는 시간이 주를 이루고, 누군가는 서서 보내는 시간이 주를 이룬다. 사람에 따라 좀더 분화된 움직임을 갖는 경우도 있지만, 대부분은 몇 가지 패턴으로 고정된 채 살아간다. 결국 이러한 고정된 움직임은 무의식적 습관으로 고착된다. 신경계가 이 습관에 완벽하게 적응하면서, 이 습관이 갖는 비효율성을 점검할 기회를 잃는다. 허리디스크, 거북목, 어깨통증, 뒷목결림 등의 신체적 문제를 야기하는 경우 변화를 촉진 하는 기회가 되기도 하지만, 보통은 그 신체 습관이 만들어내는 각종 신경증이 아주 심각하지 않는 이상 문제를 인지하기 조차 어렵다. 무의식을 의식적인 차원으로 끌어오지 않는 이상 움직임은 변하지 않는다. 겉으로 보여지는 자세를 바꾸는 것으로는 움직임의 본질적인 변화를 만들어 낼 수 없다. 100년 전보다 훨씬 복잡해진 세상 속에서 100년 전보다 훨씬 단순해진 움직임, 그리고 같은 자세를 무의식적으로 반복하는 현대인들은 과거보다 훨씬 강력해진 습관적 신체 문제를 경험하고 있다.

움직임 습관을 스스로 인지할 때, 비로소 선택할 수 있는 가능성. 즉 반복하지 않을 권리를 가진다. 우선 자기 움직임을 있는 그대로 관찰하고 느끼자. 그리고 비습관적인 움직임을 해볼 수 있는 기회를 제공하자. 습관적으로 반응하지 않도록 쉽고 편안한 움직임이 좋다. 실제로 해보자. 지금 당신의 머리는 습관적으로 경추 위에 놓여져 있을 것이다. 먼저 눈을 감고 자기 머리가 어떻게 경추 위에 놓여있는지 있는 그대로 느껴보자. 가슴을 기준으로 머리가 앞에 있는지 뒤에 있는지 느낌을 비교해보자. 목을 바르게 두려는 목적을 갖지 말자. 있는 그대로 무엇이 느껴지지 주의를 기울인다. 충분히 알아본 후에, 머리를 앞으로 내밀었다가 다시 원위치로 가져와보자. 이 움직임을 15회 정도 해보자. 거북이처럼 머리를 앞으로 내미는 움직임은 대부분 사람들에게 비습관적인 움직임 경험을 제공한다. 이 어색한 느낌을 즐기며 호기심을 갖고 천천히 탐구해보자. 머리를 앞으로 내밀 때, 내 머리의 무게가 목과 등 사이 어느 지점에서 느껴지는 알아보자. 15회 정도 동작을 천천히 반복하고 쉰다. 같은 움직임을 다시 해본다. 머리를 앞으로 밀어낼 때 뒷목에서 느껴지는 길이가 짧아지는가? 길어지는가? 짧아지는 느낌이 있는 사람은 길어지는 느낌이 들게 머리를 내미는 방향에 변화를 줘본다. 마찬가지로 길어지는 느낌이 있는 사람은 짧아지는 느낌이 있게끔 머리를 내밀어보자. 머리 움직임을 다양한 방향성으로 해보면서 턱이 어떻게 반응하는지 알아본다. 15회 정도 반복했으면 가만히 앉아서 움직임을 하기 전과 비교하여 무엇이 달라졌는지 알아보자.

평소 습관적인 머리 움직임을 알아차리고 새로운 머리 움직임 방식을 학습하는 기회가 됐기를 바란다. 움직임 방식에 옵션이 늘어날수록 좀더 편한 움직임을 선택할 수 있는 기회가 많아진다. 그렇게 편안한 움직임을 경험하고 이를 의식적으로 선택함으로써 전반적인 개선이 일어난다. 이렇게 조금씩 개선시키고 확장시키는 과정 속에서 머리 뿐 아니라 몸 전체가 관여하고 있음을 알아차리게 된다. 그리고 몸 전체에 기분 좋고 편안한 감각을 퍼져나가게 할 수 있는 수준에 달하면, 평소 움직임을 하면서도 머리 움직임에 따른 감각의 변화를 쉽게 알아차릴 수 있게 될 것이다. 이를 체화라고 한다.

아기는 놀이를 하듯 움직임을 하나하나 체화해 나간다. 한번도 해보지 않은 움직임을 마치 미지의 영역을 탐험하듯 시행착오를 통해 학습해간다. 반면 어른은 실수를 하지않으려고 애쓰면서 움직임을 학습하는 경향이 있다. 그 결과 새로운 움직임 방식을 학습하지 못하고 기존의 자기 움직임 방식을 강화하는데 그친다. '실수하지 못하면 제대로 할 수도 없다'는 격언이 있다. 새로운 움직임 방식을 학습하는 과정은 어떤 것을 올바르게 만들려는 교정

행위와 거리가 차이가 있다. 처음 해보는 놀이를 학습하는 과정과 비슷하다. 어린 시절 새로운 놀이를 경험할 때의 낯섬과 그 놀이가 점차 익숙해지는 과정을 떠올려보자. 움직임도 놀이처럼 학습하고 개선할 수 있다. 이렇게 체화된 움직임은 삶으로 재통합된다. 기술이 삶 속으로 녹아들어 한없이 단순해지고 심지어 그 의미조차 사라지듯 말이다. 우리는 젓가락질에 어떠한 의미도 부여하지 않지만 그 움직임은 삶 속에 통합되어 있다.

6

움직임을 통한 자각

움직임을 통한 자각은 움직임이 어떻게 작동하는지에 대한
의식을 높여 최소한의 노력과 최대의 효율성으로
움직이도록 자기 조직화하는 것입니다.

- 모세 펠든크라이스 -

움직임은 '나'라는 통합적 존재의 물리 역학적 표현으로 시공
간 상에 반영된 이미지다. 감각, 감정, 생각과 같은 모든 종류의
느낌처럼 자기 이미지 중 하나다. 그러나 대부분 사람들에게 움직
임이란 행위를 함에 있어서 발생하는 산물 정도로 여겨지는 것 같
다. 감정 반응의 결과로 움직인다거나, 생각의 결과로 움직인다
거나, 감각의 결과로 움직인다고 생각한다. 좀더 자세히 설명하
면 우리는 감정적으로 화가 나거나, 슬프거나, 기쁘거나 하는 감
정이 먼저 발생한 다음 표정을 짓거나 몸짓을 한다고 생각한다.
그러나 최신 뇌과학에 따르면 움직임을 느끼는 단계가 감정을 느

끼는 단계보다 앞에 있다. 예를 들어 위험한 상황이 발생한다면, 이 상황을 뇌에서 위험으로 판단하고 가슴이 뛰고 움크리는 식의 반응을 일으킨다. 이 반응을 감지한 후에야 우리는 감정을 알아차릴 수 있다. 즉, 어떤 감정도 얼굴 표정, 장부, 호흡 등 근육이 특정 패턴으로 조직되며 움직임이 발생한 다음에야 알아차릴 수 있다. 최근, 심리학계에서는 신체 움직임, 자세, 몸짓에 초점을 맞춘 감정 인식에 대한 관심이 급격히 증가하고 있다. 움직임을 통해서만 보여지는 복합적인 정서 상태가 있다는 증거와 이를 식별하고 진단 가능한 도구들이 연구 되고 있다. 움직임을 통해 감정, 감각, 생각, 느낌을 포함하는 전체적인 자기 이미지를 개선할 수 있다는 모세 펠든크라이스의 주장이 과학적으로 뒷받침되고 있는 셈이다.

움직임을 통한 자각은 다른 자기 이미지 요소들을 통한 자각에 비해 세 가지 장점이 있다. 첫째, 움직임은 물리역학적으로 실 체가 분명하여 변화를 관찰하기 용이하다. 우리 몸은 물리 역학적으로 중력장 안에서 장력 간의 균형 상태, 즉 장력통합구조 Tensegrity로 통합되어 있다. 예를 들어, 텐트는 그 구조를 유지하기 위해 사람의 뼈에 해당하는 기둥과 그 기둥을 서로 잡아 당겨주는 줄들이 절묘하게 균형을 이룬다. 기둥은 중력을, 줄은 장력을 담당한다. 우리 몸도 흡사 텐트처럼 균형을 이룬다. 텐 트와 다른 점이 있다면 우리 몸은 끊임없이 움직인다는데 있다. 심지어 가만히 서있다고 여겨지는 자세에서도 우리 몸은 장력 간의 균형을 놀랍도록 신속하게 조율한다. 즉, 다이나믹하게 움직인다. 눈을 감고 한발을 떼고 대략 10초만 서있어보자. 균형을 잡기위한 감각과 움직임을 느낄 수 있다. 만약, 우리가 중력이 없는 환경에 놓여진다면 어떨까? 우리 몸은 장력간의 통합 상태를 유지할 필요가 없어지게 된다. 근육과 뼈가 서서히 퇴화하며 움직임에 관여하는 신경계도 위축된다. 실제로 수개월 이상 우주 정거장에 체류하며 무중력 상태에 적응한 우주인은 지구에 돌아오면 한동안 휠체어 생활을 해야 한다. 이처럼 우리가 서있을 수 있는 것은 중력과 그 중력 변화를 감지해내고 조율해내는 능력 덕이다. 아이가 생애 처음으로 서있을 수 있는 순간을 떠올려보자. 아이가 중력에 저항하고 단단히 버티고 있다는 느낌인가? 아니면 중력과 친해지며 놀이하듯 즐기고 있다는 느낌인가. 가능하다면 몸이 중력과 가장 친밀함을 느낄 수 있는 방식으로 누워보자. 누워서 신체 부위 중 어디가 더 무거운지, 더 가벼운지, 어디가 더 긴지, 짧은지를 찾아보자. 좌우차이도 한번 느껴보자. 충분히 느껴보았으면 이제 두 다리를 움직여 무릎이 천장을 향하게 세우자. 이 자세에서 걷는다고 생각하며 한 발씩 발바닥을 뗐다 붙였다 움직여보자. 신체 좌우 무게 중심이 어떻게 변화되는지 느긋하게 느낌을 따라가보자. 남녀노소 누구나 이러한 단순 명료한 의도 아래, 자기 움직임을 조직하는 과정 속에 머물 수 있고, 물리역학적 변화 및 중력과의 관계를 손쉽게 파악할 수 있다. 즉, 움직임은 감정이나 생각보다 자각을 위한 실용적인 수단이 될 수 있다. 움직임을 통한 자각은 자기 이미지를 관찰하고 재조직하는데 있어서 매우 유용하다.

둘째, 움직임은 경험과 습관이 구체화된 결과로 패턴이 분명하고 재학습이 용이하다. 예를 들어, 우리는 상대방의 자세나 표정을 보면서 상대의 성격, 기분, 상황 등을 추측하는데 익숙하다. 이러한 추측은 자기 자신에게도 그대로 적용된다. 즉 자기 자신의 자세나 표정 또는 걷는 움직임 패턴을 자각하는 것만으로도, 자기 이미지가 어떻게 평소 반응하는지 점검해볼 수 있다. 이 반응 패턴은 무의식 속에서 반사적으로 진행되고 있기 때문에, 이를 멈추려면 자각이 선행되어야 한다. 토마스 한나는 이렇게 현대인이 주로 취하는 대표적인 반사 패턴을 빨간등 반사와 초록등 반사로 나누어 설명한다. 예를 들어, 빨간등 반사는 몸을 웅크리는 경향을 갖는다. 빨간등 반사인 사람들은 분노나 불안, 두려움을 감정이나 생각으로 촉발하는 경우가 상대적으로 많다. 이러한 반응 패턴이 강화되다보면, 자기 이미지도 그만큼 고착된다. '빨간등 반사'로 덩어리진 자기 이미지를 분화 해내고 재조직하기 위해서는, 우선 느린 움직임을 통해 자기 이미지의 반사적인 패턴을 알아채는 작업이 필요하다. 예를 들어, 바닥에 누워 머리를 들었다가 내렸다가 해보자. 이때 머리 움직임의 파장이 내 흉곽과 허리, 골반 전체에 영향을 주는 것을 느껴보자. 이제 흉곽 움직임 패턴을 탐구해보자. 흉곽이 어느 타이밍에 움직임을 시작하는가? 그리고 어느 방향을 향해 움직이려고 하는가? 머리 움직임과 흉곽 움직임이 자연스러운 패턴으로 연결되어 있는가? 머리를 천천히 들어올리지 않으면 타이밍과 방향 그리고 패턴을 알아차리기 어려울 수 있다. 이번에는 머리를 들어올릴 때, 코가 천장에 가깝게 들어

올려보고 그 다음에는 발 쪽을 향해서 들어올려보자. 흉곽의 움직임은 어떻게 달라지는가? 달라지는 것은 무엇인가?

셋째, 움직임은 신경 조직 대부분에 관여하며 삶 그 자체로 기능한다. 손 움직임은 뇌에서 30% 정도의 영역을 차지한다고 한다. 인류는 정교하게 움직일 수 있는 손을 사용하여 지금의 문명을 일궜다. 정교한 손놀림은 뇌의 신경망을 분화시켜가며 어느 포유류보다도 다채로운 움직임을 갖게 했다. 걷고, 뛰고, 앉고, 서는 원시적 활동을 넘어서 춤추고 노래하고 연주하는 다양한 예술 활동과 축구, 양궁, 수영 등의 수십가지 레저스포츠를 즐길 수 있게 됐다. 그렇기 때문에, AI 또는 과학 기술이 아무리 발전하더라도 우리가 스스로 움직여야 한다는 것만큼은 변하지 않는다. 만약 고도로 발달한 AI가 우리를 대신해서 우리가 원하는대로 완벽하게 움직여 줄 수 있게 되라더도, 우리의 움직임을 AI에게 완전히 맡기지는 않을 것이다. 인류에게 움직임은 최초이자 최후의 유희다. 여기서 최초란 인류가 누려온 원형적 유희라는 의미에서 쓰였고, 최후는 아무리 고도화된 진화를 이룩하더라도 결국 움직임을 통한 인간 고유의 유희를 추구할 것이라는 의미에서 쓰였다. 최근 팔다리를 직접 움직여야 케릭터를 움직일 수 있는 VR게임이 개발되고 있다. 게임 속 자신의 캐릭터가 손가락만으로 움직여지는 것으로는 성이 차지 않는 것이다. 이처럼 움직임은 신경계 대부분을 차지하는 것만큼 삶의 대부분도 차지한다.

7

움직임을 통한 자각 가이드

움직임을 통한 자각(이하 ATM)은 자기 가능성의 한계를 넓히는
능력을 계발하도록 디자인됐습니다. 즉, 불가능을 가능하게,
어려움을 쉽게, 쉬움은 즐겁게 바꾸어가는 것입니다.

- 모세 펠든크라이스 -

펠든크라이스의 ATM 수업은 온라인, 오프라인 수업을 통해
제공되곤 한다. 모세는 불특정 다수로 구성되는 라디오 청취자를
대상으로 수차례 성공적인 ATM을 진행한 바 있다. 이 책에서는
가상의 독자를 대상으로 구성된 ATM 스크립트를 제공하고 있다.
펠든크라이스 길드 공식 사이트에서는 펠든크라이스 박사가 생전
에 진행한 수백편의 ATM 스크립트와 오디오북을 구매할 수 있
다. 다만, 펠든크라이스 메소드에 대한 기본 원리 및 핵심 개념에
대한 이해와 경험이 전무한 상태에서 ATM을 하게 되면 일반적인
스트레칭이나 교정 테크닉처럼 여겨질 가능성이 있다. 그래서 전

반적인 맥락을 이해할 수 있도록 ATM 가이드를 작성해보았다. 아래 제시하는 가이드는 원칙을 강조하기 위함이 아니라 원칙, 형식, 관념 등에서 자유로워지도록 하기 위함이다. ATM의 가장 큰 원칙은 원칙이 없다는데 있다. 애초에 자기 자신을 알아가는 과정에 정답이 있을리 없다.

topic 01 누워서

ATM 수업은 누워서 움직임을 시작하는 경우가 많다. 누운 자세는 수의적 근육들이 상대적으로 노력을 덜하기 때문에 자기 움직임, 자기 감각, 자기 생각, 자기 감정 등을 느끼기에 적절한 환경이다. 반면 선 자세는 상대적으로 더 많은 근육이 사용되고 동시에 신체 막 체계의 장력이 높아지기 때문에, 기존에 자신이 갖고 있는 무의식적인 긴장이나 결합 조직들의 톤을 느끼기가 어렵다. 그 결과 감각 및 움직임의 변화를 민감하게 관찰하기가 쉽지 않다. 더하여 신체 구조적 왜곡이 심한 사람은 서 있는 것 자체가 큰 도전이 될 수 있다. ATM은 불가능을 가능하게 만들기 위해 의지를 불태우는 시간이 아니다. 어려움을 극 복해야 한다거나, 목표를 달성해야 한다는 식으로 의식이 집중되면, 자기 방식이 강조되고 상대적으로 자각은 어려워진다.

선 자세는 ATM 수업 마지막에 등장하는 경우가 많다. 선 자세는 중력장 속에서 유기적으로 형성되는 구조적 보편성 및 선 자세를 학습해가며 형성된 고유한 자기 성질을 포함한다. 각 개인의 정체성이 덧씌우져 있고 삶의 모든 행동과 반응이 녹아져있다. 따라서 선 자세는 삶의 여러 차원으로 자기 이미지를 확장시켜가는 기준이 될 수 있다. 직립은 단순히 두 발로 서는 것만을 말하지 않는다. 무엇인가를 하기 위한 자기 의지가 담긴 모든 활동에서 척추의 직립 반응이 관찰된다. 이 직립 반응을 극명하게 드러내는 것이 선 자세일 뿐이다. 누워서 움직임을 하더라도 직립할 때 드러나는 척추의 반응이 관찰된다. 예를 들어, 도마뱀처럼 기어가는 움직임을 하는 ATM 수업이 몇 가지 있다. 이 움직임들을 하고서 걸어보면 그 기어가는 감각적 반응이 느껴지는 것은 물론이고, 몸통과 골반의 회전하면서 형성되는 입체적인 방향 설정이 걷는 느낌과 매우 유사하다는 점을 발견할 수 있다. ATM 수업은 누워서 움직임을 시작하여, 서고 걷는 움직임을 넘어, 더나아가 삶 전체로 통합해가는 과정을 구성된다.

질문

ATM 스크립트를 보면 학생에게 끊임없이 질문을 던진다는 것을 알 수 있다. 질문은 습관적인 반복을 멈추게 하고, 따라서 자각을 위한 좋은 수단이 된다. 예를 들어, 가수가 노래를 부르고 있을 때 그 사람이 갖고 있는 미묘한 습관(예를 들어, 미간 찡그림)에 대해 질문을 하면, 그 가수는 더이상 기존의 정교하게 고정된 감각에 기대어 노래하기 어렵다. 가수는 지금까지 자각 하지 못했던 미간에 주의를 기울이게 될 것이고, 기존 노래 방식에서 잠깐 벗어나게 된다. 이처럼 질문은 비습관적 움직임, 감정, 감각, 생각 및 느낌을 유발한다. 간단한 실험을 해보자. 눈을 감고 차분하게 마음을 가라앉히고 혀로 자신의 윗니를 하나 하나 세어 보자. 어금니 끝에서부터 반대 끝까지 이의 모양을 혀로 알아보듯 섬세하게 움직인다. 이때 움직여지는 다른 신체 부위가 있는가? 눈동자가 제자리에 있는지 알아보자. 턱에서는 무슨 감각이 느껴지는가? 움직임이 있는가? 눈을 감고 3분 정도 차분히 알아보자. 충분히 알아봤다면 하품도 한 두번 하고 기지개도 펴보고 침도 몇 차례 삼키며 쉰다. 그리고 다시 눈을 감고 혀로 이를 세본다. 아까와 달라진 점은 무엇인가? 이 실험에서 알 수 있는 것은 무엇을 하고 있는지 질문을 하여 스스로 배우고 느낄 수 있는 기회를 제공하는 것이, 단순히 어떻게 하는지를 알려주는 것보다 중요하다는 사실이다.

무엇

'What to do' 내가 무엇을 하고 있는지에 대한 것과 'How to do' 어떻게 하고 있는지에 대한 맥락을 비교해보자. 무엇과 어떻게는 비슷하게 사용되기는 하지만, 본래 갖고 있는 늬앙스의 차이가 분명히 있다. 아래 두 질문에 대해 실제로 해보고 느낌의 차이를 알아보자.

첫번째 질문: "당신은 지금 엉덩이와 허리에서 무엇이 느껴지는가?"
두번째 질문: "당신은 지금 엉덩이와 허리로 어떻게 앉아 있는가?"

위 두 질문은 자기 감각에 주의를 기울인다는 점에서 같지만, 자기 이미지의 형성 방향은 완전히 다를 수 있다. '무엇을 하는가'는 말그대로 지금 무엇을 하고 있는지를 알아보게 한다. 반면 '어떻게 하는가'는 방법을 추론하게 한다. 어떻게 앉아 있는가에 대한 질문은 사람에 따라 잘 앉아있기 위한 방법을 찾아야 하는 것처럼 받아들여질 수 있다. 따라서 그만큼 지금 무엇을 느끼는지를 알아차리기는 어려워질 수 있다. 보통 사회적으로 '어떻게'는 목표 지향적 사고를 할 때 사용된다. '무엇'은 현재 시제에서, '어떻게'는 미래 또는 과거 시제에서 많이 쓰이기 때문이다. 물론 이는 맥락상 달라질 수 있다. 당연히 어떻게 움직이고 있는가에 대한 질문도 맥락상에서 지금 자기가 무엇을 하고 있는지에 대한 피드백이 될 수 있다.

ATM 수업은 쉽게 이해할 수 있는 언어로 진행된다. 쉬운 언어를 사용하는 이유는 누군가에는 쉽고 누군가에게는 어렵기 때문이 아니다. 즉 난이도 구분이 아니라, 각 개인의 독자적인 신경계 수준에서 모두가 이해되어야 하기 때문이다. 언어는 각자 의 삶 속에서 전혀 다르게 형성된다. 아기는 말귀를 알아듣기 시작할 무렵부터 '팔을 든다' '다리로 찬다' '무릎을 구부린다' ' 무엇을 던진다' 식의 움직임의 의도를 언어로 치환하는 학습을 거친다. 같은 언어를 사용하더라도 그 언어에 대한 세부 맥락은 문화적, 환경적, 지적 배경에 따라 큰 차이를 보인다. 작은 실험을 해보자. 눈을 감고 지금 자신이 방에 누워있다고 상상해보자. 등이 바닥에 잘 닿아있는 걸 상상한다. 이 자세에서 위를 보려고 해보자. 누군가는 위를 볼때 공간을 기준으로 천장을 본다. 누군가는 몸을 기준으로 머리가 향하는 방향의 벽을 보려고 한다. 신체 기준에서 보면, 천장은 위가 아니라 앞이다. 보통 동양적 사고관에서는 공간을 기준으로 위를 파악하는 경향이 있고, 서양적 사고관에서는 자기 신체를 기준으로 위를 파악하는 경향이 있다. 또 다른 실험을 해보자. 천장을 향해 팔을 뻗어보자. 뻗을 때 팔의 각도는 어떤가? 어느 쪽 어깨가 높아졌는가? 머리는 어느 방향으로 기울어졌는가? 몸통은 어느 방향으로 회전하였는가? 실제로 해보고 스스로 어떻게 움직임을 취하고 있는지 알아보자. 만약 다른 사람들과 함께 할 수 있다면, 모두 다르게 움직인다는 걸 쉽게 관찰할 수 있다. 이처럼 같은 언어를 사용하더라도 각자 전혀 다른 움직임으로 해석될 여지가 있다. ATM 수업은 쉬운 움직임과 쉬운 언어를 기반하기 때문에 누구나 할 수 있지만 위에 서술하였듯 언어적, 문화적, 시대적, 사회적 차이에서 오는 차이가 있다. 한 사람의 인생은 하나의 독립된 세계이기 때문에 이 차이를 인정하고, 마치 세계 공용어가 있는 것처럼 어느 정도 동등하게 적용될 수 있는 단어와 개념이 사용될 필요가 있다.

topic 06 의도

> 당신의 의도가 움직임에 분명하게 나타나는지 확인하세요.
> 당신의 의도가 분명할 때, 움직임은 자기 조직화됩니다.
>
> - 모세 펠든크라이스 -

어떤 움직임을 하든 그 움직임 대한 기본적인 의도가 주어진다. 학생은 그 의도가 무엇인지를 이해하고 움직이게 된다. 이때 주의할 점은 두 가지다. 첫째, 과도한 의미 부여를 자제해야 한다. 예를 들어 이 움직임을 하면 어디가 좋아질 것이다라는 기대가 의미 부여의 대표적인 예다. 이 경우 움직임을 하면서 특정 근육을 스트레칭하려는 경향을 보인다. 전문가들의 경우, 전문지식을 적용하여 움직임을 분석하는 경우가 많은데, 이 또한 의미를 더하는 일일 수 있다. 의미는 의도와 구별되어야 한다. 의미를 부여하는 일은 주의 Attention를 자기 내면이 아닌 외부로 보내는 일일 수 있음을 조심해야한다. 두번째 주의할 점은 움직임을 바로 시작하는 것이다. 주어진 의도를 좀더 느긋하게 여기자. 천천히 움직임을 시작하자. 움직임의 의도가 실제로 움직임에 반영되고 있는지 주의를 기울이자. 예를 들어 무지개를 볼 때 우리는 무지개 색을 빨주노초파남보로 구분되어 있다는 사실을 안다. 하지만 무지개를 처음 보는 것처럼 본다면, 무지개의 색과 색 사이 그라데이션을 섬세하게 관찰할 수도 있다. 움직임을 시작할 때도 평소 습관이나 관념대로 반응하게 하지말고, 움직임의 의도와 실제 움직임 사이의 간극을 느끼려고 해보자. 아무리 익숙하고 쉽고 단순한 움직임일지라도 낯선 느낌을 받을 수 있다.

topic 07 주의

주의를 기울이는 것은 자각을 위한 의식적 기능 또는 수단이다. 즉, 반사적이고 무의식적인 패턴을 멈출 수 있는 가능성을 연다. 주의를 기울여서 자각이 가능하다는 아이디어는 외부 자극에 의해 형성되는 사고와 실제 구현되는 행동 사이 간극이 크다 는데서 착안됐다. 즉, 행동에 앞서서 형성되는 의도를, 행동하기 전에 주의를 기울여 관찰할 수 있다는 것이다. 이 능력으로 우리는 본능대로 반응하거나, 습관적으로 반복하는 일을 멈출 수 있다. 스스로 자기 움직임이 무슨 의도로 시작되는지 그 패턴의 근간을 추적할 수 있고, 움직임이 일어나는 순간 무슨 일이 몸에서 일어나는지도 주의를 기울일 수 있다. 주의를 통해 무의식적이었던 반응을을 좀더 의식적으로 변환할 수 있다. 모세의 표현을 빌려 말해보자면 무의식적이거나 불가능한 것이 가능해지고, 가능했던 것이 쉬워지며, 쉬웠던 것이 더 우아해질 수 있다.

topic 08 관계

천천히, 천천히, 너무 천천히 하면 지루할 것입니다. 지루해지기 시작하면 그렇게까지 지루하지 않다는 것을 알게 됩니다.

- 모세 펠든크라이스 -

움직이면서 신체 부위 간의 다양한 관계를 알아내기 위해서는 움직임의 방향성과 타이밍에 대한 다양한 시도가 필요하다. 앉아 있는 자세에서 아무 팔이나 위로 뻗어 기지개를 펴보자. 한 팔을 천장을 향해 뻗고 어느 쪽 엉덩이에 체중이 실려야 더 위로 기지개를 뻗을 수 있는지 알아보자. 몇차례 해보면서 엉덩이 움직임과 팔 움직임 간의 관계를 알아내보자. 그 밖에 턱과 머리의 관계, 눈과 팔의 관계도 함께 탐구해볼 수 있다. 기지개를 펴내면서, 몸 전체가 어떻게 조직되는지 관찰하고 다양한 시도를 해볼 수 있다. 어디가 무거워지고 어디는 가벼워지고 어디는 길어지고 어디는 짧아지는지에 대한 일련의 과정은 미묘한 타이밍으로 관계되어 있는데, 이 타이밍의 차이로 시각적으로 같아도 전혀 다른 움직임이 되기도 한다. 다시 기지개를 뻗어보자. 팔이 먼저 길어지는가. 엉덩이에 체중이 먼저 실리는가? 팔이 이 움직임의 시작인가. 엉덩이가 이 움직임의 시작인가? 타이밍을 느끼기 위해서는 빠르게 해서는 안된다. 천천히. 더 천천히 해야한다. 느리게 움직이더라도 타이밍과 방향성에 대해 민감해질 수록, 결코 지루할 틈이 없다. 자기가 지금 무엇을 느끼고 있고 그게 다른 신체 부위나 또는 내 생각, 감정, 움직이나 감각과 어떤 관계가 있는지를 있는 그대로 관찰해보자.

topic 09 통증

통증을 바라보지 말고, 통증을 가진 자기 자신을 들여다보자. 움직임을 하면서 반사적으로 발생하는 어떤 통증이나 불편함이 있을 수 있다. 보통 이런 경우 통증에 모든 신경이 쏠리고 이를 없애보려고 여러 노력을 해보지만 보통 소용이 없다. 왜 그럴까? 대부분 통증 상태는 의식적으로 통제하지 못해 발생하는 자동화된 사건이기 때문이다. 신경계가 안정적이지 못한 상태에 대응하기 위해 자동적으로 근육을 포함한 막 조직을 긴장하게 만드는 것이다. 이 과정은 무의식적으로 발생하는데, 흥미롭게도 이 무의식 과정에서 발생한 통증에 대해서는 의식적이다. 따라서 통증이 있는 상태에서는 그 무의식적 과정을 자각하기보다, 당장 느껴지는 통증에만 집중하게 될 여지가 크다. 그러나 통증을 유발하는 무의식적 과정을 자각하지 않는 이상 통증을 스스로 해결하기란 매우 어렵다. 심지어 스스로는 아무것도 하고 있지 않는다하더라도, 그 과정이 반사적으로 작동하며 통증을 유발할 수 있다. 그러므로 일단 통증이나 불편함이 있을 정도로 움직이지 않아야 한다. 신경계의 안정을 확보하는 일이 우선 중요하기 때문이다. 예를 들어, 팔을 위로 뻗는 움직임을 할 때 특정 부위에 통증이 느껴진다면 좀더 작고 편안한 움직임을 찾아보자. 만약 시작 자세를 취하는 것만으로도 불편하다면, 그 자세를 서포트 해줄 수 있는 도구를 활용하여 신체를 받쳐줄 필요도 있다. 몸이 안정적인 상태일 때, 자동적인 반응을 멈추거나 탐구할 수 있는 기회가 더 많이 주어진다.

topic 10 정답

실수하지 않으면 배우지 못합니다.
정답은 존재하지 않으며, 더 나은 방법이 있을 뿐입니다.
- 모세 펠든크라이스 -

누구나 문제는 있다. 그러나 문제를 대하는 방식은 모두 다르다. 움직임을 통한 자각은 완전무결한 정답을 전제로 문제를 해결하려는 방식과는 거리가 멀다. 정답을 추구하는 태도는 형이상학적이고 이성적인 정답에 집착하게 하는데, 도리어 문제 해결에 대한 다양한 가능성을 발견하기 어렵게 한다. 삶에서 경험하게 되는 대부분의 문제들은 매우 주관적이고 추상적이어서 정답이 없다. 움직임 역시 정답이 정해져있지 않다. 자각한다는 것은 내가 무엇을 느끼고 있는지 명료하게 알아가는 과정일 뿐 맞고 틀림은 존재하지 않는다. 모세 펠든크라이스는 정답이라고 생각하는 것을 두려워해야 한다고 말한다. 정답이라 여기는 순간 더 이상 발전이 없기 때문이다.

topic 11 유희

> 인간의 삶에서 가장 중요한 일은 평온하면서도 엄숙하지 않으면서,
> 강박적인 진지함 없이 객관적인 타당성을 따지지 않으며
> 배우는 법을 배워야 합니다.
>
> - 모세 펠든크라이스 -

유희는 인간 본연의 학습 방식이다. 아기는 인상을 찌푸려가며 움직임을 배우지 않는다. 모든 행위에는 호기심이 가득하고 움직임을 끊임없이 탐구한다. 아기는 비언어적이고 유기적인 학습 과정에서 유희를 맛본다. 하지만 나이를 점차 먹어가며, 유희로 가득한 학습 기회는 점차 줄어들고, 정답과 옳음을 추구하는 사회적 학습이 그 자리를 차지한다. 이때 잃게 되는 것은, 유희와 더

불어 문제 해결 방식의 다양성이다. 결과적으로 모든게 새로웠던 어린 시절과 달리 어른이 되면서부터 단조롭게 세월이 흘러간다. 삶은 배움의 연속이다. 이 배움이 고통스럽고 지루하다면 어떻게 삶이 행복할 수 있겠는가? 우리는 유희적으로 배우는 법을 배워야 한다.

topic 12 자각과 의식

자각은 의식과 다르다. 정신을 잃고 쓰러진 사람이 정신을 차렸을 때, 의식이 돌아왔다고 하지 자각하였다고 하지 않는다. 자각은 스스로 주의를 기울임으로써 가능하다. 의식은 있거나 없는 것이라면, 자각은 하거나 하지 못하는 것이다. 어깨 통증으로 병원에서 진찰을 받은 후, 한쪽 어깨가 좀 더 내려가 있음에 주의를 기울이게 됨으로써 이를 자각한다면 의식적인 확장이 일어난 것이라 볼 수 있다. 우리는 자각을 통해 좀더 의식적인 사람이 될 수 있다. 모세는 자각이 우리가 의식하고 있는 동안, 우리 안에서 무엇이 일어나고 있는지를 깨닫는 것이라 말한다. 만약 자각을 하지 못한다면, 그만큼 무의식적인 영역이 많은 삶을 살아가고 있는 셈이다. 대부분 사람들은 덜 의식적인 삶을 살아가다가 한참이 지나서야 무언가 잘못됐음을 깨닫곤 한다.

열다섯살 때의 걸음 걸이를 떠올려보자. 그리고 걸어보면서 그때와 비교하여 무엇이 달라졌는지 알아보자. 잘 걸으려고 하지 말고 있는 그대로 느끼려고 하자. 차이를 알아가는 과정에서 어딘가 주의를 기울이게 될 것이고 그 부위에서부터 자각이 확장 되어 간다. 즉 좀더 의식적인 영역에서 시작하여, 좀더 의식이 넓어지는 셈이다. 이처럼 자각은 의식을 확장해가는 과정으로, 어떤 특정 방향에 의식을 집중하는 것과는 정반대에 위치한다. 좀더 잘 느끼기 위해서는 자극에 즉각적이고 본능적으로 반응 하는 것이 무엇인지, 즉 내가 하고 있는 것이 무엇인지를 명확히 할 필요가 있다. 이를 자각할 수 있다면 반응을 의식적으로 조절할 수 있다. 좀더 의식적인 행동이 가능해진다. 출발점은 자기가 무엇을 하는 지 알아차려야 한다는 것이다. 무엇이 변화 하는지 알아차리려면 먼저 노력 자체를 줄여야 한다. 덜 하는 것이 많이 하는 것임을 알고 자기 느낌의 감도를 높이고 차이를 감지하는 능력을 활용하자.

topic 13 좋은 움직임

좋은 움직임이란 투자한 모든 힘이 움직임으로 변환되는 움직임이다.

- 모세 펠든크라이스 -

움직임을 효율적으로 조직하는 과정에서 중력과 장력을 정밀하게 감지해내는 능력은 필수적이다. 이는 움직임에 대한 자기 이미지를 통합하고 확장시켜 가는 데 있어서 매우 중요하다. 그러나 중력과 장력을 감지하라는 말은 마치 공기를 느껴보라는 말처럼 허무맹랑하다. 우리가 공기를 느낄 수 있는 것은 우리 몸의 팽창감 덕분이다. 마찬가지로 우리가 중력을 느낄 수 있다면 그것은 무게의 변화 또는 차이를 알아냄으로써 가능하다. 자세는 어떻게 기능을 지탱하는가? 모든 자세는 특정한 목적을 위해 기능을 수행한다. 자세에 따라 중력중심이 다르게 형성된다. 예를 들어, 누워있을 때와 앉아있을 때 그리고 서있을 때 각각의 자세에서 한쪽 허리를 짧게 하는 행위을 한다면 어떤 자세에서 더 쉬운가. 실제로 해봐도 좋고 상상도 좋다. 직접 해보면서 차이를 찾아보자. 차이는 무엇이었으며 각각의 자세에서 공통적으로 존재하는 불변하는 것, 동일한 것. 전달되는 것은 무엇인가?

중력은 항상 수직선 상에서 아래로 작용한다. 지금 앉아있다면, 어느 쪽 엉덩이로 좀 더 앉아 있는가? 바닥면이 엉덩이를 받쳐 주고 있을텐데, 좀더 잘 받쳐주고 있는 쪽은 어디인가? 이런식으로 우리는 무게를 비교해보는 식으로 중력에 대한 감지를 할 수 있다. 장력 역시 마찬가지다. 잠시 천장을 보고 누워서, 좌우 발가락에서부터 정수리까지 끈으로 연결되어있다고 상상해보자. 왼쪽 끈이 더 긴가? 오른쪽 끈이 더 긴가? 더 팽팽한 쪽은 어느 쪽인가? 길이감은 장력에 대한 힌트를 제공한다. 이처럼 움직임을 통해 자각을 이끌어내는 과정에는 중력, 장력 감지를 돕는 다양한 피드백이 포함된다.

원하는 방향으로 장력을 보내기 위해서는 그만큼 중력 기반이 안정적이어야 한다. 예를 들어, 우리가 오른발을 내딛기 위해서는 왼발이 중력 기반을 제공하고 오른발을 내딛기 위한 장력의 방향을 지원한다. 물리적으로 장력의 생성에는 중력이 꼭 필요하다. 이렇게 보면 우리 몸은 마치 중력과 장력과의 관계를 고스란히 드러내는 거미줄과 같다는 느낌을 준다. 거미줄의 유연함을 생각해 볼 때, 우리 몸이 딱딱한 조직으로 구성되어 있지 않음을 알 수 있다. 토마스 한나 박사는 몸이 고형이라는 것이 순전히 착각에 불과하며, 딱딱해 보이는 외형과 달리 내부에서는 끊임없이 움직이는 복잡한 네트워크가 질서정연하게 자리 잡고 있다고 말한다. 즉, 우리가 움직임을 탐구하고 이해한다고 할 때 그 대상은 고체화된 외부 움직임이 아니라, 내부에 숨겨진 네트워크적 움직임이다.

우리의 딱딱한 골격은 우리가 에너지를 소비하지 않으면서 신체를 지탱하게 돕는다. 만약, 이 골격의 역할을 근육이 대신 수행해야 한다면, 중력에 대한 불필요한 저항을 하게 되는 셈이다. 이는 불필요한 긴장을 유발하고 움직임을 제한한다. 움직임이 좋지 못하다고 느껴진다면, 아마도 근육이 뼈의 역할을 담당하고 있을 것이다. 그리고 골격과 근육의 관계를 왜곡시키는 신경 체계의 반응이 있을 것이다. 중력에 기반하여 움직이는 일은 근육의 부담을 줄이는 최고의 전략이다. S자로 생긴 척추는 위아래로 스프링 작용을 한다. 이 스프링 작용을 주변 근육이 돕기는 하지만, 어디까지나 보조적이어야하며 스프링 작용에서 생겨나는 저항은 척추

뼈가 흡수할 수 있어야 하며 골반을 거쳐 다리까지 뻗어내려갈 수 있어야 한다.

근육이 보조적으로 활용된다는 느낌 또는 골격이 지탱한다는 느낌을 알기 위해 다음의 움직임을 해보자. 편안히 앉거나 서서 한쪽 어깨를 뒤로 당겨보자. 어깨를 당긴다는 느낌을 근육에서도 느껴보고 골격에서도 느껴보자. 1~2분 동작을 해보면서도 알아보자. 근육의 수축과 이완이 더 느껴지는가? 골격의 움직임이 더 느껴지는가? 골격에 느낌을 가져가기 위해 이번에는 어깨 전체의 무게를 느끼려고 해보자. 어깨를 위로 아래로 으쓱거리면서 어깨 골격의 무게감을 알아보자. 자 이제 그 무게를 뒤로 앞으로 왔다갔다 옮겨보자. 이때 근육이 더 느껴지는가? 골격이 더 느껴지는가? 근육이 좀더 보조적으로 활용되고 있는가?

8

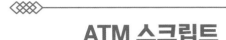

ATM 스크립트
주제: Throwing Pattern

Step 01 **레퍼런스 움직임 탐구**

의자에 앉아있는 자세에서 시작한다.

앉아있는 감각에 주의를 기울여 보자.

앉아있을 때 무엇이 느껴지는가?

무게가 실리는 걸 느껴본다.

무게가 어디에 실리는가?

엉덩이 왼쪽에 무게가 실리는가?

오른쪽에 무게가 좀더 실리는가?

오른쪽 몸의 길이와 왼쪽 몸의 길이를 비교해본다.

오른쪽 엉덩이 닿은 지점에서부터 오른쪽 어깨 끝까지 선을
그어본다.

왼쪽 엉덩이 닿는 지점에서부터 왼쪽 어깨 끝까지 선을 그어본다.

이제 두 선의 길이를 비교해본다.

숨은 어떻게 쉬고 있는가?
숨은 내 몸의 어디까지 들어왔다가 나가는가?
가슴에서 숨이 느껴지는가? 배에서 숨이 느껴지는가?
바꾸려고 하지말고 있는 그대로 알아본다.
숨이 들어오면서 왼쪽 오른쪽 몸 어느 쪽이 공간이 넓어지는가?
내 몸의 오른쪽에 숨이 더 들어오는가? 왼쪽에 더 숨이 들어오는가?

골반을 굴려본다.
골반을 굴린다는 것은 마치 벨리댄서들이 골반을 회전하는
움직임이다.
등받이에서 등을 떼고 움직임을 해본다.
골반에 닿는 지점이 어떻게 변하는지 알아본다.
변하는 감각을 있는 그대로 느끼려고 해본다.

혹시 좌골이 느껴지시나요?
뒷꿈치처럼 딱딱하게 느껴지는 뼈가 엉덩에도 있다.
그 엉덩이의 딱딱한 뼈부분이 느껴지는가?
최대한 굴리지 말고 천천히 알아본다는 느낌으로 부드럽게 굴린다.

이제 멈추고 내 척추의 길이를 알아본다.
여기까지 레퍼런스 움직임을 해보았다.

ATM 마지막에 다시 이 레퍼런스 움직임을 해봄으로써 무엇이 달라졌는지 알아본다.

무릎 움직임 탐구

의자에 앉아있는 자세에서 시작한다.

등받이에서 등을 떼고 의자의 앞부분에 앉는다.

먼저 두 발바닥이 바닥에 잘 붙어있는지 확인한다.

오른쪽 무릎을 한번 느껴본다.

오른쪽 허벅지도 느껴본다.

허벅지 안에는 대퇴골이 있다.

대퇴골은 무릎에서 골반까지 이어주는 뼈다.

오른쪽 무릎이 가리키는 방향을 관찰한다.

무릎이 앞을 가르키는가?

살짝 바깥쪽을 가리키는가?

무릎 방향 그대로 유지하면서 무릎을 앞으로 밀었다가 다시 돌아오는 움직임을 한다. **(약 10회)**

허벅지 아래가 의자 위에서 미끄러지는 움직임이다.

움직임을 하면서 골반이 무슨 일을 하는지 알아본다.

멈추고 쉰다. **(약 30초)**

다시 같은 움직임을 해본다.

호흡은 부드럽고 편안하게 느리게 해본다.

마치 100번을 할 수 있을것처럼 쉽게 한다.

100번을 하려면 쉽고 간단하게 부드럽게 해야할 것이다.

호흡을 참거나 일부러 깊게 마시거나 하지말고 편안하게 한다.

가능한만큼, 쉬운만큼만 무릎이 앞으로 나아갔다가 돌아오는 움직임이다. 이때 골반이 무슨일을 하는지 알아본다.

오른쪽 좌골에 무슨 느낌을 받게 되는가?

오른쪽 좌골은 무슨 일을 하고 있는가?

무릎이 앞으로 나아갈 때 오른쪽 허리는 짧아지는가?

길어지는가? 멈추고 쉰다. **(약 30초)**

다시 오른쪽 무릎을 앞으로 밀어냈다가 돌아오는 움직임을 해본다.

무릎의 방향 그대로 앞으로 갔다가 돌아오는 움직임이다.

누군가가 오른쪽 무릎 앞에 서서 무릎을 당긴다고 상상해보자.

아주 천천히 무릎이 당겨지면서, 골반이 끌려가는 느낌을 알아보자.

이 무릎 움직임을 통한 반응이 몸 어디에서 느껴지는가?

허벅지, 골반에서만 반응이 느껴지는가?

아니면 배, 가슴, 머리, 어깨에서도 반응이 있는가?

무릎이 앞으로 나아갈때 오른쪽 허리가 짧아지는가?

길어지는가? 멈추고 쉰다. **(약 30초)**

골반으로 걷듯이 제 자리에서 움직여보자.

골반을 좌우로 번갈아 들었다가 낮다가 해보자.

걷는 느낌으로 해본다.

이렇게 걷듯이 엉덩이를 뒤쪽으로 움직였다가 다시 앞쪽으로 움직여보자.

아기들이 바닥에 앉아서 이렇게 움직이는 것을 본적이 있는가?

뒤로 갔다가 앞으로 갔다가 움직임을 계속 해본다.

앞으로 갔을 때 멈춘다.

다시 무릎을 앞으로 밀어냈다가 돌아오는 움직임을 해본다.

이 움직임에서 달라진 점이 있는가?

골반에서 달라지는 느낌이 있는지 알아본다.

무엇이 달라졌는가?

나의 감정, 감각, 생각, 움직임. 달라진 것이 있는가?

오른 엄지 손가락으로 자신의 ASIS를 터치한다.

이때 나머지 손가락은 엉덩이 방향으로 둔다.

이 자세에서 ASIS를 앞으로 밀어냈다가 다시 가져오는 움직임을 해본다.

움직임의 크기보다 방향에 주의를 기울이면서 1 cm 정도만 작게 움직여본다.

엄지손가락을 밀듯이 움직임을 해본다.

ASIS를 앞으로 밀어낼 때 무릎은 무슨 일을 하는가?

무릎도 따라서 앞으로 나아가는가?

움직임의 시작을 무릎이 아닌 ASIS에서 해보자.

호흡은 편안하게 한다.

가능한 만큼만 쉽게 움직인다.

멈추고 쉰다.

다시 ASIS를 터치하고 같은 움직임을 해본다.

ASIS로 엄지 손가락을 앞으로 밀어내는 움직임이다.

이때, 오른쪽 허리는 짧아지는가? 길어지는가?

왼쪽와 오른쪽 허리 길이의 차이가 느껴지는가?

ASIS를 앞으로 밀어낼때 허리 길이 차이가 생기는가?

잠깐 멈추고 무릎을 앞으로 밀어냈다가 가져오는 움직임을 해본다.

아까와 달라진 점이 있는가?

골반에서 무엇이 달라졌는가?

무릎이 움직임을 리드한다.

멈추고 쉰다.

이번에는 다시 오른쪽 ASIS를 앞으로 밀어냈다가 원위치로 가
져오는 움직임을 해본다 .

잘 할 필요가 없다. 내가 하는 방식을 알아보려고 해본다.

동작의 시작을 슬로우모션으로 해보자.

ASIS를 1 mm 정도만 움직여 볼 수 있는가? 해본다.

1 mm 움직일 때 무릎에서 움직임이 느껴지는가?

허리에서는 무슨 반응이 있는가?

오른쪽 팔을 옆으로 나란히 하듯이 쭉펴서 들어올린다.

손가락, 손목에 힘이 풀어준다. 손가락이 아래를 가리리게 될
것이다.

이 자세에서 자신의 손목에 주의를 기울여본다.

아래로 늘어져있는 손가락을 좀더 아래로 보냈다가 손가락을
위로 들어올린다.

편안하고 쉽게 100번이라도 할 수 있을 것처럼 움직인다.

엄지 손가락의 움직임 거리와 새끼 손가락이 움직임 거리를 비
교해본다.

어느 손가락이 좀더 많이 움직이는가?

손가락에는 힘이 풀고, 움직임의 시작을 손목에서 한다.

손목이 손가락의 움직임을 리드한다.

팔을 내려놓고 쉰다.

다시 오른쪽 팔을 들고 움직임을 해본다.

편안한만큼만 손가락을 밑으로 위로 움직인다.

손가락을 아래로 향할 때 위로 향할 때 어깨에서는 무슨 일을
하는가?

견갑골에서는 어떤 느낌이 드는가? 움직임 반응이 있는가?

손가락의 방향과 견갑골의 방향의 관계를 알아본다.

손가락이 위로 향할때 견갑골은 척추에 가까워지는가? 아니면 멀어지는가?

팔을 내려놓고 쉰다.

다시 오른팔을 든다.

손가락은 향한 상태다.

이제 오른 손등으로 벽을 밀어내듯 움직여 본다.

옆에 벽이 있는데, 이 벽을 손등으로 밀어내는 움직임이다.

벽은 평평하다. 평평한 벽을 밀기 위해 손등은 무슨 일을 하는가?

손등으로 밀어낼 때 손가락은 어디를 가리키게 되는가?

손가락이 위를 보려고 하는가? 밑을 보려고 하는가?

중심이 무너지지 않는 정도까지만 손등을 밀어낸다.

이 움직임을 할때 어깨에서는 무슨 일이 일어나는가?

이 움직임의 파장이 머리에서도 느껴지는가?

내려놓고 쉰다.

좌우 어깨 높이를 비교해본다.

어느 쪽 어깨가 좀더 밑으로 가라앉은 느낌이 드는가?

숨을 편안하게 마쉬고 내쉬어본다.

숨이 내 몸의 왼편에 더 많이 들어오는가? 오른편에 더 많이 들어오는가?

내 몸의 왼쪽과 오른쪽의 크기를 비교 해본다.

어느 쪽이 더 큰가?

숨이 마쉬고 내쉴 때 어느 쪽이 더 명료하게 느껴지는가?

다시 오른팔을 옆으로 들어올린다.
손가락은 아래로 늘어뜨려 준다.
가상의 오른쪽 벽에 손잡이 생겼다고 가정해보자.
이제 가상의 손잡이를 오른손으로 잡고 바깥쪽으로 돌려본다.
바깥쪽으로 돌려서 문을 여는 움직임이다. **(15회 반복)**
손잡이를 가볍고 부드럽게 쥐고 움직임으로 돌린다.
마치 천천히 문을 연다는 느낌으로 해본다.
손가락이 바닥을 향한 상태에서 손잡이를 돌리는 움직임이다.
이때 팔이 회전하며 엄지손가락은 위로 향한다.
손목에서 이 움직임이 시작하게 해본다.
내려놓고 쉰다.

다시 오른팔을 옆으로 나란히 한다.
손가락은 아래로 가린다.

손가락이 아래를 가리키게 했다가 앞을 가리키게 해본다.
이번 움직임에서는 문손잡이를 잡지 않고 손가락의 방향에
주의를 기울인다.
손목에서 이 움직임을 리드할 수 있게 해본다.
손가락이 내 몸 앞쪽을 향할 때 어깨에서는 무슨 일이 일어나는가?
그리고 팔이 길어지는가? 짧아지는가?

손가락이 앞을 향한 상태에서 멈춘다.

이 상태에서 손등으로 가상의 벽을 밀어내본다.

평평한 벽을 밀어내기 위해 손등이 닿게 되면 손등 모양이 어떻게 변하는가?

이 움직임을 **10회 정도** 반복한다.

내려놓고 쉰다.

이제 일어나서 좌우 팔의 길이를 비교해보자.

오른팔이 길게 느껴지는가?

왼팔이 길게 느껴지는가?

어깨는 어떤가? 어느 쪽 어깨가 밑으로 가라앉아 있는가?

Step 04 몸통 움직임 탐구

오른팔을 옆으로 나란히 한다.

왼손가락 끝으로 흉골을 터치한다.

왼손가락으로 흉골을 왼쪽으로 당겨본다.

이때 흉골이 옆으로 이동하는 느낌을 알아본다.

이 움직임을 **10회 정도** 한다.

이 움직임은 몸을 회전시키려는 의도가 없지만, 혹시 몸이 살짝 회전되는 느낌이 있는가?

일부러 회전시키지는 말고, 흉골을 왼쪽으로 당길 때 몸이 어느 방향으로 회전하고 싶어하는지 알아본다.

내려놓고 쉰다. **(20초 휴식)**

다시 오른 팔을 옆으로 나란히 한다.

손가락은 아래로 죽 늘어뜨려준다.

오른 손등으로 가상의 벽을 밀어내려고 해본다.

이때 손가락이 가리키는 방향이 바뀌는가?

몸 앞을 가리키려고 하는가?

아니면 아래를 가리키려고 하는가?

좀더 편안하고 쉬운 방향을 알아보자.

이 움직임을 15회 정도 한다.

내려놓고 쉰다. **(20초 휴식)**

왼손가락으로 흉골을 터치하고 같은 움직임을 해본다.

손등을 밀어낼 때 팔이 길어지는 느낌에 주의를 기울여보자.

팔이 길어질 때 흉골은 어느 방향으로 움직이는가?

흉골이 팔의 움직임을 따라가는가? 아니면 반대로 가고 싶어하는가?

5회 정도 해보고 내려놓고 쉰다.

오른팔을 들고 손등을 오른쪽으로 밀어낸 상태에서 고정한다.

평평한 벽을 밀어내는 것처럼 손등을 평평하게 하고,

손가락은 앞쪽으로 향하게 한다.

마치 벽에 손등을 붙여놓고 있는 자세다.

이 자세에서 왼손가락 끝으로 흉골을 왼쪽으로 당기는 움직임을 해본다.

이 움직임을 할때 손등은 가상의 벽에 닿아있어야 한다.

팔꿈치가 접히지 않도록 한다.

이 움직임을 **10회 정도** 해본다.

움직임을 하면서 어깨 공간에 주의를 기울여본다.

팔과 가슴이 만나는 공간이 커지는가? 작아지는가?

팔은 길어지는 느낌인가? 짧아지는 느낌인가?

팔은 어디로 회전하고 싶어하는가?

멈추고 쉰다.

다시 팔을 고정시키고 같은 움직임을 **10회 정도** 한다.

오른쪽 허리는 짧아지는 느낌인가? 길어지는 느낌인가?

무릎에서는 무슨 일을 하고 싶어하는가?

혹시 이 움직임을 오른쪽 무릎을 밀어내는 움직임과 같이 할 수 있는가?

멈추고 쉰다.

오른 팔을 옆으로 나란히 해서 손가락은 아래로 가리키게 한다.

이제 오른쪽 무릎을 앞으로 밀어냈다가 가져오는 움직임을 해본다.

이때 오른 팔과 어깨에서는 무슨 일이 일어나는가?

의자 앞쪽에 앉아서 진행한다.

무릎이 앞으로 나아갈 때 팔이 길어지는 감각이 있는가?

무릎에서 움직임이 시작되게 해서 **10회 정도** 해본다.

오른쪽 무릎이 리드하도록 움직임을 해본다.

바로 이어서 팔에서 움직임이 시작되게 해서 **10회 정도** 해본다.

이 움직임을 놀이처럼 즐겨보자.

팔 움직임과 무릎 움직임 사이의 관계를 탐구해보자.

내 오른쪽 좌골에서는 무슨 일이 일어나는가?

ASIS를 앞으로 밀어내는 움직임도 해볼 수 있는가?

마치 100번도 할 수 있을 것처럼 편안하고 부드럽게 자유롭게
움직임을 탐구해보자.

느긋하게 탐구해보고 지치기 전에 쉰다.

다시 움직임을 한다.

이번에는 왼손가락으로 흉골을 당김으로써 움직임을 시작해보자.

흉골이 작게 움직여보면서 이 움직임이 미치는 파장을 느껴본다.

무릎과 팔의 반응을 살펴본다.

팔과 무릎이 길어지고 싶어하는지 짧아지고 싶어하는지 알아본다.

15회 정도 하고 내려놓고 쉰다.

일어나서 선 느낌이 무엇이 달라졌는지 알아본다.

좌우 팔의 길이, 어깨 높이가 달라졌는가?

가슴의 넓이는 어떤가? 좌우 차이를 비교해본다.

왼팔과 몸통 사이의 거리와 오른팔과 몸통 사이의 거리를 비교해본다.

Step 05 움직임 통합

이제 가볍게 걸으면서 걷는 움직임에는 어떤 변화가 생겼는지 알아본다. 10~20분 정도 가볍게 산책하듯이 알아보면 좋겠다. 그리고 챕터 1. 레퍼런스 움직임을 다시 해보자. 전후 변화가 생겼는지 알아본다. 충분히 알아본 이후에 반대편을 계속 이어서 해봐도 좋고, 지친다면 하루 이틀 뒤에 해보아도 좋다.

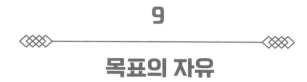

9

목표의 자유

하고 있는 일이 무엇인지 안다면 원하는 것을 할 수 있다.
하지만 자신이 무엇을 하고 있는지 모르면 원하는 것을 할 수 없다.

- 모세 펠든크라이스 -

목표지향적 사고는 현대 사회를 구축하는 지배적인 힘이다. 우리 사회는 목표로 가득 차 있다. 어떻게 살아야 하는가. 어떻게 돈을 벌어야 하는가. 어떻게 이 문제를 해결하느냐를 두고 생각에 생각을 거듭한다. 이르면, 초등학교 시절부터 어떻게 살아야 하는가를 고민한다. 학창 시절 내내 살아갈 방법을 고민하고 계획을 세우기 바쁘다. 어른이 되어서도 마찬가지다. 사회적 적응 또는 생존을 위한 과정은 자기가 현재 무엇을 하고 있는지, 지금 무엇을 느끼는지 잊게 만든다. 현재보다는 어떻게 해야 하는지 즉 미래가 더 중요해진다. 이렇게 미래 목표를 추구하는 힘은 내면보다는 외부로 시선을 돌리게 하고, 내면의 느낌을 차단하는데 익숙해지기도 한다. 사실 불확실한 미래에 대한 옳고 그름 또는 맞고 틀리고 따위의 규정적 판단은 사회적 소속감과 더불어 정서적 편안함을 주기도 된다. 그러나 다양한 가능성을 탐구하고 자유롭게 학습할 수 있는 주체적이고 창조적인 인간으로 발전할 여지는 그만큼 줄어든다. 우리가 좀더 유기적이고 미학적인 존재로 살아가기 위해서는 규정적 판단이 아니라 자각을 바탕으로 하는 선택이 필요하다.

목표는 삶을 이끌어가기 위해 충분한 양의 동력을 제공하기도 한다. 그러나 그 동력이 반복만 가능케한다면 무의식 상태나 다름없다. 기계는 더 많은 일, 더 많은 노력, 더 많은 힘을 갖지만 의식이 없다. 기계는 의도와 행위 사이의 간극을 알아채리는 자각 능력 역시 없다. 대신 논리 알고리즘에 따라 기계적으로 문제를 해결한다. 이렇게 인간이 발명한 기계적 문제 해결 방식과 각종 수단들은 생산성을 놀랍도록 증진시켰고 인류의 삶을 완전히 뒤바꿔놓았다. 단순히 외적인 환경을 넘어 우리가 하는 말과 행위까지도 말이다. 따라서 목표라는 말이 갖는 맥락에는 이러한 기계적 사고 방식이 내포하고 있음을 알아차려야 한다. 그리고 우리가 맞닥뜨리는 삶의 문제 대부분은 원인과 결과를 명확하게 구분하여 알고리즘화하기에는 너무나 입체적이고 복잡하다. 서점에 진열된 자기 계발서 및 건강을 위한 실용서 대부분은 효과적인 알고리즘을 소개하고 해보라 권하지만 사실 그 어떤 알고리즘도 완벽하게 자기 몸과 삶에 적용되는 경우가 없다. 보통 길어야 두세달하다가 그만두는 경우가 대부분이다. 물론, 삶의 변수들을 모조리 알고리즘화하여 정복 가능케 만들어가려는 노력은 분명 유용한 측면이 있다. 그러나 이 노력의 이면에 자기 의도가 얼마나 반영되어 있는가는 한번 돌아볼 필요가 있다. 정말 자기 의도인가? 아니면 이 사회의 의도인가? 자기 이미지를 개선시키는 작업인가? 사회적 이미지를 개선시키는 작업인가? 창조적이고 통합적인 과정인가? 반복적이고 파편화된 과정인가?

"언제 그대에게 확고한 계획이 있었는지
얼마나 적은 날들만이 그대의 의도대로 지나갔는지
언제 그대가 자신을 마음대로 할 수 있었는지
언제 그대의 얼굴이 자연스런 표정을 지었는지
그토록 긴 세월 동안 그대가 무엇을 이루었는지
얼마나 많은 사람이 그대가 무엇을 잃는지도 모르는 사이 그대의 인생을 빼앗아 갔는지
얼마나 많은 것들을 근거 없는 괴로움과
어리석은 즐거움과 탐욕스런 욕망과 매력적인 교제가 앗아갔으며
그대의 것 중에서 얼마나 적은 것이 남아 있는지
기억을 더듬어 보시오."

[세네카의 행복론 中 천병희 역, 숲, pp.8~15]

참 고 문 헌

1. 김득란. 신체의 움직임과 정서. 한국심리학회지: 건강 2003; 8(1): 69-83.
2. 김득란. 펠던크라이스 기법과 심리치료. 한국심리치료학회지 2010: 2: 63-80.
3. 리사 카파로. 소마지성을 깨워라 : 행복에너지. 2013.
4. 리즈 코치. 코어인지 : 군자출판사: 2013
5. 린다 하틀리. 바디마인드센터링 입문. : 군자출판사: 2020.
6. 모세 펠든크라이스. 펠든크라이스의 ATM : 소마코칭출판사: 2021.
7. 박상환, 김장이, 방병노. 자기이해, 자기수용, 자기표현이 타인관점수용과 의사소
    통역량에 미치는 영향 연구: 2016
8. 박소정. 파킨슨병 환자를 위한 국내외 움직임치료 프로그램 연구: 펠든크라이스
    기법을 중심으로. 무용역사기록학 2019;55:9-27.
9. 박주연. 펠든크라이스 기법의 명상적 적용- 마음챙김을 중심으로. 석사학위 청구
    논문. 동국대학교 불교대학원. 서울. 2020.
10. 서채린. 펠든크라이스 ATM 방식이 무용수의 신체자각 능력에 미치는 영향에 관한
    연구 석사학위 청구논문. 중앙대학교 교육대학원. 서울. 2019
11. 양돈규. 심리학사전 : 박학사: 2013.
12. 크레이그 윌리암슨. 앉기, 서기, 걷기 : 소마코칭출판사: 2019.
13. 토마스 하나. 부드러운 움직임의 길을 찾아 : 소피아:1993.
14. 토마스 하나. 소마틱스 : 행복에너지. 2012.
15. F.M.알렉산더. 알렉산더테크닉, 내 몸의 사용법 : 판미동: 2017.
16. Feldenkrais M. Self Fulfillment Through Organic Learning : Speech at the San Diego
    Mandala Conference. 1981.
17. Feldenkrais, M. The potent self: A study of spontaneity and compulsion : Frog
    Books. 1985.
18. James Stephens. Complementary Therapies for Physical Therapy : Saunders. 2008.
19. Martha Peterson. 15분 소마운동 : 군자출판사: 2014.
20. Patrick B. Massey MD, PhD. Integrative Medicine (Second Edition) : Saunders. 2007.
21. R. Louis Schultz, Rosemary Feitis. 엔들리스 웹 : 군자출판사: 2015.
22. Stanley Krleman. 감정해부학 : 군자출판사: 2018.

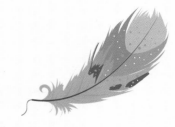

제

4

장

고대 운동

김
주
현

1

고대 운동의 유래

고대 운동은 말 그대로 그 역사가 기원 전 고대적으로 거슬러 올라가는 운동들을 말하며 인간이 생존을 위해 했던 수렵, 채집, 전투 활동과 직접적 관계가 있다. 고대 운동은 방망이 한쪽에 무게가 쏠린 구조와 적절한 그립을 활용해 진자 운동을 반복하는 형태를 보인다. 가장 대표적인 것이 고대 페르시아에서 유래한 페르시안밀Persianmeel 이다. 페르시안밀은 페르시아 고대 운동 체육관 주르카네Zurkhaneh에 현재까지도 그 도구와 운동법이 보존되어 있다. 페르시안밀 외에도 보다 원시적이고 극단적 형태의 가다Gada라고 불리는 메이스벨, 페르시안밀과 유사한 조리Jori 운동법이 인도 전통 체육관Akhara에 남아있다.

기원전부터 전해져오는 고대 운동. 전 세계 거의 모든 문화권에서 방망이 형태의 무기를 휘두르고 훈련했다는 역사적 기록이 발견되고 유물이 발견되지만 그 중에서도 방망이를 휘두르는 운동은 이란, 인도만이 현재까지 그 문화를 보존하고 있다. 그렇다

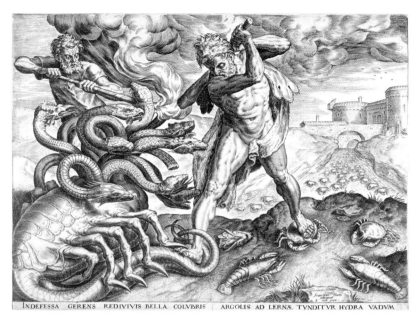

INDEFESSA GERENS REDIVIVIS BELLA COLVBRIS   ARGOLIS AD LERNÆ TVNDITVR HYDRA VADVM

그리스 로마 신화 속 헤라클래스 Cornelis Cort, c. 1565

면 방망이를 휘두르는 운동은 언제, 어디에서, 누가 가장 먼저 시작했을까?

태초에 인류는 강한 이빨도, 발톱도 없었다. 무기를 만들 수 있을 만한 지능이 없을 당시의 인류가 맹수로부터 살아남기 위해 처음으로 집어든 무기는 주변에 굴러다니는 나무 막대, 동물의 뼈, 그리고 굴러다니는 돌이었으리라. 위기의 순간 그립감이 가장 좋은 것을 손에 집어드는게 인간의 본능이다. 어린 시절 친구와 싸우다가 옆에 빗자루라도 있으면 본능적으로 손에 쥐려는 마음이 드는 일을 다 경험해 보지 않았는가. 창세기에서 가인도 충동적으로 아벨을 죽일때 본능적으로 옆에 있던 뭔가를 집어들어서 죽였다. 흔히들 알고 있는 성경, 그리스 로마 신화는 물론 여러 문화권에서 등장하는 신화에는 어김없이 방망이를 집어든 영웅들이 기록된 것을 볼 수 있다.

방망이와 돌은 가장 날것 그대로의 원형적 도구이다. 한팔로 돌을 강하게 던지는 움직임, 방망이를 휘두르는 움직임은 모두 똑같은 메커니즘을 가진 인류 원형적 움직임이다.

방망이를 휘두르는 인간의 손은 뇌의 명령을 수행하는 기관인 동시에 뇌에 가장 많은 정보를 제공하는 역할을 한다. 휘두르고, 던지는 등의 간단한 활동을 하는 찰나의 순간이지만 도구를 잡고 있는 손에서는 무게, 질감, 부피, 그립감, 무게중심 등의 감각 피드백을 빠르게 뇌로 전달하고 다시 그에 따른 운동신호를 온몸의 신경계로 보내 적절한 움직임 시퀀스를 만들어가는 사이클을 반복한다. 이 반복되는 사이클을 통해 움직임을 수정하고 최적화를 반복하면서 가장 효율적인 움직임을 찾아가는 것이다. 놀랍게도 이 과정에서 방망이는 필연적으로 '진자 운동'을 하게 되어있다.

"호모 파베르(Homo Faber) = 도구를 사용하는 사람"

방망이를 집어들고 저항을 시작했던 인류의 위대한 움직임 이후로 뇌와 움직임간의 신경연결고리는 더욱 강해졌으며 뇌는 더 똑똑해질 수밖에 없었으리라. 이는 섬세한 도구 사용으로 이어져 그렇게 인류는 힘을 얻고 생태계의 정점에 서게 되었다.

2

현존 고대 운동의
여러 방식

1) 페르시아 주르카네

고대 페르시아 인들은 육체적, 정신적 힘의 발달이 영성을 향상시킨다고 믿었다. 페르시아 고대운동 '바르제쉬에 바스타니 Varzesh-e-bastani'이 행해지는 전통 체육관 '주르카네Zurkhaneh'는 그 믿음을 실현하는 공간이었다. 주르카네를 직역하면 '힘의집'이다. 힘의집은 역사적으로 구성원이 외적인 힘을 기르며 전투를 준비하는 전사로 훈련시키는 것 외에도 친절과 겸손 등의 인성 교육 그리고 민족적 자부심을 키워주는 기능을 해왔다.

실제 이란 전통 체육관 주르카네 입구에 들어서면 표준보다 낮게 설계된 문을 통과해야하는데 이때 필연적으로 절을 하듯이 숙이고 들어가야한다. 겸손하고 낮은 자세로 입구를 통과해서 고개를 들어 주르카네 내부를 마주하면 그 웅장함과 화려함에 놀라게 된다. 높은 돔 구조 천장에, 운동을 위한 1 m 깊이로 움푹 파여진 원형공간, 그 주위로 구성원들의 관람 및 휴식과 대화를 위한 계단, 음악 연주를 위한 공간, 액자로 가득한 벽이 하나로 이어진 독특한 형태를 목격할 수 있다. 그 중심에는 팔각형의 구조로 바닥보다 27인치 낮게 움푹 파여진 경기장 고드Gowd 가 있고 고드 안에는 10~20명의 사람들이 둥글게 원형의 대열을 갖추고 모쉐드가 연주하는 음악에 맞춰 두개의 페르시안밀을 휘두르고 있다.

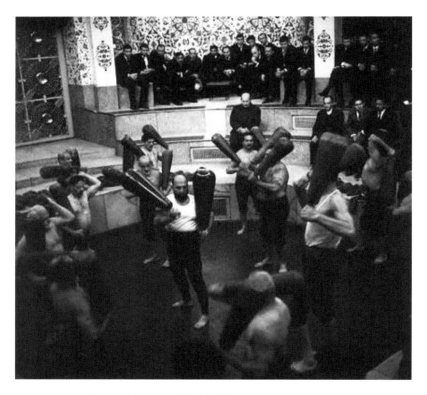

주르카네에서 페르시안밀을 휘두르는 모습. 1950년대.

모쉐드는 고수를 뜻하는 말로 단순히 악기를 연주하기 보다는 전체 고대 운동 프로그램 전반을 지휘하고 조율하면서 구성원들이 몰입하는데에 절대적인 역할을 한다.

모쉐드Morshed는 북Zarb와 종Zang을 연주하면서 구성원들로 하여금 리듬에 맞춰 운동하게끔 유도한다. 음악에 맞춰 구성원들이 원형 대형을 이루어 하모니를 이루며 페르시안밀을 휘두르는 장면은 운동이라기보다 의식에 가깝다. 이 의식에 참여하기 위해서 특별한 절차를 수행하게 되는데 구성원은 고드에 들어갈때 '록사드'라고 외치며 모쉐드에게 허락을 구한다. 그리고 모쉐드의 허락이 떨어져야만 고드에 들어갈 수 있다. 구성원들이 연장자 순

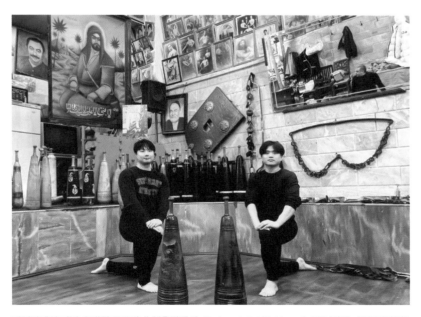

테헤란에서 가장 오래된 주르카네 체육관에서. Shaban Jafari Zurkhaneh 김주현(좌), 한얼(우)2019

으로 고드에 입장해서 땅을 손으로 터치 ⇨ 가슴을 터치 ⇨ 하늘을 향해 손을 들기 순서로 예를 갖춘다. 자신은 땅에서 왔으며 언젠가는 땅으로 돌아올 것임을 의미하는 동시에 고드안에서 누구나 겸손해야하고 모두가 평등한 존재임을 상징하는 의식이다. 이들이 입고 있는 페르시아 전사의 바지 샬바레 바스타니Shalvar-e-Bastani에 그려진 사이프러스 나무 심볼은 겸손을 상징한다. 모쉐드가 2시간 동안 리드하는 페르시아 고대 운동 세션은 정신적 측면, 육체적 측면은 물론 영적인 측면까지도 단련하는 시스템이며 고대 운동이 진행되는 '주르카네'는 수 천년을 이어온 문화적, 역사적, 예술적, 건축학적, 교육적, 스포츠적 가치를 동시에 가지는 다차원적 인류 문화 유산이다.

특히 주르카네의 바탕이 되는 영웅주의와 기사도 문화는 오랜 기간 페르시아와 오늘날 이란에 이르기까지 도덕, 사회, 정치 분야에 많은 영향을 끼쳐왔다. 그 결과 지역 사회에 깊이 자리매김하여, 현재 주르카네는 마치 마을 회관처럼 기능하게 됐다. 고드에서 고대 운동이 행해지는 와중에 그 계단 위로 운동에 참여하지 않는 사람들도 자유롭게 관전하고 편하게 옆자리의 사람들과 차를 마시고 담소를 나눈다. 처음 테헤란에 위치한 주르카네에 갔을 당시 가장 인상적이 었던 것은 운동에 참여하지 않는 사람일지언정 누구든 주르카네에 오면 모쉐드가 고대 운동을 진행 중임에도 누가 주르카네에 입장했음을 모든 사람에게 꼭 알린다. 그리고 방방이를 휘두르는 중인 수련자들과 계단 위에 앉아있는 사람들 모두 입을 모아 주르카네에 입장하는 그 사람을 향한 인사를 건낸다. *"살람! 바스타니!"*

　운동 전, 운동 중간, 운동 후에도 몸과 마음의 이완을 위해 수시로 차를 마시는데 주로 페르시아 향신료 샤프론이 들어간 홍차를 마신다. 이 전통은 주르카네라는 이름이 생기기도 전으로 거슬러 올라간다. 고대 페르시아에서는 차르타Chartaa라는 구덩이를 파고 그 안에 들어가서 훈련을 시켰는데 차르타에 들어가기 전 '힘의 물'이라 부르는 음료를 마시고 들어가는 전통이 있었다. 현재까지도 그 전통에 따라 고대 운동이 진행되는 내내 홍차를 마시며 홍차를 서빙하는 역할 또한 굉장히 중요하게 생각한다. 어느 도시에 있는 주르카네를 가더라도 이 역할을 하는 사람은 모쉐드만큼이나 그 지역에서 가장 경력이 오래되고 존경받는 인물들이 맡아서 한다. 타브리즈에 위치한 주르카네 체육관에서 만난 홍차 할아버지는 무려 육군 4성장군 출신이었다. 주르카네에서 가장 강조하는 겸손을 실천하고 있음을 알 수 있는 대목이다.

　평일 저녁 시간에 정기적으로 진행되는 페르시아 고대 운동 세션을 보고 있으면 마치 잘 짜여진 오케스트라 연주를 감상하는 듯한 느낌을 준다. 모쉐드는 고대 운동이 세션이 진행되는 120분 내내 북Zarb와 종Zang을 이용해 연주와 동시에 우렁찬 노래를 하고 구성원들은 고드 안에서 원형으로 서로를 마주본 채 모쉐드가 연주하는 리듬에 맞춰 다같이 하모니를 이루며 페르시안밀을 휘두른다. 이때 모쉐드가 부르는 노래 가사는 샤나메Shahnameh 서사시에 등장하는 루스탐Rustam이라는 영웅의 모험담이다.

　샤나메 서사시는 페르시아 창세설화와 왕들의 영웅담을 서술

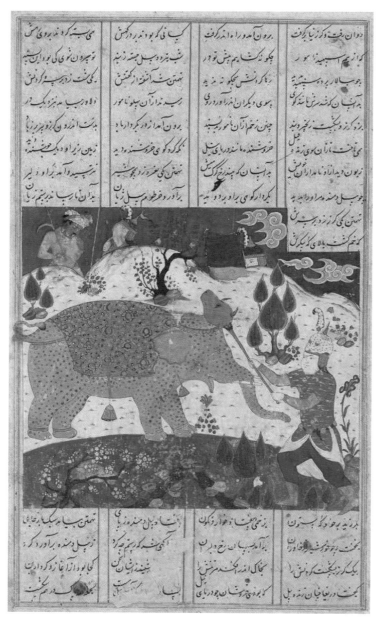

샤나메 서사시 속 삽화. 황금 소 메이스로 코끼리를 죽이는 루스탐.

한 '왕의 책'이라는 뜻이다. 샤나메 서사시는 주르카네 신화의 바탕이 되며 가장 강력한 영웅인 루스탐의 7가지 과업에서 영향을 받아 고대 운동 전체 세션 또한 7가지 운동으로 구분하게 되었다. 루스탐이 7가지 과업을 통해 완전한 영웅으로 완성되었듯이 주르카네 구성원들은 7가지 전투 행위를 묘사하는 고대 운동을 통해

Part	샤나메_루스탐 7가지 과업	7가지 전투 상황	7가지 고대 운동
1	갈대사이에서 잠을 자다 사자의 공격을 받았으나 물리치다.	다수가 엉키는 상황에서 칼을 휘두를 수 있는 공간을 만들기위해 적을 밀어낸다.	쉐나 Shena 팔굽혀펴기
2	물 없는 사막을 횡단하다.	적에게 돌격하거나 빠른 후퇴를 위해 민첩하게 전장을 누비며 달린다.	파 자단 Pa Zadan 달리기
3	자신의 말을 해치려는 용을 물리치다.	적의 칼을 무력화 시키고 방패를 부수기 위해 메이스를 휘두른다.	페르시안밀 Persianmee 휘두르기
4	음식과 포도주로 유혹하는 마녀의 음모를 저지하다.	주변을 둘러싼 다수를 상대하기 위해 사방으로 돌며 공격한다.	차크 Chark 선회
5	악마의 동굴을 정복하다.	성벽 아래에서 위를 보고 싸우는 공성전 상황, 위에서 낙하하는 공격을 방어하고 반격한다.	카바데 Kabbadeh 흔들기
6	악마 디브를 죽이고 카이카우스를 구해내다.	최전방에서 방패로 대열을 갖추고 아군 전체를 방어한다.	상 Sang 들어올리기
7	하얀 악마를 물리치고 심장을 꺼내다.	근접 육탄전 상황, 넘어뜨리고 제압하고 찌른다.	코쉬티 파흘라바니 Khoshti Pahlavani 씨름하기

평생 동안 자신의 자아와 적극적으로 싸워야만 궁극적인 깨달음의 상태에 도달 할 수 있다고 배운다.

실제 주르카네를 구성원들의 연령대는 어린 아이부터 100세 가까이 되는 노인까지 다양하다. 한번 시작하면 죽기 전까지 평생 몸과 마음을 수련하는 체계로 인식되어 있는 바탕은 바로, 수피즘Sufism이다. 8세기 경부터 유행한 수피즘으로부터 철학적, 정신적 요소들을 흡수한 뒤로 구성원들은 페르시아 고대 운동을 단순한 체력 단련을 넘어 의식의 성장, 신일합일을 위한 수단으로서 인식해왔다.

al-Ammara 탐욕 Greedy
↓
al-Lawwama 저항 Resistance
↓
al-Molhama 영감 Inspired
↓
al-Motma'inna 고요 Calm
↓
al-Radiyya 만족 Satisfied
↓
al-Mardiyya 기쁨 Pleasing
↓
al-Kamila 순수 Pure

주르카네 구성원들은 수피즘에서 말하는 의식 레벨 7 단계(Nafs 7 stage)를 바탕으로 가장 높은 단계인 순수한 영혼을 가진 존재 '파흘라반Pahlavan'이 되고자 평생 페르시아 고대 운동을 수련한다. 마치 소림사의 승려들이 도를 깨우치는 수단으로 무술을 수련하

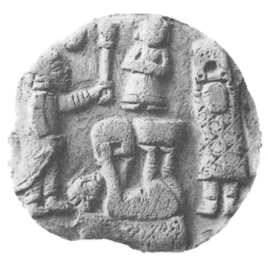

사산조 페르시아 당시
고대 운동 장비 묘사,
대영 박물관 소장
(number: 1849,0623.41)
AD224~651

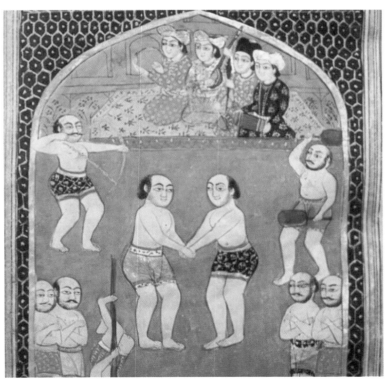

는 것과 같은 이치이다. 파흘라반은 고대 파르티아어로 영웅을 뜻하며, 역사상 가장 위대한 파흘라반으로는 앞서 언급한 샤나메 서사시의 루스탐을 꼽는다. 실제 샤나메 서사시에는 루스탐을 언급할 때마다 파흘라반이라는 칭호가 따라다닌다.

한편, 일부 학자들은 고대 파르티아와의 언어적 연관성을 통해 주르카네가 기원전 3세기 경부터 있었을 것이라 주장하며 또 다른 학자들은 주르카네 건축양식이 3000년 전의 미트라교 사원 건축양식과 유사한점을 근거로 주르카네가 기원전 10세기 전 부터 존재해왔을 것이라 추측하기도 한다.

서기 637년, 아랍인들이 페르시아를 침공했을 때, 땅 깊은 곳에 위치한 주르카네가 페르시아 전사들의 연대와 애국심을 기르는 비밀 회의 장소 역할을 하게 되었다. 이때부터 주르카네는 고대 운동을 하는 공간이라는 인식을 넘어서서 페르시아인들의 저항 정신을 상징하게 되었다.

현대에 들어 페르시아의 후예 이란은 주르카네와 고대 운동을 자신들의 국기로 홍보하고 있으며, 세계 주르카네 협회 IZSF를 중심으로 문화 예술적 공연은 물론 스포츠적인 측면에서 자국 대회, 대륙별 컵대회, 월드챔피언쉽 등을 유치하면서 국제화를 시도하고 있다. 현재 이란 전역에는 500여개에 이르는 주르카네가 있으며 역사적, 문화적, 예술적 가치를 인정받은 주르카네와 페르시아 고대 운동은 유네스코 세계 문화유산으로 등재되어있다.

2) 인도 아카라

인도 전통 체육관 아카라अखाड़ा는 북인도에 주로 분포하고 있으며 특히 갠지스강이 흐르는 바라나시를 중심으로 상당히 많은 아카라가 집중 되어있다. 아카라는 하누만을 주신으로 섬기는 사원인 동시에 쿠쉬티 페흘바니Kushti Pehlwani라 불리는 레슬러들이 훈련하는 장소이다. 재미있는 사실은 페르시아 코쉬티 파흘라바니 Koshti Pahlavani와 발음이 유사하고 비슷한 고대 운동 문화 가지고 있다는 것이다. 페르시아 창세설화를 노래한 샤나메 서사시의 영웅 루스탐Rustam이 뜬금없이 인도에서 전통 쿠쉬티 레슬링 챔피언을 칭하는 말로 쓰이기도 한다. 페르시안밀과 동일한 무거운 나무 방망이 형태를 보이는 조리Jori라는 고대 운동 기구도 있다. 사실 이란과 인도는 원래 한 민족으로 언어분류 상으로 인도-이란어라고 부른다. 인도-이란인들은 원래 한 언어를 사용하는 민족이었으나 BC 2000년경부터 한갈래는 인도로, 다른 한갈래는 이란으로 들어가 정착하기 시작했다. 이들은 스스로를 '아리아인'이라고 불렀으며 이 단어는 아주 오래된 인도-유럽어 아르야(arya-)를 어근으로 하는데 '우주의 질서에 맞게 정렬하다'라는 의미이다. 한쪽은 '아리아'정신을 가장 잘 구현한 '요가'를 낳았고 한쪽은 '아리아인의 땅'을 의미하는 국명 오늘의 '이란'이 되었다.

이러한 점을 들어 두 민족이 이란과 인도로 갈라지기 전인 BC 2000년 전 아리안족의 대이동이 있기 전부터 고대 운동을 해왔을 것이라 추측할 수 있다. 고고학자들에 의하면 최초의 메이스는

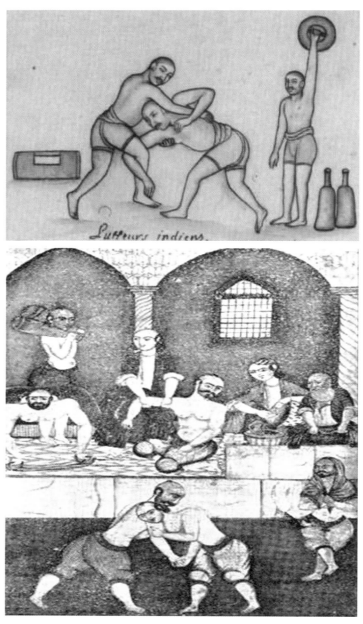

고전 삽화에 등장하는 인도 아카라(위)와 페르시아 주르카네(아래) 비교

이미 BC 4000년 경부터 있었을 것으로 추정된다. 전세계에 걸쳐서 상당히 많은 메이스 유물이 발견되기 때문에 그리 놀라운 사실은 아니다.

기원전 9세기 경부터 전해지기 시작했다는, 바라타족의 전쟁을 노래한 대서사시 '마하바라타Mahabharata'를 보면 등장인물 비마Bhima의 주무기로도 언급되는 가다Gada를 확인할 수 있다. 가다गदा는 철퇴 즉, 메이스를 부르는 인도말이며 마하바라타의 상당 수 전투 장면에 빠짐없이 등장한다.

인도인들은 고대 아유르베다 의학, 고전 건축, 전쟁에서 연애에 이르기까지 다양한 고대 텍스트 '푸라나Purana'를 대대로 작성하고 전승해왔는데 그 중 13세기에 쓰여진 말라_푸라나Malla_purana 텍스트에는 아카라Akhara에서 행해지는 식이 요법, 훈련 관행 및 전투까지 자세히 설명하는 18개의 장이 포함되어 있다. 말라Malla는 레슬링 선수, 격투가를 의미하고 푸라나Purana는 '고대 또는 오래된 이야기'를 뜻한다.

- 랑가스라마Rangasrama – 실제 레슬링 및 레슬링 기술을 말하며 여기에는 테이크 다운, 바닥에서의 싸움, 정상에서의 싸움, 타격 기술과 같은 모든 종류의 격투 기술이 포함된다.
- 스땀바스라마Sthambhasrama – 말라캄Mallakhamb라고도 불리는 직립 기둥에서 수행되는 일련의 운동으로 지름이 8-10인치 정도의 크기로 땅에 심긴 직립 기둥에서 다양하고 복잡한 체조를 수행한다.

- 고니타카Gonitaka – 손잡이가 있는 가날Gar_nal 혹은 손잡이가 없는 날Nal 두 가지 도구를 활용해 목, 등, 다리의 힘을 기르기 위해 목에 걸기도하며 다양한 방법으로 들어올리며 훈련하는 방법이다.
- 쿤다카바타나Kundakavartana – 장비를 사용하지 않고 수행하는 맨몸 훈련을 말한다. 덤블링과 힌두 푸쉬업, 힌두, 스쿼트 등 전반적인 힘과 체력을 개발하는데에 사용되는 훈련이다.
- 우포하스라마Uhapohasrama – 전술과 전략에 대한 논의를 말

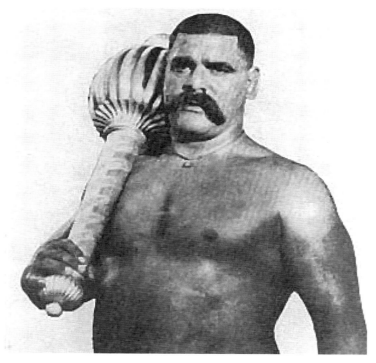

52년동안 패배한적이 없는 인도의 전설적인 레슬러 Rustam- e- Gamma

하며 전투 훈련에서 중요한 부분으로 간주된다.

- 프라마다Pramada – 가다Gada와 조리Jori를 활용해 수행하는 일련의 진자 운동성 훈련을 총칭한다.

일반적인 아카라Akhara와는 달리 북인도 바라나시에는 원숭이 신 하누만 사원 안쪽에 비밀스럽게 감춰진 형태의 아카라를 볼 수 있다. 가다Gad는 힘을 상징하는 원숭이 신 하누만의 주 무기로 인식되기 때문에 가다를 휘두르는 프라마다Pramada 훈련은 마치 쿠쉬티Kushti 레슬러들의 오랫동안 감추어진 힘의 비밀처럼 여겨진다. 또한 힘 바로 그자체를 의미하기도 한다. 그래서 쿠쉬티 레슬러들은 가다를 휘두르기 전에 힘의 신 하누만에게 힘을 달라는 의식을 행하고 휘두른다. 또한 레슬링 토너먼트 챔피언을 뜻하는 '루스탐'이 되면 힘을 상징하는 하누만의 철제 가다를 수여하는 전통이 아직까지도 남아있다.

페르시아 주르카네에서는 메이스를 본따서 나무 방망이 페르시안밀을 휘두르지만 인도 아카라에서는 정말 그 메이스 자체를 휘두른다. 실제 아카라에서 지금까지 사용되는 전통 방식의 가다는 1 m 정도 길이의 대나무 핸들 끝에 고정된 구형의 큰 바위가 연결된 형태를 보인다. 페르시안밀 처럼 등 뒤에서 무게 추가 진자운동을 그리다가 어깨 높이에서 낙아챈 뒤 앞으로 가져오는 운동성을 보인다는 점이 같다. 하지만 걷기 패턴을 이용한 페르시안밀과 달리 가다는 던지기 패턴을 이용한다는 차이가 있다. 가다를 다루는 인도 레슬러의 움직임을 살펴보면 한팔로 휘두를때는 공이나 창을 던지는 움직임 패턴과 같고 두 팔로 휘두를 때는 레슬링에서 상대를 업어치기 동작과 같다. 이처럼 시연하는 사람의 움직임이 각각 페르시안밀_걷기 패턴, 가다_던지기 패턴으로 다를 뿐 도구가 진자운동을 한다는 점에서 그 원리는 같다고 볼 수 있다.

입문자는 두손으로 가벼운 가다 1개를 가지고 훈련하고 20 kg 정도를 휘두르게 되었을때 비로소 한손으로 가다를 휘두른다. 이후에 2개의 가다를 양손에 각각 들고 휘두룰 수 있게 되는데 이때 익히는 테크닉은 페르시안밀과 같은 나무 방망이 조리Jori 운동의 기초가 된다. 실제 인도 바라니시에 위치한 아카라에서 볼 수 있는 가다의 무게는 적게는 4~5 kg에서 보통 많게는 50~ 60 kg 까지 무게가 나가며 가벼운 무게로 동작이 익숙해지기까지 상당기간 수련한다. 80 kg 이상의 가다를 다루는 상급 수련자들은 전업 선수과 같은 생활을 하며 평생을 아카라에서 수련한다. 이외에도 조리Jori, 섬톨라Sumtola, 날Nal , 가르 날Gar Nal 등의 다양한 고대 운동 기구가 있고 댄드Dand(힌두 푸쉬업), 베탁Bethak(힌두 스쿼트)이라 불리는 맨몸 운동도 있다. 인도의 전설적인 레슬러 감마Gamma 는 하루 5,000개의 베탁을 했다고 전해진다.

매년 7~8월 바라나시에서는 코브라 페스티발 Naga Panchami 기간에 헤비 메이스 대회가 열린다. 코브라 페스티발은 인도 전역의 굉장히 많은 인파가 바라나시에 몰리는 대 축제이다. 가다를 열심히 수련해온 상급 수련자들에게는 이 기간이 그동안 갈고 닦은 자신의 실력을 뽐내는 동시에 자신이 속한 아카라의 명예를 높일 수 있는 유일한 기회이다.

언뜻 보기에 주르카네와 아카라가 거의 같다고 볼 수 있지만

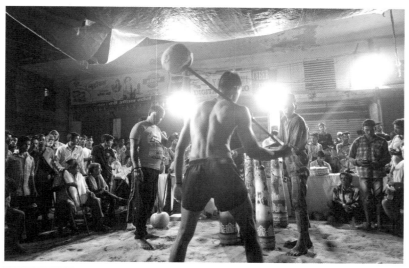

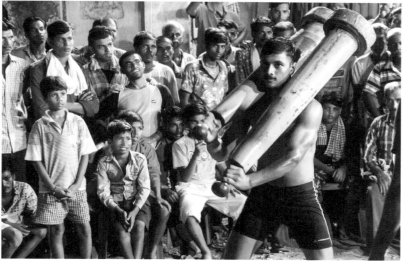

인도 바라나시 코브라 페스티벌 중 가다, 조리 대회

실제 운동 문화는 많은 차이가 있다. 아카라는 지붕이 없고 흙으로 된 야외 훈련장의 구조이며 훈련장의 흙 바닥은 매우 신성시된다. 때문에 야외임에도 맨발로 훈련하는 것이 원칙이다. 수련생들은 맨발로 훈련장에 입장하면 한 켠에 있는 하누만 신상에 예를 표한다. 윗옷을 입지 않고 맨몸으로 거친 대나무 핸들이 어깨와 등에 닿기 때문에 가다를 집어들기 전에 어깨에 꼭 머스타드 오일을 바른다. 음악 없이 고요한 상태에서 가다를 휘두르고 비교적 개인수련의 형태를 띈다. 평일 저녁 정해진 시간에만 다같이 훈련하는 페르시아 주르카네와 달리 아카라는 수련시간이 자유롭고 아카라마다 코치의 역할을 하는 구루Guru가 있긴 하지만 시간에 구애 받지 않는 만큼 수련생은 구루의 코칭을 받는 시간보다 개인 수련을 하면서 보내는 시간이 더 많다.

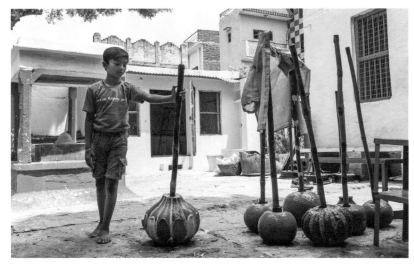

인도 바라나시에 위치한 Ogornat 아카라에서 코브라 페스티벌을 앞두고. 2019

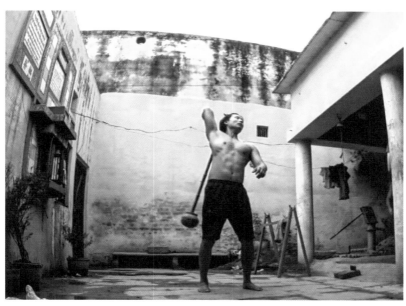

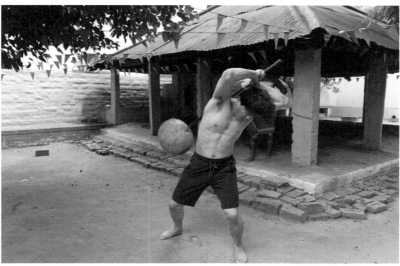

인도 바라나시에 위치한 아카라에서 찍은 전통방식 메이스벨_가다를 휘두르는 사진.
(아래_김주현/위_한얼) 2019

3

고대 운동법의 명상적 적용 실제
: 페르시안밀 운동법

고대 운동 기구의 이치는 결국 같기에 페르시안밀의 운동법만 설명해도 충분히 메이스벨 기초 운동법 정도는 이해할 수 있을 것이므로 페르시안밀의 활용법을 중심으로 알아보겠다.

초급자는 2~2.5 kg의 중급자는 4~7 kg, 선수급은 15 kg 이상의 페르시안밀 두개씩 이용해서 운동한다. 일반적으로는 타악기 리듬에 맞춰 짧게는 3~5분, 길게는 10~20분 혹은 그 이상도 쉬지 않고 운동한다. 따라서 대게는 2~5 kg 정도의 중량을 사용한다. 이는 페르시안밀이 운동이 보기와 다르게 리듬 운동에 가깝기 때문이다. 실제 운동하는 장면을 보면 리듬에 맞춰서 걷듯이 운동하는데, 숙련자는 춤을 추는 듯한 느낌을 준다. 전통 리듬이 아니어도 비트가 있는 웬만한 음악은 모두 활용 가능하다. 이점 때문에 페르시안밀은 단독으로 하기보다는 음악과 함께 다같이 운동하는 편이 더욱 큰 효과를 낸다.

페르시안밀 기초 동작은 '기리giri'다. 기리는 페르시안밀 한 쌍을 들고 한 개씩 등 뒤로 떨어뜨렸다가 진자운동을 활용해 다시 앞으로 되돌아오는 동작을 좌우 번갈아 반복하는 기술이다. 기리는 '집어들다, 들어올리다'라는 뜻으로 무게를 들어올리는 운동성을 의미하는 동시에 적의 침입에 맞서 무기를 집어드는 고대 페르시아 전사의 저항정신을 의미하기도 한다.

페르시안밀은 걷기 패턴을 그대로 이용 한다는 점에서 매우 자연스럽다. 걷기에서 나오는 리듬감과 등 뒤에서 방망이가 그리는 진자운동의 타이밍이 절묘하게 맞아야 한다. 이를 위해 맨몸으로 먼저 기초 움직임과 스텝, 리듬감을 익히고 들어가는 것이 좋다. 처음에는 단계별로 움직임을 학습해야만 하지만 익숙해질수록 자연스러운 리듬감이 생기고 걷기 패턴이 만들어내는 힘과 진자운동의 에너지만으로도 충분히 페르시안밀을 휘두를 수 있음을 알아차리고 그 좌우 반복되는 움직임에 몰입하는 것이 핵심이다.

아래는 페르시안밀 기본 동작 '기리'를 익히는 순서를 정리하였다. 남녀노소 누구나 배울 수 있도록 맨몸에서 시작하여 끝에는 페르시안밀을 들도록 했다. 페르시안밀이 없다면 끝에 무게가 실린만한 도구라면 무엇이든 이용해도 좋다.

1) 뒷목잡기

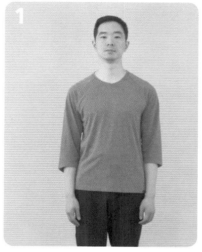

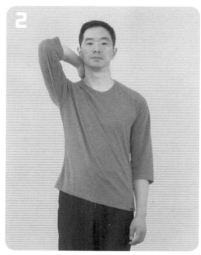

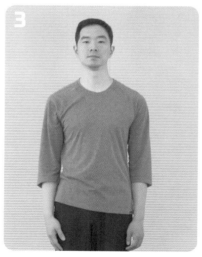

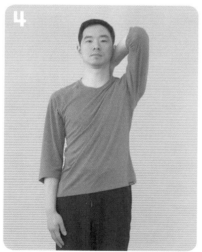

❶ 차렷 자세로 서서 양발 뒤꿈치를 붙인다.

❷ 오른손 끝이 팔 전체를 이끌어서 팔을 들어 올리고 손바닥이 뒷목을 감싼다.

❸ 다시 원래 자세로 돌아온다.

❹ 같은 방법으로 반대팔을 이용해 반대쪽 뒷목을 감싼다.

❺ 다시 제자리로 돌아오고 번갈아서 뒷목을 감싸는 동작을 하면서 매번 기지개를 뻗는
  듯한 느낌을 느껴본다.

2) 스텝밟기

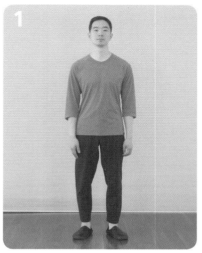 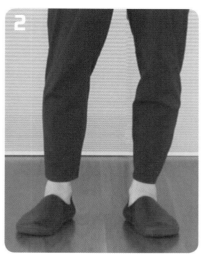

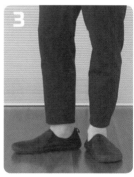 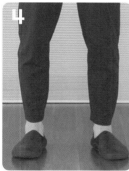 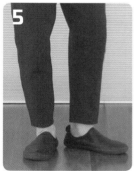

❶ 양발을 편안하게 벌리고 선다.

❷ 무게를 충분히 왼쪽으로 옮긴다.

❸ 오른발을 바닥에서 떼고 발끝이 바깥을 향하도록 왼발 가까이 놓는다.

❹ 다시 오른발을 제자리에 놓는다.

❺ 왼쪽발을 떼어 발끝이 바깥을 향하도록 오른발 가까이 놓는다.

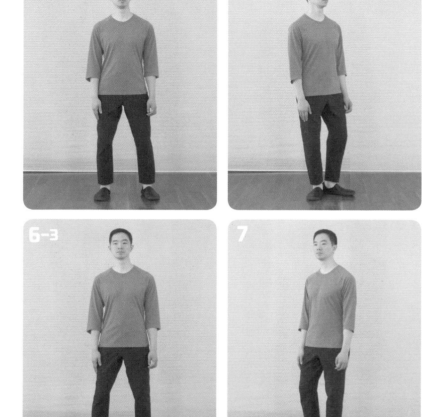

❻ 다시 제자리로 돌아와 좌우 움직임을 반복하면서 속으로 하나, 둘, 하나, 둘 숫자를 세어본다.

❼ 발을 뒤꿈치가 붙는 타이밍에 가슴이 향하는 방향과 몸통 회전하는 타이밍과 반복되는 리듬을 느껴본다.

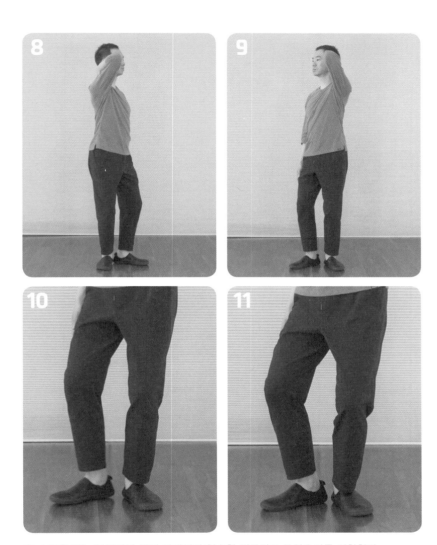

❽ 스텝을 밟는 타이밍에 이전 단계에서 연습한 뒷목잡고 돌아오기를 결합한다.

❾ 오른발이 갈때 오른손이 뒷목을 감싸고 왼발이 갈때 왼손이 뒷목을 감싼다.

❿ 발을 가까이 놓을때 살짝 무릎을 구브리면서 바운스를 준다.

⓫ 자연스러운 리듬감이 생길 때까지 좌우 반복한다.

3) 페르시안밀 어깨 뒤로 넘기기

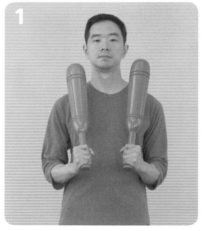 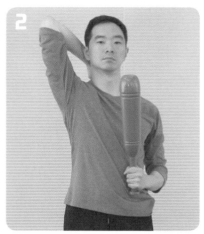

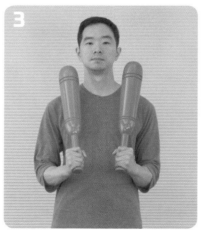 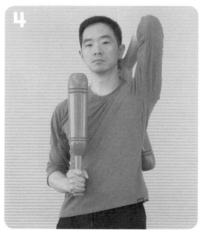

❶ 페르시안밀 두개를 들어 양쪽 가슴 앞에 편안하게 기댄다.

❷ 오른손에 들고 있는 페르시안밀을 어깨 뒤로 넘겨서 수직으로 떨어뜨린다. 뒷목잡기 때와 같이 손의 위치가 목덜미 주변에 위치한다.

❸ 아래로 향해 매달려있는 페르시안밀의 무게감을 느껴본다. 뒷목잡기때와 같이 손의 위치가 목덜미 주변에 위치한다.

❹ 제자리로 돌아와서 반대손으로 같은 움직임을 하고 다시 제자리로 돌아온다.

❺ 좌우 반복하면서 천장을 향해 팔꿈치를 길게 뻗는 느낌을 느껴본다.

❻ 가슴이 어디로 향하는지, 몸통의 회전을 느껴본다.

4) 페르시안밀 스텝밟기

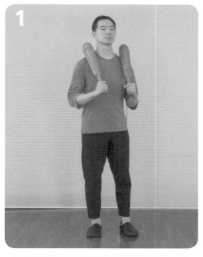
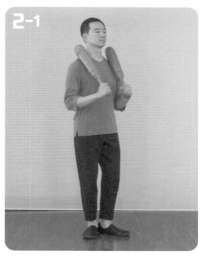
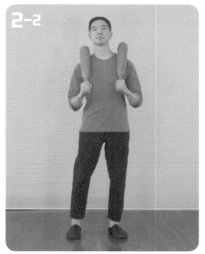
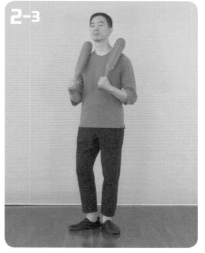

❶ 페르시안밀 두개를 들어 양쪽 가슴 앞에 편안하게 기대고 양 발을 편하게 어깨너비로 벌리고 선다.

❷ 2단계–스텝밟기에서 했던 그대로 한쪽발에 무게를 싣고 반대발 뒤꿈치를 가까이 가져오고 제자리로 돌아간다. 자연스러운 리듬과 바운스가 생길때까지 반복한다.

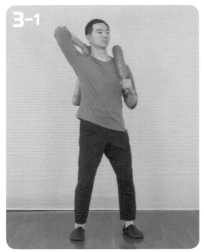 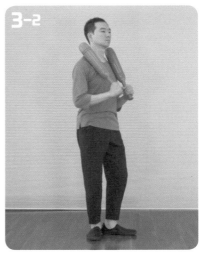

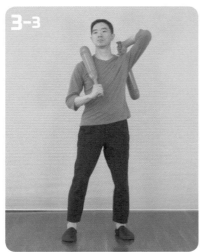 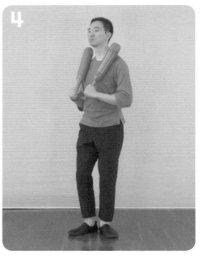

❸ 오른발이 갈때 오른손을 들어 페르시안밀을 등뒤로 넘기고 양쪽 뒤꿈치가 가까이 붙으면서 페르시안밀을 다시 원위치로 가져온다.

❹ 다시 왼발이 갈때 왼손을 들어 페르시안밀을 등뒤로 넘기고 양쪽 뒤꿈치가 가까이 붙으면서 페르시안밀을 다시 원위치로 가져온다.

❺ 양쪽 뒤꿈치가 붙으면서 무릎 바운스를 만들어내고 반복되는 리듬감을 느껴본다.

5) 페르시안밀 바운스

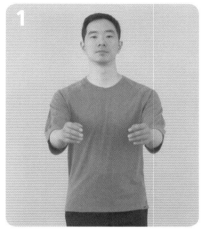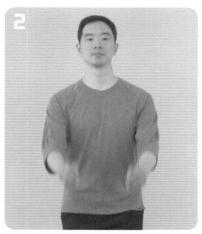

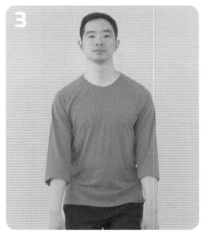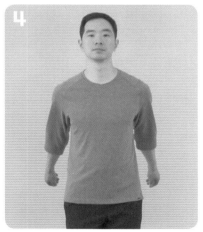

❶ 맨 손으로 팔을 가슴 높이에서 들고 떨어뜨려 무릎의 바운스를 이용해 팔이 자연스럽게
　뒤갔다가 다시 앞으로 올라오도록 연습해본다.

❷ 앞뒤로 움직이는 팔의 움직임이 정지하지 않도록 하고 손끝이 자연스럽게 진자운동을
　하는 모양새를 만들어본다.

❸ 쉽고 편하게 움직이기 위해서는 다리에서 바운스 움직임을 만들어 내야한다. 이때
　무릎을 과하게 구부리기 보다는 팔이 다리를 지나가는 타이밍에 맞춰 발바닥으로
　땅을 밀어내듯이 해본다.

❹ 자연스러운 리듬감이 생길때까지 반복한다.

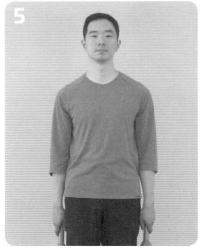 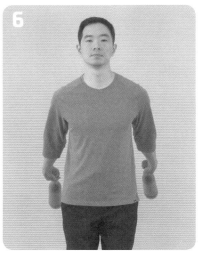

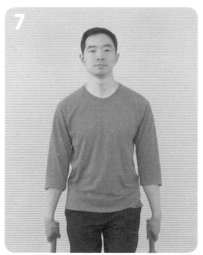 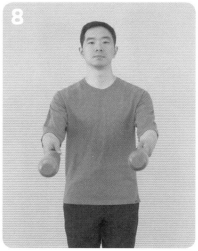

❺ 페르시안밀을 들고 어깨에 힘을 빼고 페르시안밀의 무게를 느껴본다.

❻ 앞서 연습한 바운스를 이용해 페르시안밀 끝이 자연스러운 진자운동을 하도록 앞뒤로 흔들기를 반복한다.

❼ 앞뒤로 진자운동시의 페르시안밀이 가지는 무게감을 정지된 상태에서 느꼈던 무게감과 비교해본다.

❽ 자연스러운 리듬이 생길 때까지 반복한다.

6) 페르시안밀 진자운동

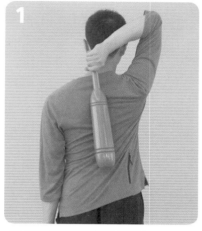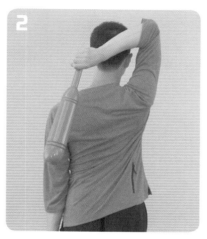

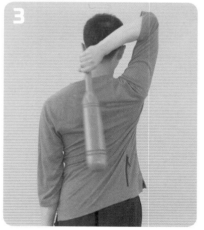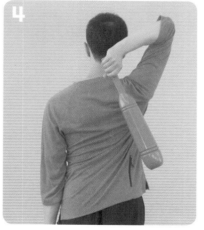

❶ 페르시안밀을 1개를 들고 어깨 뒤로 넘긴다

❷ 아래를 향하고 있는 페르시안밀의 무게감을 느껴본다.

❸ 바운스를 이용해 좌우로 흔든다.

❹ 손목의 움직임을 최소화 하고 바운스만을 이용해 페르시안밀 끝이 진자운동을 그리도록 한다.

❺ 등이나 어깨를 부딪히지 않고 깔끔한 진자운동을 만들 수 있을 때까지 반복한다.

❻ 익숙해지면 반대손으로 바꾸어서 역시 깔끔한 진자운동을 만들 수 있을 때까지 반복한다.

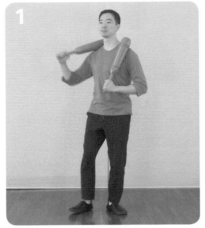
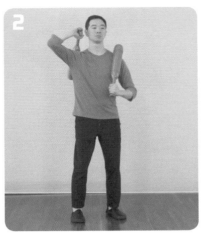

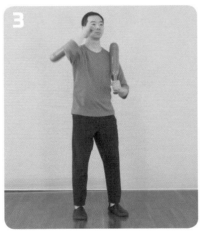
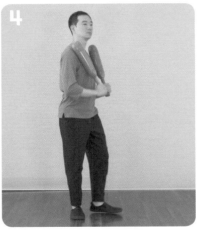

❶ 4단계-페르시안밀 스텝밟기에서 연습한 움직임에 진자운동을 결합한다.

❷ 페르시안밀이 등 뒤로 떨어지고 다시 올라오기 까지 눈에는 보이지 않지만 감각적으로 진자운동의 타이밍과 페르시안밀이 그리는 궤적에 집중한다.

❸ 비트가 있는 음악에 맞춰서 좌우 스텝과 함께 동작을 반복하면 보다 수월하게 익힐 수 있다.

❹ 10분간 멈추지 않고 반복 하는 것을 목표로 한다.

＊ 일반 대중가요도 좋지만 타악기의 리듬에 집중할 수 있고 청명한 울림이 있는 음악을 추천한다. Handpan 악기로 연주된 음원이나 Paul Taras Wokowinski가 만든 고대 운동 전용 음악도 추천한다.

7) 페르시안밀 걷기

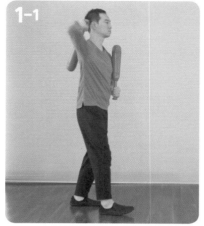
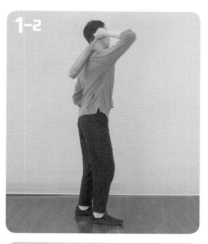
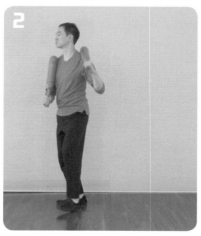
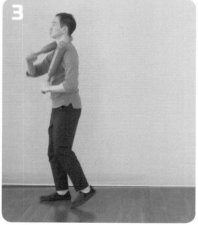

❶ 최종적으로 자연스럽게 걸으면서 페르시안밀 기리를 할 수 있도록 연습해본다.

❷ 사방으로 걸어다니면서 발을 떼는 타이밍, 발로 땅을 미는 타이밍에 맞춰 몸이 어떻게 움직이고 또한 페르시안밀이 어떻게 움직이는지 그 관계를 살펴본다.

❸ 전체적인 걷기와 진자운동의 움직임이 자연스러워질 때까지 반복한다.

참고문헌

1. 고대 운동 종류별 음원 구매 사이트 https://paultaraswolkowinski.hearnow.com
2. 유네스코와 유산 홈페이지 https://heritage.unesco.or.kr
3. Anita Ghosh, Ph.D. Importance of Zurkhanein Modern Scenario. Suwon, 2006
4. Azizi, B. Mohammadi, The Effect of Poetry and Music on Ancient Sports in Iran. Hodie ,2020
5. Dallapiccola, A. L. Hindu Myths. University of Texas Press, 2003
6. Ferdowsi(1010), Shahnameh. George Warner&Edmond Warner. London:1905
7. Harris M. Lentz III, Biographical Dictionary of Professional Wrestling, 2d ed. McFarland, 2003
8. History of the Zurkhaneh and the story of Hossein e Golzar Kermanshahi [Video file], Persian documentary.2014 https://youtu.be/mOmY2ljQ_Ws
9. ICA 인디언클럽 아카데미 공식 홈페이지http://indianclubs.com.au
10. IZSF 세계주르카네협회 공식 홈페이지 http://izsf.net
11. John Chardin, Travels in Persia, 1673-1677, New York, 1988
12. Joseph S.Alter, The Wrestler's Body: Identity and Ideology in North India, Berkeley, 1992
13. Jyesthimallas(1731), Malla_Purana, B.J.Sandesara, Baroda, 1964
14. Marcus Quijas, Hanuman Power, DE, 2018
15. Presler, Henry.AKhara: Indianapolis Vol. 9, Iss. 4,1952
16. Vyasa(BC900), Mahabharata, Pratap Chandra Roy, Ganguly, 1898

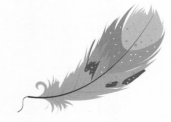

제

5

장

타이치 Tai Chi

강
수
원

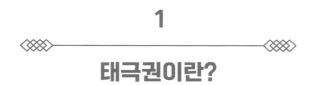

1

태극권이란?

1) 실천학문實踐學問 · 도학道學

태극권은 몸과 마음의 본래건강本來健康을 회복하고 조화로운 삶을 이루도록 하는 실천학문으로 무술, 건강양생, 명상, 깨달음, 철학 등 몸과 마음에 대한 동북아시아 문화의 정수들이 절묘하게 융합되어 있다. 태극권이 지닌 '문화의 다양성'과 '몸과 마음에 대한 깊은 통찰'은 옛 선배들이 전한 가르침 속에서 확인할 수 있다.

무가태극권武家太極拳 창사자인 무우양武禹襄 종사宗師에 의해 세상에 드러난 태극권경太極拳經에는 실천학문으로서의 태극권의 근본정신이 담겨 있다.

"태극太極이란 무극無極에서 생겨나는 것으로 음양陰陽의 어머니이다.

동動하면 나뉘고 정靜하면 합한다.

지나침과 모자람이 없으며, 굽었는가 하면 펴진다.

상대가 강맹하면 나는 부드러운 것을 일러 주走라 하고,

나는 순응하고 상대는 거스르는 것을 일러 점粘이라 한다.

급하게 움직이면 급하게 응대하고, 천천히 움직이면 천천히 따른다. 비록 변화무쌍하지만 이치는 오로지 하나로 관통된다.

……

음陰은 양陽을 떠나지 않고, 양은 음을 떠나지 않는다.

음양陰陽이 상제相濟하여야 비로소 동경懂勁을 하게 된다.

동경懂勁을 하고나면 수련하면 할수록 더욱 정순해진다.

묵묵히 공부하고 인증해 나가면 점차 '마음먹은 대로 해도^{행위} 가 상황과 일치하여 도리에 어긋나지 않게 된다^{종심소욕從心所欲}.'

근본은 '자기를 버리고 상황을 따르는 것^{사기종인捨己從人}'인데 다수가 가까운 것을 버리고 먼 곳의 것을 구하는 잘못을 범한 다."

현 진가태극권陳家太極拳 장문인掌門人 진소왕陳小旺 선생의 진가 태극권 창시에 대한 설명을 통해 태극권이 지니고 있는 문화의 다 양성을 알 수 있다.

"진왕정陳王廷은 만년에 태극권을 창시할 뜻을 세운다. 그는 가 전家傳의 권술拳術과 다년간 민간무술을 연구한 기초 위에서 대담 한 창의를 더하였다. 하도낙서河圖洛書의 태극음양팔괘학설太極陰陽

八卦學說을 도인술導引術, 토납술吐納術 그리고 중의中醫의 경락학설 經絡學說 등과 결합시키고 자신의 명석한 재능으로 각 파의 장점을 하나로 녹여내어 음양개합陰陽開合, 허실전환虛實轉換, 강유상제剛 柔相濟, 쾌만상간快慢相間하는 특징을 가지고 남녀노소 누구나 즐길 수 있는 권술拳術을 창시하였다."

손가태극권孫家太極拳을 창시한 손록당孫祿堂 종사宗師는 "만약 천하제일이 되려거든 다른 고명한 분을 찾아가거라. 만약 마음을 닦고 몸을 건강하게 하고 스스로를 지킬 줄 아는 정도라면 내가 가르치는 정도로 충분하다."라고 말하였다. 당대에 이미 '천하제일수 天下第一手'라는 칭호를 얻은 손록당 종사가 이와 같은 말을 남긴 데에는 큰 뜻이 있다. 이는 태극권이 무술적 기예에 한정되기 보다는 삶의 조화를 이루는 방편으로서 보다 큰 가치를 지니고 있음을 강조한 것이라 볼 수 있다.

또한 손록당 종사는 "깨달음悟이란 무엇인가? 권拳과 도道가 합 合하는 것일 뿐이다"라는 가르침을 통하여 태극권을 통한 도道의 경지를 말하였고, 만물의 근원이자 사람에게 내재되어 있는 우주 자연의 본체인 '허虛'를 증득하는 것을 수련의 요체로 삼았다. 이에 대해 그는 다음과 같이 말하였다.

"도道란 음양의 근본이요, 만물의 체體이다. 도가 아직 드러나지 않았을 때에는 태허太虛 가운데에 머물러 있으나, 도가 이미 드러나게 되면 만물 속에 흐르게 된다. 도란 하나일 따름이다. 하늘에 있어서는 명命이요, 사람에 있어서는 성性이며, 사물에 있어서는 이理라 하며, 권술에 있어서는 내경內勁이라 한다. 따라서 내가권內家拳에서는 형의形意, 팔괘八卦, 태극太極의 세 파가 있어 그 형식은 같지 않지만 지극하여지면 허虛한 것으로 돌아가는 도리는 한결 같다."

태극권 수련의 명저 『진씨태극권도설陳氏太極拳圖設』의 저자 진흠陳鑫 선생은 태극권 수련이 지향하는 바가 옛 성현들의 가르침과 다르지 않다고 말하였다.

"… 어떤 이가 '태극권은 그저 하나의 기예일 뿐입니다. 그대의 말대로라면 세운 규범이 너무 엄합니다. 성현聖賢이 열심히 공부하는 것도 이런 정도에 불과할 뿐입니다. 한 기예일 뿐인 태극권이 어찌 반드시 그러하여야 합니까?'라고 물었다. 내가 답하였다. '그렇지 않다. 권拳을 수련함도 역시 수신修身으로 성명性命을 바로 지키는 학문이다. 맹자도 규구規矩로써 하지 않으면 능히 방원方圓을 이룰 수 없다고 말하였다.'"

또한 진흠 선생은 「학권수지學拳須知」에서 태극권을 올바르게 배우기 위한 가장 중요한 마음가짐으로 '공경과 겸손'을 강조하였다.

"태극권을 배우려면 공경스럽지 않을 수 없다. 공경스럽지 아니하면 밖으로는 스승과 벗들에게 태만할 것이고 안으로는 몸과 마음을 잘 단속하지 못할지니 어찌 권拳의 도道를 배울 수 있겠는가."

"태극권을 배우려면 가득 차면 안 된다. 가득 차면 덜어내야 한다. 속담에 '하늘 밖에는 또 하늘이 있다.'고 하였다. 능히 겸손할 수 있으면 마음을 비우고 가르침을 받을 수 있으리니, 사람이 누가 기꺼이 선善으로써 말해주지 않을 것인가! 선을 많이 쌓음이 곧 선일지니, 선은 실로 큰 것이라."

옛 선배들이 전한 가르침에 따라 '태극권의 근본정신'과 '태극권이 지니고 있는 문화'를 정리해 보면 아래의 표와 같다.

태극권의 근본정신	태극권이 지닌 문화
사기종인捨己從人	하도낙서河圖洛書
종심소욕從心所欲	태극음양학설
허虛로 돌아가는 도리	권술拳術
권拳과 도道의 합일	건강양생법
수신修身으로 성명性命을 지키는 학문	도가道家 수행법
공경과 겸손	중의中醫, 경락학설經絡學說

이상의 내용을 살펴보면, 태극권은 우주자연 및 사람에 대한 다양한 문화의 장점과 핵심을 권술拳術이란 형식에 녹여내고, 이를 몸과 마음으로 행하여 동북아시아 정신문화의 핵심을 얻을 수 있도록 하는 실천학문이라고 할 수 있다. 태극권의 바탕이 되는 근본정신은 고래古來로 성현들이 전한 가르침을 고스란히 계승하

고 있다.

성현들이 전한 가르침은 우리에게 내재되어 있는 우주자연을 회복하여 매 순간 천인합일天人合— 함으로써 우리의 행위가 스스로를 위하고 세상을 위하는 것에서 벗어나지 않도록 하는 것이다. 이 가르침에 대한 표현방식은 시대와 사람에 따라 다를지라도, 그 뜻은 하나로 통하는 바가 있다. 동북아시아 전통에서는 그 하나를 '도道'라는 이름으로 불러왔다. 태극권의 수련이란 스스로의 행위로 이를 실현하고 삶에서 실천하는 것이니, 태극권은 도道를 얻어 실천하는 '도학道學'이라 말해도 크게 틀린 것은 아닐 것이다. 손록당 종사는 태극권의 수련과 도道에 대하여 다음과 같이 말하였다.

"권술拳術에서도와 합일하는 연허합도煉虛合道에 이르면 진의眞意를 화化하여 지극히 허허虛虛롭고 지극히 없는 경지에 이른다. 움직이지 않을 때에는 내부에 고요히 비어 허허虛虛로워 그 마음이 전혀 움직이는 바가 없다. 갑자기 위험한 일을 당한 지경에 이르러서는 비록 보고 듣지 않아도 능히 깨닫고 그것을 피할 수 있다."

2) 심법心法 – 사기종인捨己從人 · 응물자연應物自然

태극권의 근본을 가장 잘 나타내는 말로는 사기종인捨己從人 · 응물자연應物自然을 꼽을 수 있다. 이는 태극권의 심법心法으로 뜻을 풀어보면 아래와 같다.

사기捨己 — 자기를 버린다. — 자신의 고집과 습관을 버린다.

종인從人 — 사람을 따른다. — 주어진 상황에 응한다.

사기종인捨己從人 : 자신의 고집과 습관을 버리고 주어진 상황에 응한다.

응물應物 — 만물에 응한다. — 실재하는 그대로 보고 듣는다.

자연自然 — 저절로 그러하게 된다. — 온전한 조화를 이룬다.

응물자연應物自然 : 실재하는 그대로 보고 들음으로써 상황과 내가 조화를 이룬다.

사기종인捨己從人 · 응물자연應物自然

고집과 습관을 버려 자신을 비우고, 상황과 내가 조화를 이룬다.

이 지혜를 전하는 다른 방식의 표현도 있다. 글로써 드러내 보면, '하늘은 파랗고, 땅은 누렇다'라고 할 것이다. 더 친절하게 드러내는 우를 범한다면, '배가 고프니 밥을 먹고, 졸리니 잠을 잔다'라고 할 것이다.

태극권에서 사기종인 · 응물자연을 요체로 삼는 이유는 이와 같다. 한 순간도 머무름 없이 끊임없이 변화하는 것이 우주자연의 순리이고, 이로 인하여 하늘은 쪼개지지 않고 땅은 꺼지지 않으며, 만물이 스스로의 성품에 따라 이루어지기 때문이다. 우리가 고집 없이 텅 빈 가운데 매 순간 상황과 합일合一할 수 있다면, 이는 우주자연의 순리를 행하는 바이므로 우리는 조화로운 삶을 누리게 될 것이다. 성현과 선배들은 이를 '천인합일天人合一'이라고 하였다.

이렇듯 오래된 가르침을 우리의 몸과 마음으로 얻어 일상의 말과 행동으로 실천하는 삶에 이르는 것이 태극권 수련의 궁극적 목적이라 할 것이다. 선배들이 우리에게 태극권이란 모습으로 간절히 전하고자 했던 핵심이다.

3) 태극권, 그 이름에 대하여

태극권太極拳의 이름을 풀이하면 '태극太極을 행하는 권법拳法'이다. 태극이란 창조 그 자체이자 창조된 우주와 만물을 의미한다. 『주역』「계사繫辭 상편」에는 '역易에는 태극이 있으니, 태극이 양의兩儀를 낳고, 양의가 사상四象을 낳고, 사상이 팔괘八卦를 낳는다'고 하였다. 우리 모두는 우주자연의 법칙에 따라 창조된 존재이니, 우리의 본래 모습도 태극이다. 이 하나이면서 둘인 것을 대태극大太極과 소태극小太極으로 말하기도 한다. 진가태극권의 진흠 선생은 이 관계를 다음과 같이 전하였다.

"무릇 인간은 음양의 기운을 얻음으로써 살게 되나니, 이 몸이 바로 태극이라"

우리 존재는 이미 태극이지만 우리의 행위가 실상에서 벗어나면 태극과 분리된 세상을 경험한다. 다르게 말하면, 우주자연의 순리대로 창조된 객관적 세상과 우리의 언행에 따라 경험되는 주관적 세상이 조화를 잃은 것이다. 이러한 부조화를 야기하는 원인을 옛 선배들은 '태胎'라고 지칭하였다. '태'를 이해하기 쉽게 지금의 말로 옮겨보면 '습관'이라고 할 수 있다. 우리의 언행이 습관의 지배를 받게 되면, 우리에게 주어진 객관적 조건에서 적절한 행위를 할 수 없다. 그 대신 객관적 조건에서 벗어난 시간과 공간에서 이루어진 대로 말하고 행동하게 된다. 예를 들면, 배가 부른데도 계속 음식을 먹고, 화를 내는 상황이 아닌데도 화를 내어 스스로와 주변에 해를 끼치는 경우 등이다. 이렇게 객관적 세상과 주관적 세상의 부조화를 일으키는 습관의 원인은 고집이다. 뒤집어 말하면, 우리에게 주어진 상황에 대해 고집 없는 언행을 하여야 객관적 세상과 주관적 세상의 조화를 이룰 수 있다.

고집 없음의 중요성은 노자老子의 가르침 속에서도 찾아볼 수 있다.

"너무 집착하면 삶이 크게 소모되고, 많이 쌓으면 반드시 많이 잃게 된다. 만족을 알면 욕됨을 당하지 않고, 그칠 줄 알면 위태롭지 않고 생명을 길이 보존할 수 있다."

"딱딱하고 강한 것은 죽음의 무리이고 부드러운 것은 삶의 무리이다."

"자신만 보는 자는 밝지 못하다. 자기가 크다고 뽐내고 자랑하면 오래가지 못한다."

집착, 많이 쌓음, 딱딱하고 강한 것, 자신만 보는 자, 뽐내고 자랑하는 자 등의 표현은 고집의 여러 모습이라고 이해해 볼 수 있다.

'권拳'은 우주자연의 원리를 사람의 동작에 담아놓은 것이다. 구체적으로 인체의 작용과 움직임의 근간인 오장육부와 9대관절* 을 자연의 원리대로 움직이고 작용하도록 하는 방법으로써 움직임을 통하여 정서와 생각 또한 자연의 원리대로 사용하도록 하는 방편이다.

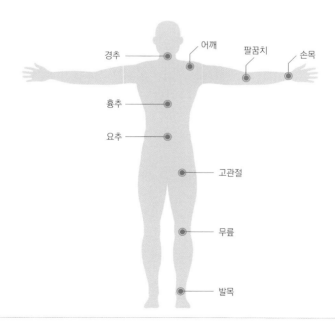

* 9대관절 : 인체의 움직임을 관장하는 주요 관절로 몸통, 팔, 다리를 구성하는 각각의 세 개 관절

우리가 객관적 세상과 주관적 세상의 합일을 이루었다면 우리의 행위는 조화롭고, 삶은 온전할 것이다. 그렇지만 고집에 의해 객관적 세상을 있는 그대로 보지 못한다면 우리는 객관적 세상을 왜곡되게 받아들이고 세상과 분리되어 습관대로 말하고 행동할 것이다. 이러한 부조화을 바로잡고자 옛 선배들이 자연의 원리대로 행하는 기준을 만든 것이 바로 '권拳'이다. 누구든지 사기종인의 마음으로 '권'에서 제시된 방법대로 행하면, 몸과 마음에 고착되어 있던 태胎가 사라지게 된다. 이는 고집 없는 조화로운 상태로 회복되었음을 의미한다. 이에 대해 진흠 선생은 다음과 같이 말하였다.

"태극권을 배운다는 것은 음양개합陰陽開合을 배우는 것일 뿐이다. 내 몸 가운데 스스로 있는 본연의 음양개합일 뿐 가르치는 이가 더하거나 뺄 수 있는 것이 아니다. 그 본연의 것을 회복시키고 나면 가르치는 이는 바로 그친다. 가르치는 이는 규구規矩, 즉 대중지정大中之正으로서 가르칠 뿐이다"

또한 손록당 종사의 가르침을 통해서도 앞서 설명한 권의 참된 의미를 알 수 있다.

"무릇 사람이 천지지간天地之間에 태어나서 음양의 성품을 지니고 있으니 본래 혼연混然의 원기元氣를 갖고 있다. 하지만 물욕에 가리워져서 졸기拙氣 졸력拙力이 생겨나고 안을 수련할 줄 모

르고 밖은 수양할 줄 몰라서 음양이 불합不合하게 되고, 내외內外
가 하나 되지 못하여 양이 다하면 음이 생하고 음이 극에 달하면
반드시 부서진다. 또한 이는 사람이 어찌 할 수 있음이 아니다.
오로지 성인聖人만이 역逆으로 운행하는 도道가 있어서 건곤乾坤
을 돌리고 기기氣機를 틀어 능히 후천後天으로써 선천先天으로 돌
아가게 할 수 있으며, 그 졸기拙氣 졸력拙力을 화和하여 불을 붙여
근원으로 되돌리고 기를 단전에 관주貫注할 수 있다. 그리하여 권
술拳術 십삼세十三勢의 작용이 있고 일기一氣가 신축伸縮하는 도道
를 닦아 구하는 것이다. 소위 무극에서 능히 태극을 생한다는 것
이 이것이다."

이 이치를 바르게 알기 위해서는 직접 체험해야 한다. 태극권
은 실천학문으로서 실천적 체험이 없다면 모두 망상에 불과하다.
이는 마치 밥을 먹는 행위가 없다면 배가 부르지 않는 것과 같다.
태극권을 수련하여 근원에 도달하는 구체적인 방법으로 옛 선배
들이 전한 투로套路와 추수推手, 그리고 갈수擖手가 있다. 또한 도
인법導引法과 운기법運氣法, 심법心法과 정좌법靜坐法 등등이 있다.

태극권이란 옛 선배들이 전한 '권拳'이라는 실용적 방편을 통
하여 우리에게 내재되어 있는 자연의 순리를 회복하고 이를 활용
하는 방법이다. 이를 우리의 삶으로 살피면, 자기중심적 상황에
서 환경을 바라보지 않고 자기가 처한 상황과 적절한 조화를 이
루는 행위를 취하는 것이다. 부연하면, 객관적 세상과 주관적 세

상의 합일이자 사기종인·응물자연을 실천하는 모습이라 할 것이다.

태극太極	권拳
체體	용用
본성	본성의 활용
이치	실용
모르는 영역	아는 영역
감응	행위
마음	몸
타고난 바	학습을 통한 습득
태극권太極拳 – 자연을 회복하고 이를 활용하는 방법	

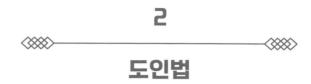

2
도인법

1) 도인導引의 기원

'도인導引'이란 용어는 『장자』에서 처음 확인할 수 있다. 그 구절을 살펴보면 다음과 같다.

"찬 것을 내쉬고 더운 것을 들이마시는 호흡을 단련하고, 묵은 것을 토해 내고 새 것을 받아들이며, 곰이 나무에 기어 올라가는 듯, 새가 다리를 쭉 뻗는 듯이 하는 것은 건강장수를 위함이다. 이런 도인導引을 하는 사람은 신체를 보양하는 자이니, 팽조彭祖처럼 장수하는 사람이 좋아하는 것이다."

- 『장자莊子 · 외편外編』「각의편刻意篇」중

또한 『여씨춘추』에는 춤으로 도인법을 표현하고 있다.

"옛날 요 임금 초기에 양陽이 많이 막히고 잠복하여 습기가 많이 쌓이고, 물길이 막히어 흐르지 못하였다. 백성의 기氣가 답답하게 체증을 일으키고 근골이 위축되었다. 그래서 춤을 만들어 백성을 가르쳐 이끌었다."

－『여씨춘추呂氏春秋』중

이를 토대로 도인법은 건강장수를 위한 방법으로 오래전부터 시행되고 있었음을 알 수 있다. 특히 동물의 움직임과 특징을 모방한 형태의 도인법을 방생도인方生導引이라고 하였는데, 이는 도인법의 시초라고 할 수 있다.

『장자』에 나오는 방생도인은 '웅경조신熊經鳥伸'으로 곰과 새를 모방한 것 뿐이나, 후세에 이를 기초로 많은 발전이 더해졌다. 1973년 중국 호남성의 장사에서 출토된 한대(BC 206~AD 9)의 고분인 마왕퇴馬王堆에서 44폭의 수련 동작이 묘사된 『도인도導引圖』가 발굴되었다. 『도인도』 중에는 동물을 모방한 동작이 8~9종 있다. 서한 시대의 유안劉安은 『회남자淮南子』 「정신훈精神訓」편에 "웅경조신熊經鳥申·부욕원구鳧浴蝯躩·치고호시鴟顧虎視" 등 곰·새·오리·원숭이·올빼미·호랑이 총 여섯 동물의 동작을 모방한 도인법인 '육금희六禽戲'를 싣고 있다. 역사상 가장 영향력이 크고 완성도가 높은 도인법으로는 동한 시대 말년의 명의 화타華佗가 창안한 '오금희五禽戲'인 바, 『장자』의 웅경조신, 마왕퇴에서 출토된 『도인도』, 『회남자淮南子』의 '육금희' 등과 한 줄기로 통하는 연원관계를 갖고 있음을 알 수 있다.

동북아의 가장 오래된 의학서인『황제내경黃帝內經 · 소문素問』
「이법방의론異法方宜論」에는 다음과 같은 글이 있다.

"중앙은 그 땅이 평탄하고 습하여 만물도 많이 생겨난다. 그
백성은 온갖 것을 먹고 몸을 움직이지 않는 까닭에 그 병도 저리
고 마비되며 허약하여 한열에 침습되는 것이 많다. 그것을 치료하
려면 마땅히 도인안교導引按蹻를 해야 한다. 고로 도인안교는 중
앙에서 나온 것이다."

이 내용은 동-서-남-북-중앙의 각기 다른 풍토환경에 따라 그
환경에 적합한 종류의 치료방법이 나왔음을 말하고 있다.『황제내
경』에서는 동방에 폄석砭石(돌침), 서방에 약물藥物, 남방에 침술鍼
術, 북방에 뜸灸, 중앙에 도인導引이 출현하였음을 말하고 있으며,
특히 도인은 중앙에 배속됨으로써 모든 치료방법에 적용될 수 있
는 성격을 지니고 있음을 나타내고 있다. 이를 통해 도인이 고래
로 의학의 한 분야였으며, 치료법임을 알 수 있다.

방위	병증	원인	치료법	내용
동	피부병, 악성종양	염분의 다량 섭취	폄석(돌칼)	외外
서	내장질환	거친환경, 기름진 음식	탕약	내內
남	기육이 뒤틀리며 저리는 병	고온다습, 열에 의한 병	침	기氣
북	냉증에 의한 내장질환	찬 기후, 고기와 우유	뜸	형形
중앙	습열과 한열병	과식, 운동부족	도인안교	전반

『황제내경 · 소문』「이법방의론」의 내용

2) 도인導引의 의미

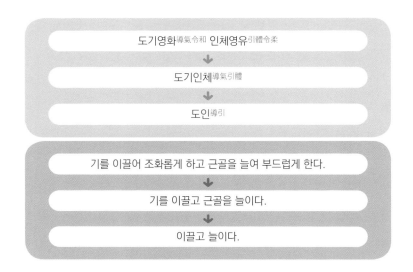

   '이끌고導 늘이는引' 공부를 지칭하는 '도인법導引法'은 우리 몸의 본래기능을 회복하는 데 중점을 두고 있으며, 환골탈태換骨脫胎의 기틀을 마련하는 중요한 수련법이다.

   인체引體와 도기導氣는 사람의 공간성과 시간성의 관계로 이해해 볼 수 있다. 사람의 공간성이란 '근골 중심의 몸體-본체'을 의미하며, 시간성이란 '몸이 기능하는 상태氣-본체의 작용'를 의미한다. 도인법은 이 두 측면의 조화를 추구하는 수련법이며, 수련자는 수련이라는 실제적 행위를 통해 이 둘은 본래 하나임을 체험하게 된다.

   우리의 생명은 자연의 운행원리인 음양순환을 이룰 때 본래의 조화로운 상태를 체험할 수 있다. 반면, 우리가 선택한 행위가 음양순환을 벗어난다면, 우리는 불쾌한 감각, 질병, 불행 등 조화가 깨진 상태를 경험하게 된다. 이러한 상태가 강해지고 지속된다면 결국 죽음을 맞이하게 된다. 애석하게도 현대인의 생활방식 중 많은 부분이 우리의 뜻과는 달리 음양순환을 따르지 못하게 하고 있다. 정서와 생각의 음양순환 문제는 차치하더라도 생명이 유지되기 위한 기본적인 조건인 의식주에서 그렇기 때문에 더욱 큰 위협이라고 볼 수 있다. 대표적인 예를 들자면, 인체의 근골과 장부의 건강이 유지되기 위해 기본적으로 필요한 움직임 활동을 파괴하는 사무실 근무 환경, 과도한 정신활동으로 인한 스트레스와 수면부족, 운동부족으로 야기되는 다양한 만성질환 등이다.

도인법을 수련하면 인체가 행할 수 있는 가장 조화로운 움직임, 즉 음양순환에 일치하도록 우리 몸을 움직일 수 있다. 이를 통해 왜곡된 생활방식으로 인해 우주자연의 순리와 분리되었던 우리 몸이 다시 본래건강을 되찾고 조화로운 작용을 할 수 있게 된다. 도인법 수련을 지속하면 몸의 건강뿐 아니라 정서와 생각의 건강까지도 누릴 수 있다. '에너지를 다룬다'는 도인법만의 특수성 때문으로 이에 대해서 조금 더 말해보고자 한다.

도인導引의 관점에서 사람의 작용, 즉 말과 행동은 인체 내부에 형성된 에너지 기氣가 외부로 표현된 것이라고 말할 수 있다. 도가道家에서는 에너지의 작용 방식을 '정기신精氣神'으로 말하고 있는데, 쉬운 이해를 위해 지금의 말로 바꿔보면 '몸정(精), 정서기(氣), 생각신(神)'이다. 정기신은 분리된 세 가지가 아닌 우리 존재가 기능하는 세 가지 방식으로, 생명이라는 하나로 연결되어 상호작용하고 있다. 따라서 몸의 작용은 정서와 생각에 영향을 미치며, 정서와 생각의 작용도 마찬가지의 관계에 있다. 이에 대한 이해를 위해 우리가 바르지 못한 자세로 하루 종일 의자에 앉아 컴퓨터 작업을 했다고 예를 들어 보자. 이 잘못된 자세로 인해 횡경막이 상하로 작용하지 못하게 횡기橫氣가 걸려있고 어깨 위쪽이 긴장되어 있으며 척추가 앞으로 구부정해진 상태가 되었다. 이렇게 되면 호흡은 명치 부근에 맺혀 내외소통이 원활치 못하고 에너지는 목과 머리 부위에 머물러 내려가지 못하게 된다. 이 상태에서는 답답함을 느끼게 되며 외부 자극에 대한 수용력이 현저히 낮아지게 된다. 우리 몸의 자세가 특정 방식으로 고착되어 에너지의 상태 또한 그와 같아진 것이다. 이러한 에너지 상태로 집에 돌아왔더니, 가족 중 누군가가 "너무 늦지 않게 들어와~"라고 말한다. 상대의 말을 수용하기 어려운 에너지의 상태이기 때문에 짜증의 감정으로 반응하게 되고, 핀잔의 말로 왜곡된 이해를 하게 된다. 정서가 먼저 일어난 경우도 살펴보자. 납득할 수 없는 상황으로 화가 났다고 가정해 보자. 화라는 감정을 일으키기 위해 우리 몸은 이에 상응하는 에너지를 발생시킬 상태로 바뀐다. 흉부가 위-앞쪽으로 들리고 호흡은 위쪽으로 차오르게 된다. 에너지는 이마 앞쪽과 눈 부위로 과도하게 집중되고 안으로 수렴되지 않는다. 상황이 잘 정리가 됐거나 스스로 감정을 잘 다스려 화의 감정을 공空의 상태로 되돌렸다면 괜찮겠지만, 이러한 화의 상태가 반복적이고 지속된다면 우리의 몸은 화의 에너지를 발생시킬 상태로 고정되게 된다. 도인법에서는 이러한 고착적 상태를 '태胎'라고 칭한다. 화의 태가 형성되었다면, 우리의 내면은 늘 그러한 상

(2) 환골탈태換骨奪胎

도인법은 움직임으로 사람에게 내재된 우주자연의 순리를 회복토록 하는 방법으로 오랫동안 건강과 장수를 위한 양생법으로 활용되어 왔다. 우주자연의 순리를 회복하는 일은 단지 무병장수에 국한되지는 않는다. 이는 생명의 본질과 삶의 완성에 대한 내용으로 모든 수련법과 수행법이 지향하는 바이다. 따라서 도인법 수련은 태극권과 함께 실천학문으로 이어지게 되며 수련자가 '환골탈태換骨奪胎'를 성취할 수 있도록 이끌어주는 체體의 수련법이 된다.

한 사람이 보다 나은 방향으로 변하여 딴사람 되었을 때 '000가 환골탈태換骨奪胎 했다'고 말한다. 원래 이 말은 도가道家 수행법에서 유래했다. 도인법, 태극권 등의 수련법에서 환골탈태란 '뼈대를 바꾸어 태胎를 벗어낸다'는 뜻으로, '환골換骨'은 방법과 행위를 의미하고 '탈태奪胎'는 결과를 의미한다. 태胎란 '고착된 상태'로 사람에게서 살피면 '습관'을 의미한다.

뼈대를 바꾼다는 말을 상징적으로 해석하는 경우도 있지만 도인법에 있어서는 말 그대로다. 즉 실제로 자신의 뼈대를 바꾸어 습관으로부터 벗어난다는 것이다. 이러한 환골탈태의 실천적 의미는 심신일원론心身一元論의 관점으로 이해해 볼 수 있다. 신체의 움직임 뿐 아니라 감정과 생각도 그에 맞는 몸의 작용이 갖춰져야 생겨나게 된다. 예를 들어, 화나 슬픔의 감정을 느끼기 위해서는 이에 상응하는 횡경막의 움직임이 있어야 하고, 특정한 생각을 할 때에는 이에 맞는 눈의 방향이나 신체 부위가 관계를 맺어야 한다. 이렇듯 우리에게 일어나는 모든 신체활동, 감정, 생각은 몸을 구성하는 다양한 부위들의 상호관계를 통하여 발생된다. 여기에 한 가지 중요한 점이 있다. 움직임에서 이 상호관계를 형성하는 데 주된 역할을 하는 신체기관이 바로 관절이라는 사실이다. 신체의 다양한 부위들이 상호관계를 맺는다는 것은 움직임이 발생한다는 것이며, 모든 움직임은 관절이 작용했다는 것이다. 따라서 신체 부위들의 상호관계에 의한 움직임이 특정 방식으로 고정되어 있다는 것은 그 방식대로 감정이나 생각 또한 고정되어 있음을 뜻하며, 동시에 관절의 움직임이 그 방식대로 고정되어 있음을 의미한다. 이를 반대로 보면, 관절을 통해 움직임을 조절할 수 있으면 우리의 감정과 생각을 상황에 적절하게 조절할 수 있는 가능성을 높인다는 의미이기도 하다.

여기서 한 단계 더 깊이 들어가 보면 '습관으로부터 벗어났다'는 것은 무엇을 의미하는지 살펴볼 수 있다. 자기가 원하는 욕구대로 안 되면 주변 상황과는 상관없이 언성을 높이고 과격해지는 사람과 소외받는 느낌이 들면 자기감정에 사로잡혀 눈물을 참지 못하는 사람이 있다고 가정해 보자. 만약 이들이 환골탈태를 이루어 '화와 눈물의 습관'으로부터 벗어났다면 이들에게는 어떤 변화가 일어날까? 보통 더 이상 화를 내지 않고 울지 않게 되었다고 생각할 수 있다. 하지만 이는 환골탈태의 성과가 아니다. 태는 화나 슬픔이라는 어느 한 상태를 말하는 것이 아니라 '상황에 따라

변하지 못하는 고집스러운 상태'를 의미하는 것이기 때문이다. 태는 여러 가지 종류가 있는 것이 아니라 태라는 고집스런 상태 하나일 뿐이다. 고집스런 하나의 상태가 그 사람의 환경과 특징, 그가 선택한 행위에 따라 다양하게 드러날 뿐이다. 따라서 앞에 예를 든 두 사람이 환골탈태를 이루었다면 화를 안 내는 사람, 울지 않는 사람이 되는 것이 아니라, 자신을 통제하지 못하고 상황과 조화를 이루지 못하며 화내고 울었던 고집스런 상태에서 벗어난 사람이 되는 것이다. 이는 화와 울음에 대한 고집이 사라져 상황에 따라 그 정서를 조절할 수 있게 되었다는 것을 의미한다. 이제 이들은 상황에 따라 화를 낼 줄도 안 낼 줄도 알고, 눈물을 흘릴 줄도 흘리지 않을 줄도 알게 된 것이다.

우리가 지닌 모든 정서와 생각은 그것 자체로는 선善도 악惡도 아니다. 상황에 적절하면 선이고 적절하지 못하면 악이다. 진정으로 환골탈태를 이루었다면 고집으로부터 벗어나 감정과 생각을 다룰 수 있게 된다. 자기중심의 주장이 없어져 상황과 조화를 이루는 적절함을 추구하게 된 것이다.

(3) 음양화평陰陽和平

앞서 살펴본 바대로 음양순환은 모든 존재에게 부여된 우주자연의 순리이고 도인법의 모든 움직임은 음양순환의 규칙을 따른다. 이에 따라 도인법의 동작은 팔 다리의 한쪽을 구부리면 반대쪽은 펴주도록 구성되어 있다. 또한 숨을 들이마신 후에는 반드시 내쉬고, 에너지를 한 번 상승하면 이에 맞추어 하강한다. 도인법의 음양법칙은 장부의 작용과 의념의 사용에까지 적용되어 음양순환이 미치지 않는 영역이 없다. 이로써 우리 몸의 고착된 부분을 움직이게 하고 조화를 잃은 에너지의 흐름을 조율하여 우리 존재를 구성하는 모든 요소들이 음양순환을 회복할 수 있게 된다. 도인법의 동작은 구체적이고, 심도있고, 섬세한 영역까지 효과와 작용이 연구되어 있다. 도인법의 동작이 다양한 각도와 방식으로 몸을 돌리고, 사지를 뻗고 구부리며, 굴신하는 이유이다. 이과정에서 인체의 에너지 또한 승강昇降, 개합開合, 선전旋轉 등 구체적인 작용을 이루게 되며, 수련이 깊어질수록 스스로 에너지를 조절하는 방법을 터득하게 된다. 이렇게 음양순환을 이루어 상황에 따라 음적 에너지를 사용해야 할 때 음에너지를 사용하고, 양적 에너지를 사용해야할 때 양에너지를 사용할 줄 아는 적절함을 얻은 사람을 음양화평지인陰陽和平之人이라고 한다.

(4) 삼합작용三合作用

사지의 움직임이 몸통 내부의 움직임을 이끌어내고 장부와 연결되면, 사지의 움직임이라는 외적 작용을 통하여 장부를 조절할 수 있게 된다. 장부를 조절하게 되면 선천적으로 부여받은 에너지를 자동차를 운전하듯 구체적으로 운용할 수 있게 된다. 이를 위해서는 움직임 가운데 팔, 몸통, 다리를 유기적으로 연결해야만 한다. 이를 삼합작용三合作用이라고 한다.

삼합작용을 그림자의 비유로 설명해 보면 이해가 쉽다. 그림자는 조건에 따라 생겨나기도 하고 사라지기도 한다. 빛과 물체와 흰 벽면이 결합되는 순간 그림자가 생겨나지만 세 가지 조건 중 하나라도 없으면 그림자는 생겨나지 않는다. 우리의 몸에서 팔-몸통-다리가 연결되어 하나의 흐름으로 움직이면, 사지의 움직임에 따라 몸통의 내부에서 그림자처럼 에너지가 발생하게 된다. 하지만 팔, 다리의 움직임이 독립적으로 움직이면 이는 외향적인 사지운동일 뿐 인체 내부의 에너지 작용과는 상관이 없다. 삼합작용의 구체적인 방법은 도인법의 각 동작에서 제시하는 9대관절의 세밀한 각도조절과 움직임의 순서에 담겨 있다. 이는 체험을 하지 않으면 알 수 없는 실제 수련의 영역이다.

도인법을 행하는 수많은 사람들 중에서 각자의 수련의 깊이가 달라지는 까닭은 각 동작의 삼합작용을 이해하고 체험한 수준의 차이 때문이다. 각 동작의 삼합작용은 고유의 '에너지 운용운기運氣'효과를 포함하고 있기에, 올바르게 동작을 행해야 도인법의 깊고 다양한 효용을 얻을 수 있다. 이른바 도인법에서의 비전秘傳이란 삼합작용의 전승여부인 것이다.

(5) 도인導引과 안마按摩

도인법은 몸을 움직여 자신을 다스리는 수련이다. 이에 비하여 안마按摩는 타인에게 도인법의 효능을 적용하는 방법이다. 도인법이 도기導氣와 인체引體로 구분되듯이 타인에 대한 술기에도 근골 중심의 형체를 다루는 방법과 에너지 작용의 운기運氣를 다루는 방법으로 구분된다. 타인의 형체를 다루는 방법이 안마의

'마摩'이며, 타인의 에너지를 다루는 방법이 안마의 '안按'이다. 동북아에서는 전통적으로 도인과 안마가 한 쌍의 치료법이었다. 특히 안마가 올바르게 행해지기 위해서는 도인법의 숙련이 필요했다. 자신에 몸과 마음에 대한 깊은 체험 없이 타인을 다스리는 행위는 자칫 상대를 위험에 빠뜨릴 수도 있기 때문이다. 따라서 도인과 안마는 도인법의 체용體用관계로 이해할 수 있다.

4) 도인법導引法의 종류

수천 년의 역사를 지닌 도인법은 그 종류가 셀 수 없이 많다. 여기서는 밝은빛태극권에서 주요하게 다루고 있는 도인법의 종류를 간단하게 소개한다.

❶ 관절회전운동 : 9대관절의 원운동을 통하여 전신관절의 본래 기능을 회복한다.

❷ 고식화타오금희古式華佗五禽戱 : 고식화타오금희는 다양한 오금희 중 내용이 체계적이며, 세밀한 삼합작용三合作用, 다양한 토납법吐納法을 구비하고 있다. 근골과 내장기관의 태胎를 제거하여 인체의 부정적 증상을 해소한다.

❸ 태극선후천공太極先後天功 : 전신관절의 개합능력과 내장기관의 협응능력을 배양한다. 깊은 태胎를 제거하는 데 효과적이다.

❹ 채청환탁장생공採淸換濁長生功 : 척추 중심의 동작으로 구성되어 있으며, 신경계를 다스리고 기혈을 조율하여 건강장수의 기틀을 마련한다.

❺ 대안기공大雁氣功 : 천년의 역사를 지닌 도교 곤륜파의 고전기공법. 기러기의 움직임과 특징을 모방한 아름다운 동작은 인체의 경락을 따라 내기內氣가 작용하도록 구성되어 있다.

❻ 정좌도인靜坐導引 : 앉은 상태에서 '상하·좌우·엇각·내외'의 입체적인 움직임으로 몸통의 안과 밖을 다스리며 깊은 이완효과가 있다. 정좌 및 호흡 수련과 함께 병행하기 좋다.

❼ 비종내공秘宗內功 : 한의학의 경락사상과 결합한 합리적 이론을 통해 특정 경락의 내기內氣 운행과 그 현상들(자발진동 등)을 명확히 제시한다. 호흡의 통제력이 생기고 내장안마 효과가 크다.

❽ 임독이맥任督二脈 운기명상 : 임독이맥을 통하게 하여 표피에서부터 내장 깊은 곳까지 에너지를 조율하고 내면으로의 집중을 이끌어내는 운기명상

❾ 밝은빛 정좌법靜坐法 : 고요한 생명의 본래 상태를 체험하기 위한 정좌법. 태극심법太極心法의 체용體用 중 체體에 해당하는 수련법.

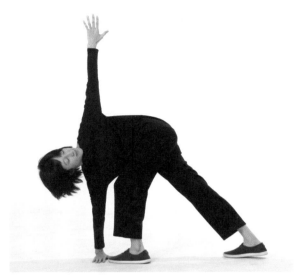

고식화타오금희

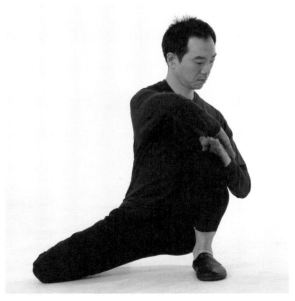

태극선후천공

234

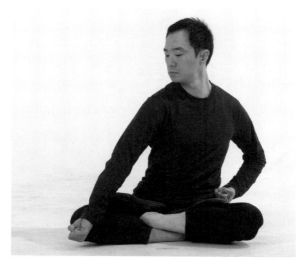

정좌도인

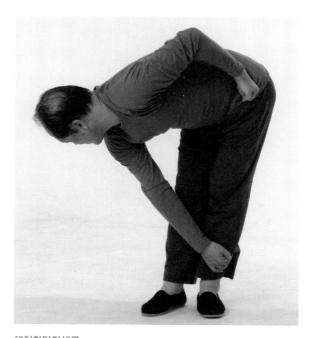

채청환탁장생공

235

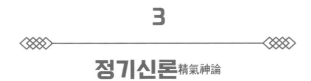

3

정기신론精氣神論

1) 정기신精氣神

태극권과 도인법의 실제 수련으로 들어가면 한 동작을 하더라도 어느 관점에서 하느냐에 따라 얻을 수 있는 내용과 경지가 달라진다. 어느 관점으로 수련을 할지는 제자와 사부, 수련자와 지도자의 관계에서 수련자의 수준에 맞추어 정해진다. 또는 제자에게 요구되는 수련의 단계를 위해 필요한 관점을 사부가 제시하기도 한다. 이 관점을 도가道家의 전통에 따라 말해보면 정기신精氣神이다. 예를 들어 양가태극권의 람작미攬雀尾라는 초식을 정精의 단계에서 수련한다면, 움직임 흐름 속에서 바른 자세를 지키고, 삼합三合을 잘 살펴야 할 것이다. 기氣의 관점으로 람작미를 연습한다면, 동작의 어느 부분에서 대맥帶脈을 쓸지, 붕리제안掤履擠按(태극권의 에너지 운용법)을 어떻게 사용할지, 양팔의 위치를 세밀하게 조절하여 척추의 어느 부분까지 에너지를 관통시킬지 등의 내

236

용을 수련해야 한다. 신神의 단계로 들어오게 되면 '따라하기'를 통하여 따라하는 대상의 운기리듬과 몸속의 움직임에 감응하고, 추수推手 혹은 갈수攂手의 수련을 통해 람작미가 상대에 응하여 사용되는 바를 스스로 드러내 보고 검증받게 된다.

이 글에서는 태극권과 도인법의 올바른 수련을 위해 정기신에 대해 실천학문의 관점으로 설명해 보도록 하겠다.

정精이란 생명을 유지하는 데 필요한 모든 조건을 말한다. 뼈, 근육, 장기, 인식기관 등 우리 몸의 모든 것뿐 아니라 생명을 유지시켜주는 음식과 외적 조건들도 포함된다. 한마디로 표현하면 '의식주衣食住'라 할 수 있다. 따라서 만약 정精에 태胎(고집)가 있다면 의식주를 행함에 고착되어 있는 주장과 고집이 있는 것이다. 예를 들면, 입맛에는 좋지만 건강을 해치는 음식을 고집하는 행위, 계절에 맞지 않는 옷을 입거나 몸을 불편하게 하는 옷을 고집하는 행위, 잠을 거르면서 영화를 보고 게임을 하는 행위, 알콜중독, 마약중독 등이다. 음식을 먹거나 술을 마시는 것, 멋진 옷을 입는 것, 늦은 시간에 영화를 보는 것 자체가 우리의 건강을 해치지는 않는다. 그러나 그 행위들이 적절함을 잃고 고집이 되면 우리 몸의 건강을 해치게 되고, 그 정도가 심하면 결국 생명을 잃게 된다.

기氣에 대해 논할 때 도가道家와 의가醫家에서는 관용적으로 '기동야氣動也(기란 움직이는 바이다)'라고 하였다. 청나라의 의학가이며 정치가인 주학해周學海(1856~1906)는 본인의 저서에서 "기氣는 무형無形이고 혈血은 유형有形이다. 기는 움직이고 혈은 고요히 있다."라고 말하기도 하였다. 즉 기氣란 쉬운 말로 '작용하는 상태'를 말하며, 모든 작용은 관계로부터 생겨난다.

우리가 보고, 듣고, 움직이는 모든 활동은 우리의 몸과 마음이 작용하는 바로서 기氣에 의한 것이라 할 수 있다. 이 모든 작용은 스스로 생겨날 수는 없다. '보이는 대상과 보는 나, 소리와 듣는 나, 움직이게 하는 상황과 움직이는 나'가 상호관계를 맺어야 실제로 보고, 듣고, 움직이는 작용이 일어난다. 이는 우리가 외부 대상 없이 혼자 있을 때도 마찬가지이다. 기억, 관념, 상상 등 내면에 저장된 심상心象과 관계를 맺고 이에 따라 감정이 생겨나거나 혼자 웃거나 표정을 찡그리는 등의 작용이 생겨난다. 따라서 기氣, 즉 '작용하는 바'는 관계로부터 일어나고 기氣에 고집이 있다는 것은 관계에 자기주장과 고집이 있다는 것을 의미한다. 역으로 기氣를 다스린다는 것은 관계를 다스리는 법을 익히는 것이다.

통증을 느끼거나 냄새를 맡는 것과 같이 자극에 대한 신체적 반응을 감각이라고 한다면, 상황과 대상에 대해 주관적인 느낌이 일어나는 것을 감정이라고 할 수 있다. 감정은 상황에 대해 우리가 어떤 언행을 할지 결정하는 동기가 된다. 우리가 혼자 하는 활동(예를 들면, 조깅을 하거나 영화를 보는 것)에서 일어나는 감정은 인과因果가 분명하고 그 감정에 대해서 비교적 솔직하다. 즉 조깅 후 느끼는 상쾌함, 영화를 보면서 느끼는 슬픔의 감정에 대해서 우리는 보통 느껴지는 그대로 수용한다. 하지만 우리 삶의 대부분을 차지하는 일상의 인간관계에서 일어나는 다양한 감정은 인과가 복잡하고 미묘하다. 우리는 인간관계에 의해 생긴 감정에 대해서는 그대로 반응하기보다는 상황에 의해 촉발된 습관적 감정에 반응하는 경우가 많다(이에 대해서는 다음 장에서 보다 자세히 살펴보겠다). 일상에서 볼 수 있는 간단한 예를 들면, 자신보다 뛰어난 사람에 대한 과도한 질투심으로 그 사람을 욕하고 끌어내리려는 억지 행위, 어릴 적 아버지에 대한 두려움의 감정적 습관이 직장 상사에 대한 불편함과 주눅드는 태도로 전이된 경우, 자기 뜻대로 되지 않으면 짜증을 내거나 화를 내서 주변을 불편하게 하는 행위 등이다. 이러한 왜곡된 행위의 원인을 정기신에서 살피면 기氣에 주장과 고집이 있기 때문이다. 즉 현재의 관계에 대응하여 적절한 행위를 하지 못하고, 자신에게 습관화 되어 있는 감정대로 말하고 행동하는 것이다.

사실 슬픔, 기쁨, 화, 짜증 등 우리가 평소에 느끼는 감정 그 자체에는 선악善惡이나 호오好惡가 없다. 상황에 적절한가 그렇지 않는가만 있을 뿐이다. 예를 들어, 나에게는 기쁜 일이 있더라도 상갓집을 방문해서는 상을 당한 분들의 마음을 헤아려 함께 슬퍼하는 것이 바른 처사다. 또한 일반적으로 '화'라는 감정을 부정적으로 인식하지만 '화'를 상황에 적절하게 다룰 수 있다면 이 화는 중정의 언행, 조화를 이루는 행위가 된다. 거짓말을 하는 자녀를 따끔하게 혼내 바른 길로 인도한다면 이 때의 화는 '중정의 화'라 할 수 있다. 맹자孟子는 "필부의 분노는 한 사람만 대적할 수 있는 분노다. 그러나 대장부의 분노는 천하의 모든 백성들을 안정시킬 수 있는 분노다." 라고 말하였다. 필부는 자기를 위해서 분노하지만 대장부는 옆 나라의 백성이 탄압을 받아 부당한 처사를 당하고 있다면 군사를 일으켜 사람을 편안하게 할 전쟁도 불사할 분노를 한다는 것이다.

신神은 정신활동의 총체라고 할 수 있다. 정신활동의 본체는 허虛(텅 빔)이다. 자신을 텅 비울 수 있어야 상황을 있는 그대로 보고, 연후에 상황에 대응한 적절한 생각과 판단을 할 수 있다. 반면, 신神에 고집이 있다는 것은 상황을 인식하고 생각과 판단을 함에 고집이 있다는 것이다. 자신을 비우지 못하고 이미 습관화된 생각과 관념들로 가득 차 있어 상황을 왜곡하여 보고, 상대의 말을 자기식自己式으로 재해석하여 듣는 경우다. 또한 상대의 말을 들으면서 대화의 흐름에 적절하지 않은 반대의 내용만 찾는다든지, 자신의 고정관념을 상대에게 강요하는 행위도 신神에 고집이 있기 때문이다. 신神에 자기주장과 고집이 있다면 머릿속에 자기중심의 생각이 가득 차있기 때문에 상대의 말을 잘 듣지 못한다. 이는 모두 신神의 본래 자리인 허虛를 얻지 못하여 끊임없이 떠오르는 생각과 외부에서 무분별하게 주입된 관념에 지배되었기 때문이다. 또한 언어를 통한 사유의 적절함을 얻지 못하고 모든 것을 집착적으로 개념화하려 한다면, 이 때의 언어적 개념과 정보는 언어이전의 실상을 가로막는 장벽이 된다.

정기신精氣神의 쉬운 이해 : 자동차의 비유			
정精	자동차 바디, 엔진, 바퀴, 스티어링휠, 연료 등	자동차가 정상적으로 기능할 수 있도록 하는 모든 조건	연료부족, 타이어 펑크 등 정精이 바르게 갖춰지지 않으면 훌륭한 드라이버가 운전한다 하더라도 자동차가 정상적으로 기능할 수 없다.	정精은 기氣와 신神 없이는 무용지물이다. (버려진 자동차와 같다)
기氣	전진, 후진, 회전, 가속, 정지 등	자동차가 움직이고 있는 상태	속도조절과 브레이크가 제기능을 하지 않는다면 안전한 운전을 할 수 없다.	기氣는 정精을 체體로 삼으며, 신神에 의해 적절하게 기능할 수 있다. (자동차 자체가 없다면 운전이란 기능도 없으며, 운전자 없이 움직이는 자동차는 매우 위험하다.)
신神	네비게이션과 운전자	목적지를 향해 정상적으로 운전하고, 교통상황에 따라 안전운전을 할 수 있는 상황인식과 판단	사람이 횡단보도를 건너면 정지하고, 교통상황에 따라 속도를 조절하고 차선을 변경하는 등 운전 상황에 대한 적절한 판단을 하지 못하면 큰 사고를 내게 된다.	신神은 정精과 기氣 없이는 그 뜻이 실현될 수 없다. (운전해서 부산에 가고 싶어도 잘 정비된 자동차가 없다면 갈 수 없다.)

* 정기신精氣神이 합해져야 정상적인 자동차가 된다. 다른 말로, 정기신精氣神은 자동차의 세 가지 상태이며 분리될 수 없다.

2) 연정煉精, 연기煉氣, 연신煉神, 연허煉虛

연정煉精·연기煉氣·연신煉神·연허煉虛의 본래 말은 '연정화기煉精化氣, 연기화신煉氣化神, 연신환허煉神還虛, 연허합도煉虛合道'로 도가道家 전통에서 전해져 내려오는 주요 수련체계다. 손가태극권의 창시자이자 도교수련에 정통하였던 손록당孫祿堂(1860~1933)은 "단도丹道에 삼역三易이 있으니 연정화기煉精化氣, 연기화신煉氣化神, 연신환허煉神還虛다." 라고 하였고, 금金나라 때의 도사道士 구처기邱処机(1148~1227)는 연허합도煉虛合道를 전진파 수련의 칠진七真(일곱 가지 중점사항) 중 하나로 꼽으며 그 정신의 중요성을 강조하였다.

연정煉精·연기煉氣·연신煉神·연허煉虛를 풀어서 설명하면, 정기신精氣神과 허虛를 단련하여 주장과 고집을 제거한다는 뜻이다. 연정煉精, 의식주에 대한 행위를 단련한다는 것은 '절제'를 배우는 것이다. 과식하지 않고 적당히 먹고, 무리했으면 휴식을 취하고, 밤이 늦었으면 스마트폰을 놓고 잠을 청하는 행위다. 이를 위해서는 우리의 욕구가 계속 원한다 할지라도 적절할 때 멈출 줄 아는 절제가 필요하다. 원하지 않지만 해야 할 것을 하는 행위도 연정煉精에 해당된다. 바쁘고 귀찮더라도 건강을 위해 운동을 하는 것, 병 치유를 위해 건강한 음식을 가려먹는 것 등이 이에 해당한다. 부연하자면, 욕구는 푹신한 소파에 눕고 싶고 입맛이 원하는 정크푸드를 맘껏 먹고 싶지만 이를 절제하고 내 생명에 유익한 일을 하는 것이다. 절제를 통하여 의식주를 행함에 자기식의 주장과 고집이 사라지면 우리 몸은 건강을 되찾고 생명력이 충만해진다.

연기煉氣, 관계와 감정을 단련한다는 것은 바른 말과 행동을 배우는 것이다. 앞서 말했듯이 인간관계에서 일어나는 감정 자체에 정해진 선악善惡이나 긍정·부정의 상태가 있는 것은 아니다. 예를 들어 설명하면 다음과 같다. 나보다 일을 잘하는 직장 동료에게 질투심이 생긴다면 그것 자체가 나쁜 것은 아니다. 다만 연기煉氣의 수준에서 본다면 질투심이라는 감정을 어떠한 언행으로 운용하느냐에 따라 그것이 우리를 이롭게 하기도, 불행의 원인이 되기도 한다. 만약 질투심을 자기계발의 에너지로 삼는다면 이 때의 질투심은 우리를 성장시키는 원동력이다.

연허煉虛의 단계에서 이 경우를 살펴보면, 질투심의 근저에는 콤플렉스, 이해관계, 두려움 등 '질투심'으로 왜곡되어 드러난 근본적 원인이 있을 수도 있다. 왜곡되어 드러난 이러한 감정의 근본적 원인은 내 안에 습관화되어 있는 감정적 고집이다(현 상황에 대응하여 생긴 감정이 아니다). 이러한 자신의 상태를 관찰하여 내 안에 일어난 감정적 작용들이 실상이 아니라는 것을 깨달아 허虛를 증득한다면, 질투심은 사라지고 상황을 있는 그대로 보고 응할 수 있게 된다. 이를 '환허還虛(텅 빔으로 되돌아감)'라 한다.

만약 '직장 동료 때문에 내가 피해를 보고 있다'는 왜곡된 생각이 원인이 되어 질투심이라는 감정이 생긴 것이라면, 이는 연신煉神의 단계로 다루어 볼 수 있다. 왜곡된 생각이 실상이 아님을 통찰하여 그 생각이 허망함을 알고 허虛로 돌아간다면 이는 연신煉

神을 통하여 환허煉虛를 이룬 것이다. 그리고 상황을 있는 그대로 보아 '어떻게 해야 저 친구처럼 일을 잘 할 수 있을까?'라고 실상에 응한 생각을 하기 시작한다면 이는 상황과 언행이 일치하게 된 것이다. 이를 합도合道라고 한다.

하지만 질투심 때문에 상대를 깎아 내리고 주변 사람들에게 그에 대한 험담을 늘어놓는다면, 이 때의 질투심은 우리를 불행하게 만들고 주변 사람들에게까지 피해를 주는 악의 씨앗이 될 것이다. 따라서 연기煉氣란 습관적인 감정의 지배에서 벗어나 매 순간의 관계에 적절한 말과 행동을 하는 것이다. 이는 변화를 추구하는 것이다. 이러한 관점에서 『맹자孟子』의 오륜五倫에서 나타나는 다섯 종류의 관계는 한 사람이 상황에 따라 취하게 되는 관계의 모습으로 이해할 수 있다. 즉 한 사람이 부모와 자식, 임금과 신하, 부부, 어른과 어린이, 친구의 관계에 처하여 그에 적절한 언행을 해야 한다는 의미로 볼 수 있다. 만약 부부, 친구, 직장동료 등 모든 관계에서 선생님의 입장만을 고집하며 말하고 행동하는 사람이 있다면 어느 누구도 이 사람과 친하게 지내고 싶지 않을 것이다.

혹여나 연기煉氣를 감정을 드러내지 않는 것으로 오해해서는 안 된다. 중정中正의 감정이라면 오히려 적극적으로 표현하는 것이 연기煉氣다. 친구의 좋은 일을 같이 기뻐하며 환호해 주고, 어려움을 겪는 사람들에게 연민을 느끼며 공감하고 도움을 준다면, 이러한 감정의 표현은 사람 사이의 관계를 보다 윤택하게 하는 중정中正의 행위다.

연신煉神, 생각을 단련한다는 것은 생각을 비우고 있는 그대로 보고 듣는 것을 말한다. 이는 자신을 비우는 법이다. 따라서 생각을 단련한다는 것은 다양한 지식과 논리를 습득하는 것과는 거리가 멀다. 숭산 대선사는 이를 '오직 모를 뿐'이라고 하며 다음과 같이 말하였다. "본성을 깨닫는다는 것은 머릿속으로 이해하는 영역이 아니다. 내가 '오직 모를 뿐'을 강조하는 이유가 여기에 있다.", " '나는 누구인가?' (…) 이 질문을 깊이 하게 되면 모든 생각이 끊어지고 생각 이전의 상태로 돌아오게 된다. 그리하여 '오직 모를 뿐'을 깨달아 우리 자신을 알게 되는 것이다. 우리의 본래 모습이란 바로 이러한 생각이 일어나기 전의 마음 상태를 말한다."

생각 그 자체는 나쁘거나 좋은 것도, 선도 악도 아니다. 그 생각이 '상황에 적절한가'만 있을 뿐이다. 그렇기 때문에 자신을 비울 수 있게 되었다면, 이 때의 생각은 중정中正의 법이 된다. 자신을 비움으로써 지식과 논리를 상황에 적절하게 다룰 수 있게 되었기 때문이다. 자신을 비우기 위해서는 상황에 응했을 때 의식意識이 내 안에 머물지 않고 밖의 상황으로 나와야 한다. 자기 안의 관념과 인식의 습관에 갇혀있어서는 안 된다. 하늘을 보면 하늘이 파란 줄 알고, 계곡물을 보면 물이 흐르는 줄 알아야 하며, 상대의 말을 편견 없이 '말 그대로' 들을 줄 알아야 한다. 이와 같을 수 있으면 비로소 우리 앞의 상황과 하나가 된다. 하늘과 하나가 되고, 물과 하나가 되고, 상대와 하나가 된다. 이렇게 하나가 되었을 때 저절로 생겨나는 모든 작용(보이고 들리고 느껴지는 등의)

을 '감응'이라 한다. 자신을 비워 감응하게 되면 보이지 않는 것을 볼 수 있고, 들리지 않는 것을 들을 수 있으며, 느껴지지 않는 것을 느낄 수 있다. 상황과 하나되어 시공을 초월하여 객관의 세계에 들어감으로써 저절로 알아지는 바가 생긴다. 이를 환허還虛, 만물의 근원인 텅 빈 곳으로 되돌아갔다고 한다. 그래서 연신환허煉神還虛라 한다. 이 때 이르러서야 상황에 적절한 생각과 판단을 할 수 있게 된다. 『주역周易』「계사繫辭」에는 연신煉神을 잘 나타내는 말이 있다. "역易은 생각함도 없고 하는 것도 없이, 고요히 움직이지 않다가, 감응하여 천하의 모든 일과 통한다."

　연허煉虛, 텅 빔을 단련한다는 것은 주장과 고집에서 벗어난 언행으로 매일매일 살아가는 것을 말한다. 우리가 마주하는 객관적 세계는 끊임없이 변화하며 매 순간 새롭게 다가온다. 그 세계는 전 우주에 걸쳐 단 한 번도 없었던 최초의 사건이다. 따라서 우리가 어떻게 반응할지 정해진 바가 없다. 주장과 고집에서 벗어났다면 새로운 상황에 대한 중정의 언행이 있을 뿐이다. 텅 빈 곳에서 나에게 온 그 상황을 텅 빈 언행으로 응답하였으니 매순간 객관적 세계와 주관적 세계의 합일合一이 일어난다. 일상의 매 순간이 합일이고 천국·극락정토·지상낙원이다. 이렇게 매 순간 합일을 이루는 삶의 모습을 합도合道, 즉 도道와 하나가 되었다고 하며 이를 연허합도煉虛合道라 한다. 우리가 연허합도를 이루었다면 매일매일 완전히 새로운 오늘을 맞이하게 된다. 그리고 새로운 오늘에 임하여 중정의 말과 행동으로 새로운 현실을 창조한다.

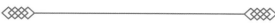

4

태극권 수련의 종류

태극권의 수련에는 두 가지 방향이 있다. 하나는 정해진 동작을 반복적으로 수련하는 '투로套路'이고, 다른 하나는 상대와 손을 맞붙여서(첨연점수沾連粘隨) 수련하는 '추수推手'다. 투로는 태극음양太極陰陽의 도리를 실현할 수 있는 몸을 구성하고 동작에 따른 '인체 내부의 에너지(내기內氣)'의 운용을 익히는 과정이다. 선배들은 이를 '자기를 아는 공부', '체體를 단련하는 법' 등으로 표현하였다. 추수는 응물자연應物自然 할 수 있는 감응의 능력을 익히는 과정이다. 이는 '남을 아는 공부', '상대의 경중輕重과 허실虛實을 아는 공부', '용用을 단련하는 법' 등으로 표현할 수 있다.

'투로와 추수'의 수련에 있어, 투로 수련을 먼저 하고 추수의 수련은 그 다음이다. 그렇지만 궁극에는 서로 관통되어 구분되는 바가 없어져야 한다. 왕배생 선생은 이 관계에 대해 "투로를 연습하는 것은 곧 추수를 하는 것이고 추수를 하는 것은 곧 투로를 연습하는 것이다."라고 하였고, 진가태극권의 반영주 선생은 "투로와 추수는 '체용일체體用一體'의 관계다."라고 말하였다.

투로와 추수의 관계

투로	추수
체體	용用
하도河圖	낙서洛書
선천팔괘先天八卦	후천팔괘後天八卦
방중원方中圓 / 정중동靜中動	원중방圓中方 / 동중정動中靜
자신을 아는 공부	남을 아는 공부
생각하는 법에 대한 훈련	생각하지 않는 법에 대한 훈련
중정中正의 조건을 갖춤	중정中正이 드러남
자기 관찰 / 의意가 안에 있다	상황(타인) 관찰 / 의意가 밖에 있다
연정화기煉精化氣·연기화신煉氣化神	연신환허煉神還虛·연허합도煉虛合道
규격에 따라 움직여 그에 따른 기능이 생기도록 하는 방법	공허한 곳에서 외부에 응하여 저절로 드러나도록 하는 방법

1) 밝은빛태극권 투로

(1) 진가태극권陳家太極拳

창시자	진왕정陳王廷 (1600~1680)
특징	전사경纏絲勁, 내오행보內五行步, 9대관절의 개합開合능력, 공간왜곡기술

진가태극권 투로의 주요 특징은 인체의 '내內적 공간'의 음양변화 실현이다.

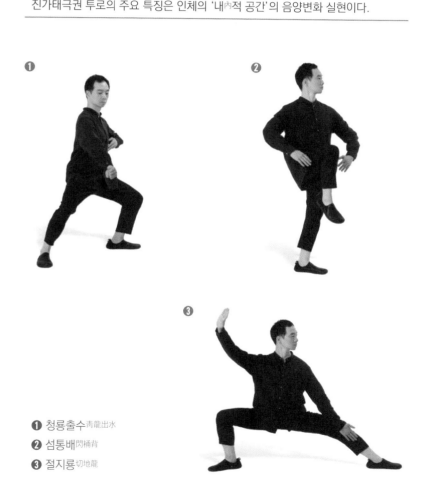

❶ 청룡출수靑龍出水

❷ 섬통배閃桶背

❸ 절지룡切地龍

(2) 무가태극권武家太極拳

창시자	무우양武禹襄 (1812~1880)
특징	팔방보八方步, 기승개합起承開合, 태극심법太極心法의 완성, 공간변환기술

무가태극권 투로는 '객관적인 외부 공간'과 '인체의 공간'이 조화롭게 관계 맺는 방법과 이를 다양하게 변화시키는 '공간의 전환법'으로 구성되어 있다.

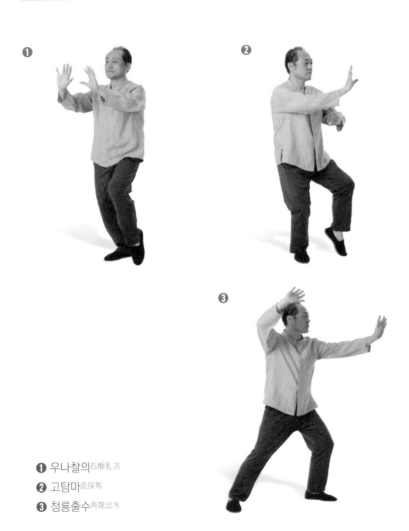

❶ 우나찰의右懶扎衣
❷ 고탐마高探馬
❸ 청룡출수靑龍出水

(3) 양가태극권楊家太極拳

창시자	양로선楊露禪 (1799~1872)
특징	외오행보內五行步, 탄성경彈性勁, 9대관절의 통합능력

양가태극권 투로 수련에 있어 허실분청虛實分淸을 올바르게 하여 '하체 삼관절(발목, 무릎, 고관절)'이 조화롭게 연결되며 전신의 탄성경彈性勁을 얻게 된다. 또한 내기內氣의 상하上下 소통을 원활하게 한다.

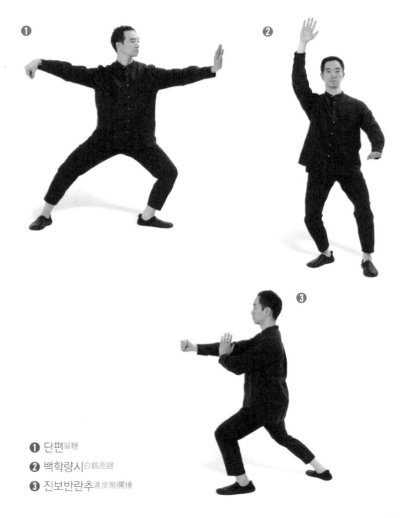

❶ 단편單鞭
❷ 백학량시白鶴亮翅
❸ 진보반란추進步搬攔捶

(4) 오가태극권吳家太極拳

창시자	전우全佑 (1834~1902)
특징	천자보川字步, 오행장五行掌, 의념전환기술

경점勁點의 변화가 다채롭고 에너지의 운용이 세밀하여 의념전환意念轉換 태극권이라는 별칭을 가지고 있다.

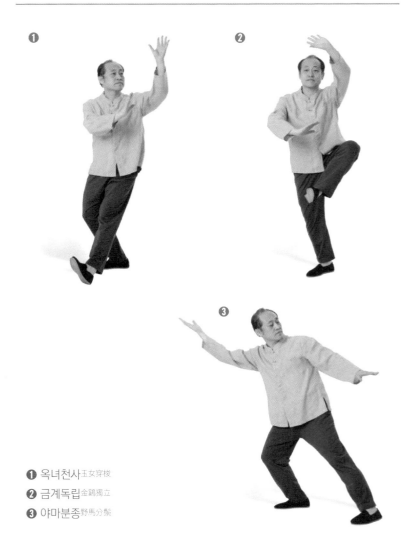

❶ 옥녀천사玉女穿梭
❷ 금계독립金鷄獨立
❸ 야마분종野馬分鬃

(5) 손가태극권孫家太極拳

창시자	손록당孫祿堂 (1860~1933)
특징	근보, 64수手, 정기신精氣神 수련체계 확립, 활보개합태극권活步開合太極拳, 시간왜곡기술

손가태극권은 당대 최고수로 칭송받던 손록당 종사가 내가삼권內家三拳(형의권, 팔괘장, 태극권)의 핵심을 통합하여 창시한 태극권으로 내공법內功法의 정수를 담고 있다. 영활성이 극에 이른 근보와 양 손의 움직임이 상호관계를 맺으며 무궁무진하게 변하는 64수手가 주요 특징이다.

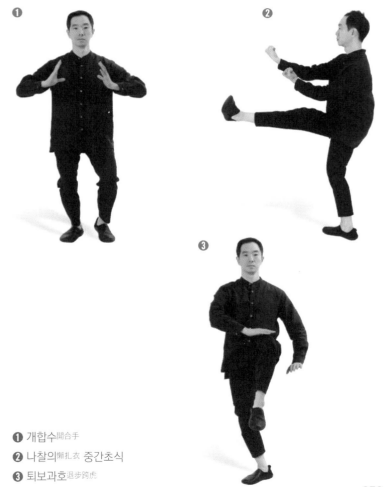

❶ 개합수開合手
❷ 나찰의懶扎衣 중간초식
❸ 퇴보과호退步跨虎

(6) 홀뢰태극권忽雷太極拳

창시자	양호楊虎 (1859~1929)
특징	홀뢰경忽雷勁, 환경換勁과 기락起落, 10층차 수련체계, 활보방원팔괘태극권活步方圓八卦太極拳, 시공간전환기술

홀뢰태극권 투로에는 '다양한 종류의 보법'과 '오르고 내리는 움직임(기락起落)' 그리고 '즉각적인 경勁 전환법' 등이 갖춰져 있다. '10층차 수련체계'로 구성되어 있는 홀뢰태극권은 독자적인 영역을 지니고 있는 높은 경지의 태극권이다.

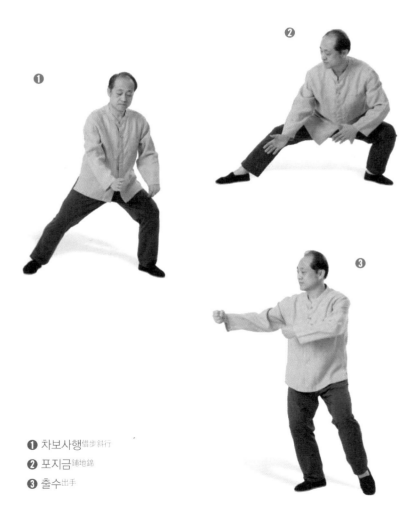

❶ 차보사행借步斜行
❷ 포지금鋪地錦
❸ 출수出手

(7) 태극병기술太極兵器術

태극권 투로를 익히고 숙련되면, 손에 도刀, 검劍, 창槍 등의 병기兵器를 잡고 병기투로를 수련하게 된다. 이를 태극병기술이라고 한다. 병기를 잡는다는 것은 병기를 통하여 공격과 방어라는 신체 기능을 극대화 하는 것을 의미한다. 창을 잡음으로써 상대에게 도달할 수 있는 내 손을 길게 하고, 검을 잡음으로써 내 손에 날카롭게 베는 기능을 더하는 것이다.

병기술을 수련할 때는 병기 각각의 특징에 따라 신법身法의 적절한 조화가 갖춰져야 한다. 이러한 조화를 이루는 데는 9대관절이 조화롭게 개합開合하는 주신일가周身一家를 이루는 것이 중요하다. 무림에 전해오는 속담에는 다음과 같은 말이 있다.

"권拳을 배우지 않았으면 검劍을 배우지 말라."

"권술拳術에 정통한 사람이 꼭 검술劍術에 통달한 것은 아니지만, 검술劍術에 능한 자는 틀림없이 권술拳術에 정통하다."

각 태극권 유파의 특징에 따라 각 유파의 병기술을 다루는 특징에도 차이가 있다. 예를 들면 양가태극검은 '초식의 단련技劍'에 중점을 두고 있고 진가태극검은 '검의 변화원리理劍'에 중점을 두고 있다.

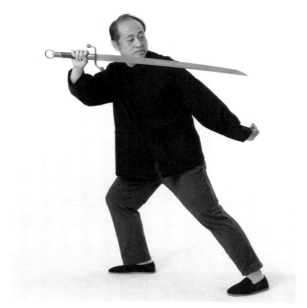

오가태극도

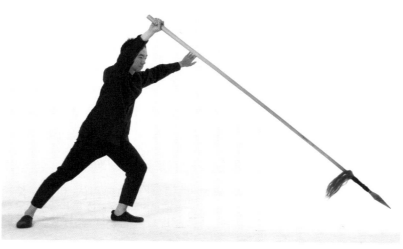

진가태극창

256

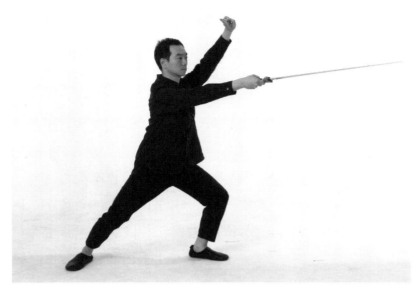

진가태극검

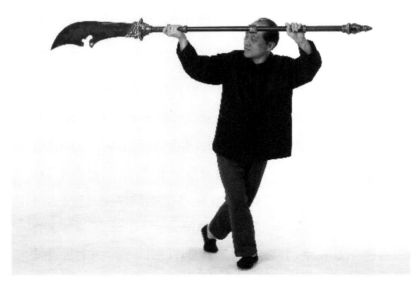

진가태극대도

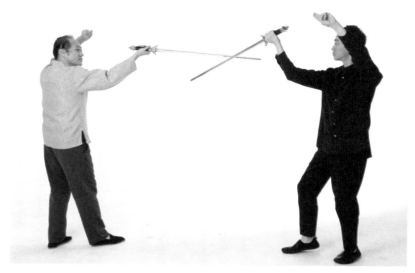

손가태극검 – 대검對劍

2) 태극권 추수推手

추수는 두 사람이 손을 한 점으로 접촉하고 서로에게 의지하여
변화를 연습하는 용用의 수련법으로 대련이나 기격이 아니다. 추
수는 투로에서 익힌 음양변화의 원리를 일종의 게임형식으로 적
용해 보는 연습법이다. 쉬운 이해를 위해 외국어 학습과 비교해
보면, 단어와 문장投路을 익힌 후 상대와 대화연습推手을 해보는
것과 같다.

추수를 수련할 때 가장 중요한 요결은 '용의불용력用意不用力'
이다. '의意'란 사기종인의 심법으로 상대狀況에 대응할 때 나에게

저절로 생기는 생명의 반응이다. 이 '의'는 상대^{상황}에 응하여 적절한 행위로 드러나게 된다. 이 과정을 다른 말로 하면 '천인합일天人合一, 주객일치主客一體, 물아일체物我一體'라고 할 수 있다. 따라서 용의用意란 자신을 비우고 상대에게 응한다는 뜻이다. 그럼으로써 상대와 합일하여 상대의 허실虛實과 경중輕重을 알게 된다. 용력用力에서 력力은 졸력拙力을 말하며, 이는 내가 중심이 되어 반응하는 뜻이다. 졸력拙力의 다른 이름을 '습관, 고집, 태胎'라고 할 수 있다. 자기를 고집하고 습관대로 반응하면 상대와 분리되기 때문에 상대를 알 수 없다. 이는 태극권의 뜻을 벗어나는 것으로, 선배들은 추수 수련에서 졸력拙力을 경계하였다.

"추수推手 연습을 시작할 때 청경聽勁과 화경化勁의 연습이 중심이 되어야 하며, 일시적으로 승부의 우열에 집착하여 억지로 하면 안 된다. 억지로 한다는 것은 근본을 포기하고 말단지엽에 빠지는 것이니 공부功夫가 발전하기는 기대하기 어렵다."

"추수를 열심히 수련을 하여 용用의 공功이 순정해져서 능히 수족手足이 영활하게 할 수 있으면 인진낙공引進落空을 하고 넉량으로 천근을 튕길 수 있게 되고 신기神氣가 널리 퍼져서 십삼세十三勢가 된다. 이 때가 되면 혈기에 의존하는 힘은 스스로 소멸이 되고 신묘한 도道가 저절로 나타나는 것이다."

- 손가태극권 손록당

"'권가拳架의 연습은 느리면 느릴수록 좋다'라는 의미로 '정靜'

이라는 말을 오해한다. 이러한 오해가 원인이 되어 심지어는 눈을 감고 양신養神한다며 마치 반쯤 잠든 상태에서처럼 움직인다. 그러나 추수를 할 때에는 종종 눈을 부릅뜨고 팔을 마구 휘저으며 곳곳에서 졸력拙力으로 위세를 드러내곤 한다. 이처럼 극심하게 대비되면 추수와 권가는 하나될 수 없으며, 뒤섞일 수 없으니 권가라는 체體로써 추수를 용用으로 삼는다는 것은 불가능한 일이 될 것이다."

- 진가태극권 반영주

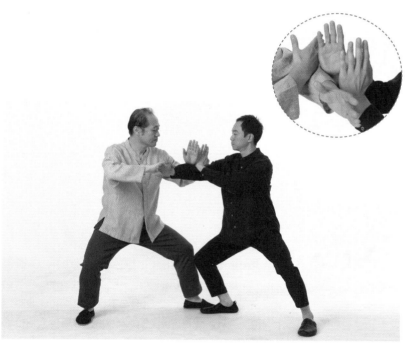

사정추수四正推手

260

3) 태극권 갈수攬手

갈수攬手는 우주만물의 근본이 되는 태극이 작용하는 원리를 실증적으로 체험할 수 있도록 하는 전통의 교육방법이다. 태극의 작용원리를 한마디로 정의하면 '중정中正'이라 할 수 있다. 중정이란 '텅 비어서 상황에 합일하는 것'으로 응물자연과 같은 뜻이다. 이는 태극권 공부功夫가 궁극적으로 추구하는 목적이다. 갈수는 중정의 법法을 전하고자 하는 사부와 이를 계승하는 제자의 정의할 수 없는 긴밀한 관계를 통해 전승된다. 갈수는 추수와는 구분되는 방식으로 추수는 감응을 위한 감각수련이며, 갈수는 선대로부터 끊어짐 없이 이어져 내려온, 중정의 체험을 직접 전해주기 위해 개발된 '법法의 전달을 위한 교육 방식'이다.

갈수를 통해 중정의 활용에 대한 체험을 전달한다는 것은 마치 '내가 먹은 호두의 맛' 그 자체를 온전히 상대에게 전달하는 것과 같다고 할 수 있다. 나에게 주어진 상황 속을 행했을 때 나에게 발생한 구체적인 체험을 다른 사람이 동일하게 체험하도록 하는 것이다. 이는 논리적 설명, 또는 학문적 성취 등등의 방식으로는 알 수 없는 실증적 경험 그 자체다.

태극권 투로의 수련이 중정의 체험을 담기 위한 그릇을 이루는 과정이라면 갈수의 수련은 그 체험의 내용 자체다. 선대로부터 이어져 온 태극권의 법을 얻은 사부를 통하여 갈수를 수련하게 되면 중정의 체험이라는 구체적 느낌을 전해 받을 수 있다. 이러한 방식으로 체험이 전달되고, 전달 받은 그것이 활용될 때 '법수法手'

가 성립되었다고 한다. 법수가 성립되면 점차 세밀한 부위와 전신의 관절, 내장기관에까지 그 체험의 내용이 미치게 된다. 이러한 과정을 거쳐 갈수의 수련이 깊어지면 마침내 스스로 태극체가 되어 타고난 대로의 생명의 본질을 맛보게 되며 태극권에 담겨 있던 우주변화의 원리가 드러나게 된다. 『갈수16목』과『갈수36병』에는 법수에 대하여 다음과 같이 전하고 있다.

"이 병폐(갈수36병)를 범하면 법수法手가 성립되지 않는다. 법수가 성립될 때는 어떤 병폐도 범하지 않으며, 태화원기太和元氣에 이롭다. 본래 순리에서 벗어나지 않는 까닭이다."

갈수의 수련을 통하여 하늘이 전하고 사람이 이룬 이 일에 합일合一되면 하늘이 사람이고 사람이 하늘인지라, 이를 일러 '전통의 완성'이라고 할 수 있다. 이 내용을 조금 드러내 보자면, 전통의 완성은 관계를 통해서만 생겨나는 것으로 있다고도 할 수 없고, 없다고도 할 수 없다. 그렇지만 이 법을 얻지 못한 자는 전할 수 없다. 얻고 나면 태극권은 응물자연應物自然이고 중정中正이며 태화원기太和元氣이자 도道에서 벗어나지 않는다는 것을 실증적 체험으로 알게 된다.

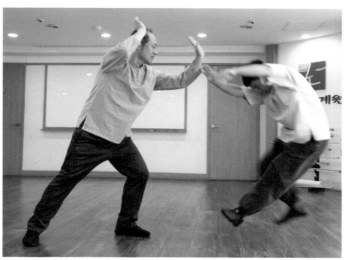

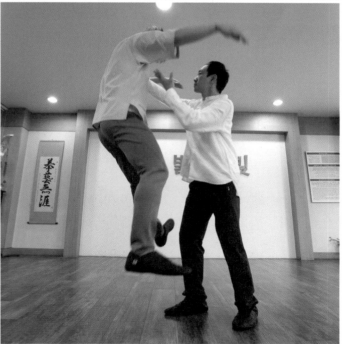

용의불용력用意不用力을 통한 태극권 발경發勁

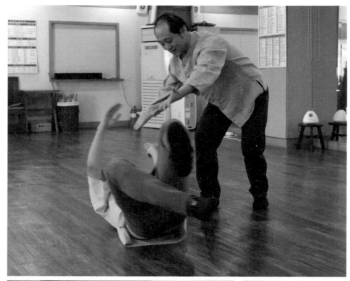

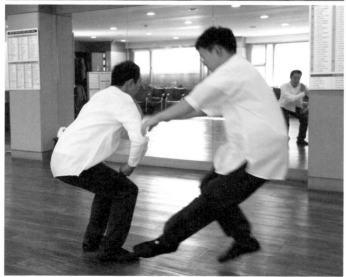

갈수攦手를 통한 태극권 초식의 활용

4) 자연과 감응하는 태극권 수련

태극권의 동작이 익숙해지면 자연과 소통할 수 있는 야외공간에서 수련하는 과정이 필요하다. 태극권의 움직임은 우주자연의 운행원리가 사람의 몸으로 작동하는 모습이다. 따라서 올바른 태극권 수련을 통해 우리 에너지의 리듬이 우주자연의 리듬과 통하는 것을 체험할 수 있다. 이는 우주자연과 공명하는 것으로 이해할 수 있다.

자연은 고집과 의도가 없기 때문에 우리가 사기종인하여 에너지의 리듬을 조화롭게 운용하면 즉시 자연과의 합일을 이룰 수 있다. 자연 속에서 사기종인의 심법으로 태극권을 수련하는 과정에서 나무를 만나 나무와 하나 되고, 하늘을 만나 하늘과 하나 되고, 바람과 만나 바람과 하나 되는 감응의 능력을 체득하게 된다.

자연 속에서의 태극권 수련은 꽃, 나무, 산, 특정 공간 등의 대상과 감응하는 법, '칠흑같이 어두운 밤, 달빛이 환한 밤, 일출' 등과 같이 특정 시간대의 에너지에 감응하는 법 등 자연의 변화에 따른 다양한 종류의 수련을 행하여 사기종인 · 응물자연의 감각을 몸소 체험하고 그 작용을 얻을 수 있다.

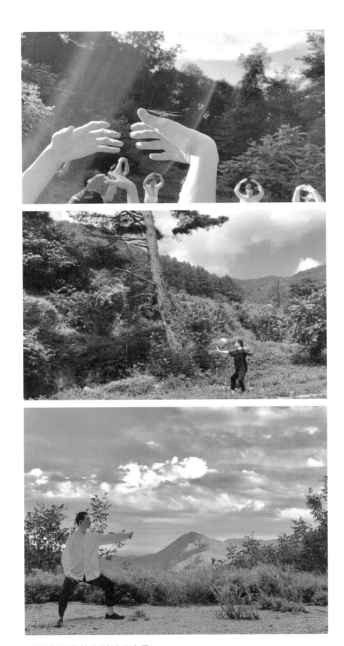

자연 속 태극권 수련의 모습들

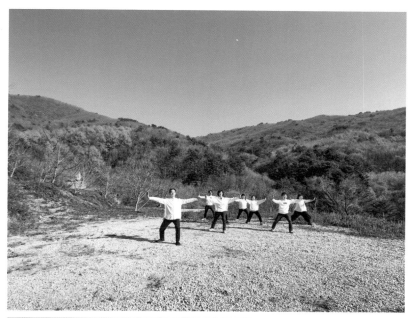

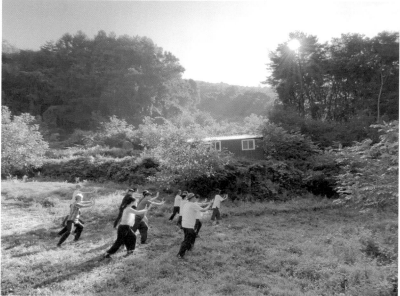

자연 속 태극권 수련의 모습들

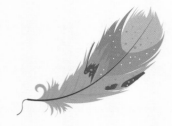

제
6
장

바른 마음을 위한
움직임 바마움

김
주
환

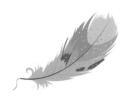

이 글에서는 다음과 같은 질문에 대한 답을 모색하고자 한다. 첫째, "바른 마음"을 위한 움직임이란 무엇인가? 바른 마음이란 무엇인가? 바른 마음이 필요하다면, 무엇이 필요한가?

둘째, 바른 마음을 지니기 위해서는 왜 "움직임"이 필요한가? 움직임과 마음의 관계는 어떻게 이루어져 있는가? 바른 마음을 위해 필요한 움직임은 구체적으로 어떤 것인가?

셋째, "바른 마음을 위한 움직임"이란 결국 무슨 의미인가? 이 움직임은 어떠한 요소들로 이루어져 있는가? 바른 마음을 위한 움직임이 결국 명상인 이유는 무엇이며, 명상의 본질적인 모습이 결국 움직임에 있는 이유는 무엇인가? 바른 마음을 위한 움직임은 누구에게 필요한 것인가?

1

"바른 마음"을 위한
움직임의 의미

"바른 마음"은 건강하고 올바른 마음이다. 바른 마음은 기능이 잘 작동한다. 이런 마음은 건강하다. 욕구를 실현하는 동기motivation와 욕구를 견디는 자제inhibition가 발휘되는 것을 의도intention라 한다. 특정 대상에 자신의 주의를 집중시키는 능력은 주의attention다. 건강한 마음은 이 의도와 주의가 잘 발휘된다. 한편, 올바른 마음은 도덕적이고 정의로운 행동을 하게 한다. 이러한 능력은 마음근력을 통해 발휘된다. 대부분의 마음근력은 전전두피질 중심 뉴럴 네트워크와 깊은 관련이 있다.

1) 건강한 마음

건강한 마음은 마음근력을 발휘한다. 마음근력은 일을 해내게 도와주는 기본 성취역량이다. 강력한 마음근력을 가진 사람은 스스로 원하는 일을 찾아서 실천한다. 마음근력은 크게 세 가지 종류로 나뉜다. 첫 번째는 자기조절력이다. 스스로를 잘 다스리고 조절하는 능력이다. 두 번째는 대인관계력이다. 주변사람들과 좋은 관계를 맺는 능력이다. 세 번째는 자기동기력이다. 세상과 부딪히면서 겪는 다양한 일들로부터 열정과 동기를 찾는 능력이다.

자기조절력은 목표 설정 및 달성을 위해 꾸준히 집념과 끈기를 발휘하게 도와준다. 자신의 감정을 조절해주기도 한다. 스스로를 존중하고 조절하는 능력. 이것이 자기 조절력이다. 하위요소로 감정조절력, 긍정성, 자기절제, 충동통제력, 성실성, 도덕성, 정직성, 끈기, 집념 등이 포함된다.

대인관계력은 타인을 존중하고 배려하게 도와준다. 그 사람이 느끼는 심정에 공감할 수 있는 능력이다. 대인관계력이 높은 사람은 자신의 생각을 잘 전달한다. 타인의 의도를 잘 파악하고, 그들을 설득하고, 리더십을 발휘할 수 있다. 하위요소로 공감능력, 관계성, 자기표현력 등이 포함된다.

자기동기력은 스스로 선택한 일에 열정을 발휘하게 도와주는 능력이다. 하위요소로 내재동기, 자율성, 유능감, 열정 등이 포함된다. 자신의 아이디어를 구체적으로 디자인해 실현시키는 힘이 자기동기력이다. 머릿속 계획이나 이미지를 투사하며 우리는 세상을 끊임없이 변화시키고 만들어간다.

마음근력을 지닌 사람은 집념과 끈기를 발휘한다. 건강한 인간관계를 조성할 자신감도 있다. 그래서 강한 회복탄력성을 지니게 된다. 회복탄력성을 가능하게 하는 두 요소가 바로 자기조절력과 대인관계력이기 때문이다.

2) 올바른 마음

　도덕적이고 청렴한 사람은 "올바른" 사람이라고 불린다. 올바르려면 높은 도덕성이나 정의로운 가치관이 필요하다고 말한다. 그렇지 않다. 그런 "지식" 차원적인 요소보다 더 근본적으로 필요한 것은 자기조절력이다. 도덕적인 판단력이 부족해서 부도덕하다고 불리는 일은 드물다. 부도덕한 행위는 보통 스스로에 대한 절제와 자제가 부족해서 일어나는 경우가 많다.

　특히 자기 자신에 대해 부정적인 감정을 지닌 사람이 부도덕적인 행동을 보인다. 부정적인 사람은 스스로를 비하하며 자신의 가치를 평가절하한다. 작은 이익을 위해 자신의 절제력과 가치관을 내팽겨버린다. 자기존중력이 높은 사람은 다르다. 스스로를 소중히 여기는 사람은 청렴한 성품을 가꾼다. 스스로를 존중하다보면, 자연스레 스스로의 모습을 더럽히지 않게 된다. 자신을 존중하면 타인을 존중한다. 이 존중력이 대인관계력의 기본이 된다.

　자기존중력만큼이나 감정조절력도 중요하다. 아랫 사람이라고 갑질 폭력을 휘두르는 사람은 감정조절력이 형편 없이 낮은 경우가 많다. 스스로의 감정을 잘 조절하는 사람은 타인에게 파괴적인 행동을 보이지 않는다. 부도덕적 행위를 저지른 사람들을 우리는 매체에서 쉽게 접한다. 그들이 정의로운 가치관이 없어서 규탄의 대상이 되는 경우는 드물다. 자기조절력이나 감정조절력이 부족해서인 경우가 훨씬 많다. 자신의 행동과 감정을 통제할 줄 모르는 사람들이다.

주변에서 "올바르다"고 불리는 사람은 주변 사람들에게 존중과 배려를 보이는 사람이다. 존중과 배려는 대인관계력이 높아서 생긴 결과물이다. 높은 수준의 자기조절력과 대인관계력이 올바른 마음을 가꾼다.

3) 건강한 마음과 올바른 마음의 근원

바른 마음의 두 가지 측면으로 건강함과 올바름을 살펴보았다. 앞서 본 세 가지 마음근력으로 바른 마음이 발휘된다. 강력한 자기조절력은 끈기와 집념의 기반이 된다. 또한 자기 억제와 자제를 도와 도덕적 행동의 기반을 마련해준다. 이러한 마음근력은 모두 전전두피질을 중심으로 한 뉴럴 네트워크와 관련이 깊다. 실제로 전전두피질에 기능적 이상이 생기거나 종양이 생긴 경우에 갑자기 성격이 폭력적으로 돌변하거나 범죄행위를 저지르거나 하는 사례가 많이 보고된다. 충동조절은 전전두피질의 중요한 기능이다. 연쇄살인범은 전전두피질에 이상이 생긴 비율이 매우 높다는 보고도 있다(Fox et al., 2016).

내측전전두피질mPFC을 중심으로 한 다양한 네트워크는 자기조절력, 대인관계력, 자기동기력의 원천이 된다. 그런데 전전두피질 부위는 인간의 뇌 중에서 가장 늦게 완성이 된다. 만 24세가 될 때까지 전전두피질은 여전히 성장한다. 그래서 청소년들은 자기조절이 어렵고 충동적이며 감정에 쉽게 휘둘리게 된다.

한편, 전전두피질 부위는 부정적 정서 유발과 관련이 깊은 편도체와 매우 강력하게 연결되어 있다. 편도체가 활성화되면 전전두피질의 기능은 저하되고, 반대로 전전두피질의 기능이 강화되면 편도체의 기능은 억제되는 식이다. 또한 편도체가 부정적 정서와 관련이 깊은 반면 전전두피질의 활성화는 긍정적 정서의 유발과 관련성이 높다. 편도체 자체에도 복잡한 내적인 네트워크가 존재한다. 편도체는 뇌의 다양한 부위와 연결되어 있으며, 높은 흥미가 유발되거나 기분이 몹시 좋고 신나는 순간에도 편도체 특정 부위가 활성화되기도 한다. 뇌는 작동 방식은 복잡하고 오묘하다. 이 글에서는 설명의 편의를 위해 약간의 단순화의 오류를 감수하더라도 편도체가 활성화되는 것이 부정적 정서의 유발 메커니즘의 핵심이라고 일단 해두록 하자.

술을 마시는 경우를 생각해보자. 술을 마시면 전전두피질 기능을 억제하는 알코올이 몸에 들어온다. 알코올은 전전두피질의 기능을 급속히 떨어뜨린다. 평소 통제하고 있던 편도체의 활동을 전전두피질이 억제할 수 없는 상태가 된다. 술에 취하면 편도체가 전전두피질의 제약을 받지 않고 제멋대로 날뛰게 된다. 그래서 감정 조절이 안되고, 끈기와 집중력이 사라지고, 대인관계력까지 약화된다. 타인과 쉽게 다투게 되고, 심지어 폭력적인 행동까지 저지른다. 술 취한 상태는 바른 마음과 거리가 멀다. 편도체가 안정화되고 전전두피질이 활성화되어야만 "바른 마음"을 유지할 수 있게 된다.

요약하자면 "바른 마음을 위한 움직임"은 다음과 같다. 이 움직임이란 편도체를 안정화시키고 전전두피질의 네트워크를 활성화시키는 것이다. 이 상태에서 마음근력을 강화시키고 건강하고 올바른 마음을 지닐 수 있도록 하는 움직임을 해야 한다. 바로 명상이다(Kim et al., 2022).

2

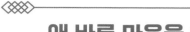

왜 바른 마음을 위한
"움직임"인가?

1) 의식의 기반으로서의 움직임

바른 마음을 위한 움직임을 이야기하면 가장 많이 나오는 질문
이 있다. "마음근력을 강화시키는데 왜 "움직임"이 필요합니까?"
마음을 다루는데 왜 갑자기 "몸의 움직임"이 나오느냐는 것이다.
이러한 질문은 몸과 마음의 관계에 대한 현대 사회의 뿌리 깊은
편견을 보여준다. 건강한 마음을 위해서 몸을 움직여야 한다는 것
이 이상하고 낯설게 들리는 것이다.

몸과 마음을 별개의 존재로 파악하는 이원론은 데카르트로 대
표되는 17세기 유럽 근대철학에서 시작된 세계관이다. 데카르
트는 몸과 마음을 둘로 나눴을 뿐만 아니라 마음에 인간의 본성
이 있다고 보았다. "나는 생각한다 고로 존재한다"cogito ergo sum라
는 유명한 말은 사실 "나는 인지한다, 고로 존재한다"I recognize,
therefore I am라는 뜻이다. 어떤 대상을 인지하는 주체인 "정신"이

곧 인간 존재의 핵심이라고 본 것이다. 나의 몸이 아니라 나의 마음, 정신, 영혼, 의식 혹은 주관적인 어떤 것이 나라는 존재의 핵심이다. 내 육체는 내가 "가진 것"에 불과한 것이 되고 만다.

몸과 마음의 이원론은 정신영혼은 인간에게만 있고 다른 모든 사물에는 영혼이 없다고 본다. 삼라만상 모든 것에 다 정신이 깃들여 있다고 믿어왔던 수천 년간의 신화와 종교의 전통을 한순간에 허물어지는 엄청난 세계관의 변화가 데카르트를 정점으로 발생했던 것이다. 이것이 근대 과학 정신의 핵심이다. 자연에 있는 동물과 식물은 영혼이 없는 존재로 변모되었다. 인간은 마음대로 자연을 정복하고 파괴해도 괜찮다고 느끼게 된다. 자연물은 모두 인간이 관찰하는 대상이 되어 버렸다. 인간중심주의에 의한 환경 파괴는 근대 과학주의의 결과물이다. 덕분에 과학기술은 발전했으나 인간이 스스로의 몸까지를 자연의 일부로 간주하는 폐단을 낳게 되었다. 이데올로기를 앞세워 수많은 사람을 몰살시켰던 것도 모두 근대 과학주의적 세계관에 근원을 두고 있다.

데카르트의 심신이원론에 대한 비판은 "나는 몸의 경멸자들을 경멸한다"라고 역설한 니체에서 시작되었다. 이후 하이데거의 실존주의 철학을 거쳐 메를로퐁티의 현상학에 도달해 비로소 심신이원론이 극복되기 시작한다. 그렇기에 "나는 나의 몸이다"는 명제로 인간 존재의 핵심이 "몸"에 있음을 천명한 메를로퐁티는 움베르토 에코 등을 비롯해 많은 학자들로부터 20세기 철학자 중 가장 중요한 사람으로 손꼽히고 있다.

20세기 이후 현대 철학은 인간성과 모든 가치의 근본이 "영혼과 신"이 아니라 "인간의 몸"에 있음을 받아들이고 있다. 이것이 17세기 이래 근대철학의 세계관과 20세기 이후 현대철학의 세계관 사이의 가장 큰 차이점이다. 하지만 한국을 비롯해서 여러 나라들의 의무교육 교과과정은 여전히 17세기 데카르트부터 시작한다. 18세기 칸트 철학에 의해 완성된 기계론적 세계관을 절대적 진리인양 학교에서 가르치고 있다.

예컨대 수학시간에는 여전히 데카르트의 창안물인 직교좌표계 흔히 x축과 y축으로 표현되는를 통해 세상을 보는 법을 가르치고 있고, 과학시간에는 여전히 뉴턴 물리학을 통해 우주를 보는 법을 가르치고 있다. 여러 학문들은 시간과 공간이 절대적으로 주어지는 선험적인 조건인양 가르친다. 칸트 철학이 은연 중에 머릿속에 주입된 것이다.

상대성이론과 양자역학의 등장으로 현대 과학계에서 기계론적 세계관은 폐기 처분 되었다. 하지만 여전히 학교에서는 17세기 세계관을 가르친다. 과학 분야에서는 뇌과학과 계산신경과학의 급속한 발전으로 인간이 능동적 추론을 한다는 것이 밝혀졌다. 세상에 대한 인식과 행위의 가능성이 감각과 지각에 지대한 영향을 미친다는 사실은 분명해졌다. 그러나 교사는 여전히 인간이 객관적으로 존재하는 실체를 수동적으로 지각하는 존재라고 가르친다.

17세기 세계관의 교육을 받은 사람들이 다수다. 이미 폐기 처분이 된 기계론적 세계관이 절대 불변의 진리이자 당연한 상식인 마냥 현대 사회에서 통용되고 있다. 혹시 지금 이 글을 읽는 여러분도 마음 건강을 다루는데 왜 몸을 이야기하는가 하는 의문이 들

있는가? 몸과 마음을 나누는 데카르트의 이원론에 흠뻑 젖어 있기 때문이라는 사실을 인지하시길 바란다. 물론 그러한 세계관을 지니고 있다는 사실을 깨닫는다고 가치관이 쉽게 바뀌지는 않는다. 다만 인간 존재와 이 세상에 관한 본인의 기본적인 세계관이 잘못된 것일 수도 있다는 의문은 생겼을 것이다. 늘 마음을 열어놓는다면, 새로운 세상에 눈이 번쩍 뜨이게 될 것이다.

몸이 인간 존재의 핵심이라는 것. 이 사실은 현대철학과 더불어 뇌과학 분야에서도 기본적인 상식이 되었다. 현대 뇌과학은 뇌존재의 이유가 그저 몸의 움직임을 위한 것이라고 단언한다. 뇌과학자 로돌포 지나스나 다니엘 월포트 교수 등은 뇌를 포함한 모든 신경계는 결국 다양한 근육을 움직이기 위한 필요성에 의해 진화된 것으로 본다(Wolpert, Ghahramani & Jordan, 1995).

제대로 움직이려면 주변 환경을 잘 파악해야 한다. 시각, 청각, 촉각 등 다양한 감각 신경계가 이를 위해 발달했다. 지각과 인지 역시 움직임을 위해 진화했다. 따라서 움직임과 행위의 가능성은 우리의 지각에 결정적인 영향을 미친다. 이것이 생물학자이자 철학자인 프란시스 바렐라의 행위적 지각 혹은 행위적 인지 enacted cognition의 의미다(Varela, Thompson & Rosch, 2016). 지각하고 움직이는 것이 아니다. 움직이기위해 지각하게 된 것이다. 뇌는 움직임을 위해 태어났다.

의식의 기본적인 존재 이유는 움직임에 있다. 다양한 움직임이 필요해지자 효율성이 중요해졌다. 단순화된 하나의 "의미"로서의 "의도"를 갖게 되면, 그 "의도"를 실행시키기 위해 몸의 여러 부위가 작동한다. 여러 부위들은 조화롭게 작동해 효율적인 움직임을 성취한다. 신경은 근육 하나 하나에 별도로 "명령"을 내리지 않는다. 하나의 커다란 의미를 지닌 의도를 수행하도록 설정한다. 의도를 위해 몸의 각 부위가 "무의식적으로" 일을 하도록 신경 시스템이 진화해온 것이다.

하나의 커다란 의미, 혹은 "의도"를 갖는 고차원적인 기능을 담당하는 존재가 "의식"이다. 효율적인 움직임을 위해서는 환경에 대한 모니터링이 중요하다. 환경을 알기 위해서는 다양한 감각 정보를 종합적으로 분석해 환경이 어떤지를 알아내야 한다. "의식"은 이러한 임무를 수행한다. 정확히 말하자면 이러한 기능을 담당하기 위해서 "의식"이 필요했고, 결국 움직임이 의식을 만들어낸 것이다.

의식은 외부 대상에 내적인 모델internal model을 투사하여 지각하고 인지한다. 이 능동적 추론이 의식의 존재 이유다. 즉, 우리의 뇌가 "나"라는 의식을 만들어낸 이유는 칸트나 사르트르의 주장처럼 외부 대상을 투명하게 받아들이기 위해서가 아니다. 의식은 능동적 추론의 효율성을 높이기 위해 뇌가 만들어낸 것이다. 의식의 본질은 스토리텔링에 있고, 스토리텔링의 본질은 의미 부여에 있으며, 의미 부여의 기반은 움직임에 있다. 의식이 스토리텔링을 하는 이유는 주어진 환경에서 생존하기 위해서다. 결국 내 몸을 통해 외부 환경과 상호작용을 하기 위해서다.

움직임은 근본적이다. 의식은 효율적인 움직임을 위해 뇌가 만들어낸 기능이다. 시각, 청각, 촉각 등 우리 몸의 여러 감각 기능들은 주어진 환경 속에서 움직임을 위한 정보를 수집한다. 하나의 움직임을 위해서는 수많은 정보를 실시간으로 수집해서 해석해내고 그것을 바탕으로 복잡하고도 조화로운 동작을 만들어 내야한다. 수많은 근육들에 서로 다른 수많은 움직임 신호를 보내야 한다. 그리고 신호에 대한 피드백을 여러 감각 정보를 통해 다시 얻어내서 실시간으로 분석해야 한다. 이러한 과정을 보다 효과적으로 해내기 위한 기능이 "의식"이다. 만약 특정 의도만 존재한다면 몸이 알아서 자동적으로 그 의도를 수행해내기 위한 움직임을 만들어 낸다. 의도된 움직임이 가능하려면 무수히 많은 무의식적인 자동화된 움직임이 동시에 일어나야 한다. 혈액 순환계를 작동시키는 심장의 근육이나 림프액의 순환을 위한 근육들의 움직임은 물론이고, 호흡을 위한 일종의 근육인 횡경막이나 내장기관의 연동운동 등도 자동적으로 일어난다. 하지만 우리는 "나"의 움직임 대부분이 "나"라는 자의식에 의해서 통제되고 있다고 착각한다.

움직임은 삶의 핵심이다. 움직임은 항상 외부 환경에 대한 지각이 필요하다. 주어진 환경 속에서 효율적인 움직임을 만들어내기 위해 "나"라는 의식이 만들어졌다. 뇌과학자인 지나스는 뇌의 존재 이유는 움직임에 있으며 의식은 움직임을 위한 도구라고 단언한다(Llinás, 2002). "생각"이라는 것은 다름아닌 내적인 움직임 internalized movement 그 자체라는 것이다. 뇌는 움직임에 앞서 "움직임을 위한 사전행위"premotor acts를 하는데, 이 사전행위가 바로 생각이다.

철학자 썰 역시 의식의 본질은 "의도성intentionaltiy"에 있다고 본다. 의도성의 개념을 따라가보면 역시 그 핵심에는 인간의 행위와 움직임이 있음을 알 수 있다(Searle, 1983). 의도성이란 특정 대상에 대한 행위를 준비하는 것을 의미한다. 철학자나 뇌과학자처럼 인간 의식에 대해 깊이 천착하는 학자들은 의식 저변에 인간의 움직임이 자리잡고 있음을 밝히고 있다.

신경시스템이나 뇌는 움직임을 위해 진화해 온 것이다. 동물은 움직이기 때문에 뇌가 있다. 식물은 움직이지 않기 때문에 뇌가 없다. 지나스는 고착성 해양동물인 우렁쉥이류sea squirt의 예를 든다(Llinás, 2002). 대표적인 예시가 바로 멍게다. 멍게는 동물이지만 식물처럼 움직이지 않는다. 평생 바위에 붙어 산다. 그래서 신경망이 거의 없다. 당연히 뇌도 없다. 그러나 멍게도 어린 유생기에 올챙이처럼 자유롭게 헤엄치는 시기가 잠깐 있다. 이 시기에는 주변의 환경을 인지하는 감각신경, 빛을 감지하는 피부, 원시적인 척추도 있다. 당연히 뇌도 있다. 그러나 적당한 바위를 찾으면 자신의 머리를 파묻고 고착생활을 한다. 바위에 고착된 멍게는 곧 자신의 뇌와 척추를 소화 흡수해버린다. 스스로의 뇌를 먹어버리는 것이다. 멍게의 독특한 사례는 신경시스템과 두뇌는 동물의 움직임을 위해 필요한 것이라는 사실을 말해주고 있다.

지나스에 따르면 뇌는 여러가지 종류의 감각정보를 한데 통합해 하나의 환경을 우리의 의식에 제공해준다고 한다. 좀 더 정확하게 말하자면, 여러가지 감각정보를 시공간적으로 매핑을 해서 일관성과 통일성을 부여하는 존재가 의식이다. 의식은 외부 환경에 대한 정보들만 통합하지 않는다. 몸의 움직임을 위한 다양한 근육들을 통합해 하나의 의도된 움직임을 만들어 내기도 한다.

다양한 정보의 시공간적 통합을 이루어내는 기능이 곧 의식이다. 외부로부터 입력되는 다양한 정보뿐만 아니라 기억으로부터 제공되는 내적모델까지 한데 통합된 결과가 바로 "나"라는 느낌을 주는 자아의식이다. 지나스는 데카르트를 패러디하여 이렇게 말한다. "뇌는 통합한다. 고로 나는 존재한다It binds, therefore I am"(Llinás, 2002). 이러한 통합된 정보를 바탕으로 뇌는 예측을 하게된다. 예측을 하는 주체가 셀프다. 지나스에 따르면, "나"라는 실체는 없다. 자의식이란 단지 특별한 마음 상태에 불과하다.

우리가 "나"라고 부르는 것은 움직임을 위해 만들어진 추상적 존재일 뿐이다. "나"라는 자의식의 근원에는 움직임이 있다. 내가 움직이는 것이라기 보다는 움직임의 필요성이 "나"를 만들어낸 것이다. 나의 의도나 생각에 따라 움직임이 생겨나는 것처럼 느껴지지만 논리적으로나, 생물학적으로나, 진화론적으로나, 뇌과학적으로나, 철학적으로 볼 때, 움직임이 나의 의식을 만들어내고 나의 마음과 생각과 의도를 만들어낸 것이다. 바른 움직임이 바른 마음을 만든다.

2) 움직임과 감정

움직임에는 크게 보아 두 종류가 있다. 의도된 움직임과 자동

화된 움직임. 물을 마시기 위해 손을 뻗어 잔을 들 때를 떠올려
보자. 이 행동은 의도된 움직임이다. 심장이나 내장기관이 움직
이는 것은 의도되지 않은 자동화된 움직임이다. 그러나 자세히 들
여다 보면, 모든 움직임은 기본적으로 자동화된 움직임이라 할 수
있다.

테이블 위에 놓인 잔을 들기 위해 손을 뻗을 때, 나는 "잔을 든
다"라는 의도를 갖는다. 그 의도로 나타난 실제 움직임은 매우 복
잡하고 다양하다. "잔을 든다"라는 동일한 의도를 매번 가진다고
해도, 상황에 맞춰테이블과의 거리, 높이, 잔의 생김새, 내 몸의 위치와 방
향 등등 우리의 몸은 매우 다양한 "움직임"들을 수행해내야 한다.

우리는 의도에 따라 팔과 손의 근육을 움직여서 잔을 들지만
사실 "잔을 든다"라는 의도는 뇌에서 만들어내는 스토리텔링에
불과하다. 내가 실제로 수행해내는 다양한 형태의 움직임에 "잔
을 든다"라고 의미부여를 하는 것이다. 이러한 의미부여 혹은 스
토리텔링을 끊임없이 하는 것이 바로 의식이다. 인간의 뇌가 "의
식"이라는 기능을 만들어낸 이유는 "움직임을 위한 의도"라는 스
토리텔링을 끊임없이 하기 위해서다.

의식 차원의 "의도"와 실제 행위 차원의 "움직임" 사이에는 근
본적인 괴리가 있다. "의도된 행위"란 존재하지 않는다. 우리는
무의식적인 차원에서 이뤄내는 다양한 움직임들의 조합을 하나의
"의도"나 "행위"라고 의미부여를 할 뿐이다. "손을 든다"는 단순
한 행위 조차 움직임 자체를 의미하지 않는다. 매우 복잡하고 다
양한 움직임들의 조합에 대해 "손을 든다"고 의미를 붙일 뿐이다.

의도된 것과 실제 움직임 사이에는 늘 괴리와 간극이 있기 마련이다(Blakemore & Decety, 2001). 또 사람마다 보이는 움직임은 다르다. 사람들은 "손을 든다"라는 하나의 행위에도 다양한 움직임을 보인다. 어떤 근육을 어느 방향을 어떻게 수축시키고 신장시키는지, 자신만의 고유한 자동화된 습관을 지니고 있다. "손을 든다"라는 단순한 행위는 의도만 동일할 뿐이다. 그 의도를 실행하기 위한 구체적인 움직임은 다르다. 우리는 모두 저마다의 독특한 방식으로 서고, 걷고, 서로를 껴안는다.

인간의 뇌에서 실제 근육의 움직임을 통제하는 부위는 의도를 처리하는 부위와 동일하지 않다. 근육의 움직임은 두정엽에서 처리되지만, 의도와 움직였다는 사실을 인식하는 시스템은 전운동피질에 위치한다. 실제 움직임과 움직임에 대한 의도 사이에는 어느 정도 괴리가 있을 수 밖에 없다.

뇌 수술을 받는 환자들을 대상으로 진행한 실험이 있다. 환자의 두정엽 쪽을 자극하면 움직이고 싶다는 강력한 욕구나 의도가 발생한다. 이를 환자가 의식적으로 알아차리기도 한다. 우측두정엽을 자극하면 손, 팔, 발 등을 움직이려는 욕구가 발생한다. 좌측두정엽을 자극하면 입술을 움직이거나 무언가 말하고 싶다는 의도가 발생한다. 심지어 강한 자극을 두정엽에 주면 환자는 이러한 움직임을 실제로 했다는 착각까지 하게 된다. 근전도상으로는 아무런 반응이 없는데도 말이다. 근육이 전혀 움직이지 않았지만 "내가 움직였다"는 확실한 느낌을 환자가 받게 되는 것이다. 반면에 전운동피질만을 자극했을 경우 실제로 입주변에서 대측성 사지운동뇌의 좌측을 자극하면 몸의 우측이 움직이는 것이 일어났다. 이때 환자는 팔다리를 움직였음에도 자신이 움직였다는 사실을 전혀 인지하지 못했다(Desmurget et al., 2009).

이 연구 결과는 움직임에 관한 의도나 자각이 실제 움직임과는 별도의 시스템에 기반하는 독립적인 기능임을 의미한다. 의도와 실제 움직임, 그리고 그 움직임에 대한 자각에는 항상 미묘한 불일치가 일어날 가능성이 있다. 자신도 모르게 하는 행위 중 대부분은 두정엽과 상관없이 전운동피질 중심으로 이루어진 결과일 때가 많다. 이러한 이유로 의도와 실제 움직임 사이에는 잘못된 습관이 개입될 가능성이 높다. 이는 자각훈련을 통해서만 치료할 수 있다. 바마움 전문가들은 두정엽과 전운동신경 피질간의 새로운 네트워크 구축을 통해 의도와 행위간의 괴리를 좁혀갈 수 있다고 믿는다.

"의도"를 지니는 것은 스토리텔링으로서의 우리의 의식이다. 의식이 "잔을 들어야지"라는 의도를 지니면 그러한 의도를 실행하기 위해서 수많은 신경과 근육들이 서로 절묘하게 조화를 이뤄내서 "잔을 든다"라고 불리는 행위를 만들어낸다. 잔 하나를 들기 위해서는 시각정보와 촉각정보 등 다양한 감각정보도 처리해야 하며 이에 따른 피드백을 지속적으로 주고 받으며 손을 뻗게 된다. 손을 뻗을 때도 각도와 거리 등을 계산해 특정 근육들은 수축시키고 또 다른 근육들은 이완시키는 절묘한 조정작업이 이루어진다. 컵에 손이 닿아서 촉각 정보가 들어오면 손가락 근육들도 적절한 정도로 수축과 이완을 조화롭게 해야만 한다. 그래야 컵을 잡을 수 있고 들어 올릴 수 있다. "잔을 든다"라는 행위 하나를 이뤄내기 위해서 우리의 뇌는 수많은 정보를 처리해야하며 수많은 근육들을 통제하고 조절해야만 한다. 그런데 이러한 통제와 조절은 대부분 자동으로 처리된다.

무언가 잘못되었을 때에만칼 프리스턴 식으로 이야기하자면 심각한 예측오류가 발생하였을 때에만 특정한 움직임에 대한 새로운 의도가 개입한다(Friston, 2010). 예컨대 잔을 드는데 생각보다 잔이 너무 무겁거나 미끄럽거나 하면 잔을 조금 더 꽉 쥔다든지 팔에 힘을 더 준다든지 하는 식으로 자동화된 "잔 들기" 작업에 일정한 수정이 가해지게 된다. 우리가 의식 레벨에서 근육의 움직임 하나 하나에까지 다 관여하는 것은 아니다. 의식레벨에서는 그냥 "잔을 든다"라는 의도만 발휘하면 다양한 감각-근육 시스템으로 자동적으로 그러한 일을 해내는 것이다. 그리하여 우리의 의식은 동시에 수많은 일들을 처리하고 다양한 행위를 해나갈 수 있게 된 것이다.

"잔을 든다"라는 의도를 가져도 발생한 구체적인 움직임은 훨씬 더 복잡하고 자동화되어 있다. 모든 움직임은 의식 저변에 있다. 마치 심장박동처럼 말이다. 자동화된 움직임은 생존을 위한 열량을 얻게 도와주는 효율적인 해결책이다. 사냥감이 나타나면 의식은 "저 토끼에 돌을 던져 잡아야겠다"라는 의도만 지니면 된다. 몸의 다양한 부위가 그 의도를 수행해내기 위해 자동적으로 조화를 이뤄서 작동하는 것이다. 따라서 모든 움직임은 무의식적이고 자동화된 것이라는 본질을 지닌다. 우리의 의식이나 의도는 구체적인 움직임에 일일이 관여하지 않는다. 다만 의도를 지닐 뿐이다.

의도는 실재 움직임에 의식이 의미를 부여한 스토리텔링의 결과물일 뿐이다. 환경 속에서 살아남기 위한 근본적인 의도는 위험요소를 피하고, 먹을 것을 구하고, 자손을 퍼뜨리는 것이다. 이러한 근본적인 의도가 두려움과 집착의 근원이 된다. 생명에 위협이 된다고 판단하는 순간, 우리의 뇌는 그에 대응하기 위해 강력하게 반응한다. 이것이 두렵다는 감정이다. 모든 부정적 정서의 원천이다. 두려움이 얼른 해결되지 않을 때 좌절감이 생기고 분노가 유발된다. 분노는 두려움의 결과물이다. 두려움이 많은 작은 강아지는 큰 강아지보다 더 많이 짖는다. 스스로의 힘을 잘 아는 사자는 두려움이 없다. 따라서 쉽게 분노하지 않는다.

신체에 위해가 가해질 수도 있는 위기의 순간에는 몸 전체가 위기에 대비한다. 편도체가 활성화되고 코르티솔 등의 스트레스 호르몬이 몸 전체에 분비된다. 온 몸의 에너지는 주로 근육으로 모인다. 우리 몸에서 가장 강한 근육인 턱근육^{교근}을 비롯해서 목 주변과 어깨의 흉쇄유돌근, 승모근, 얼굴표정근, 복근 등에 긴장이 일어난다. 근육에 에너지를 더 공급하기 위해 심장박동과 호흡은 빨라진다. 상대적으로 시급하지 않은 소화기능이나 면역기능은 잠시 접어둔다. 이러한 신체 부위들은 대부분 뇌신경계를 통해 뇌의 변연계와 기저부분에 직접 연결되어 있다. 이러한 변화를 통해 우리의 의식은 "감정의 변화", 즉 "두려움"을 느끼게 된다. 이것이 스트레스다.

스트레스란 위기에 대해 도망가거나 싸울 준비를 하는 상태다. 이 상태가 5분 정도 지속된다면 별 문제가 일어나지 않는다. 오히려 혈액순환에 도움을 줘 건강에 좋을 수도 있다. 하지만 스트레스 상태가 만성적으로 지속된다면 이야기가 다르다. 우리 몸의 근골격계, 소화기능, 면역기능 등에 커다란 문제가 발생한다. 또한 지속적으로 두려운 상태는 감정조절 능력을 저하시킨다. 불안장애나 트라우마를 포함한 여러가지 정신질환이 발생되거나 악화된다.

감정은 특정한 움직임이다. 감정은 뇌에서의 변화보다는 몸의 변화에서 발생한다. 뇌는 몸의 변화를 통해 감정을 인지할 뿐이다. 안토니오 다마지오는 fMRI 연구가 시작된지 얼마되지 않은 90년대 초에 이미 뇌영상 연구를 기반으로 "신체지표가설somatic marker hypothesis"을 발표했다(Damasio, 1994). 어떠한 부정적 상황이 발생하면 우선 근육의 긴장, 심박수, 호르몬, 자세, 얼굴 표정 등 다양한 신체의 변화가 먼저 발생하고, 이 신체 변화를 뇌가 감지하고 이를 감정의 변화로 인지하게 된다는 것이다. 감정은 기억이나 생각에서 유발되는 것이 아니라 몸의 변화를 통해서 유발된다는 말이다. 물론 특정한 기억을 떠올리면 두려움이나 분노의 감정에 휩싸인다고 느낄 수도 있다. 이 경우에도 머릿속에서 재생된 기억은 신체의 변화를 가져온다. 이 신체의 변화를 뇌가 보고 감정을 느끼게 되는 것이다.

감정은 항상 몸을 통해서 생겨나고 인지된다. 감정은 일종의 움직임이기 때문이다. 따라서 감정조절과 관련된 다양한 문제 역시 몸을 통해서 해결해야 한다. 과거의 기억에 대한 스토리 텔링을 다시 하고 의미부여를 다시 하는 것은 부차적인 문제일 뿐이다. 그동안 수많은 연구가 이 가설을 입증해왔기에 신체지표가설은 이제 더 이상 가설이 아니라 과학적 사실로 널리 받아들여진다.

감정은 위기상황을 타파하기 위해 움직임을 준비하는 상태다. 특정한 근육들을 수축시키고 심장박동수를 증가시키는 등의 움직임이 곧 감정의 본질이다. 물론 감정이라는 움직임 역시 무의식적이고 자동적이다. 로돌포 지나스는 이러한 이유로 해서 감정을 "고정행위유형FAP: fixed action pattern"의 한 형태로 보았다(Llinás, 2002). 원래 "고정행위유형"의 의미는 동물이나 인간이 특정한 행동을 할 때 보이는 전형적인 움직임들을 의미한다. 예컨대 사람이 걸을 때 손을 앞뒤로 흔든다든가 조류가 걸을 때 머리를 앞뒤로 흔드는 것 등의 행위를 의미한다. 특정한 상황에서 나오는 여러 자그마한 움직임들의 조합이 곧 FAP다. 두려움의 상황에서 나오는 신체의 다양한 움직임들의 조합 역시 일종의 FAP이다. 이러한 움직임이 나타나는 몸의 상태가 "두려움"이라는 감정의 본질이다. 분노나 공격성, 우울감이나 트라우마 등도 마찬가지다. 가장 흔한 정신질환의 하나인 불안장애는 물론이고 감정조절 장애, 분노조절 장애 등도 모두 FAP와 관련이 깊다. 부정적 정서라는 FAP는 의도와는 상관 없이 자동적으로 우리의 몸이 반응하는 일종의 습관화된 움직임이다.

부정적 정서와 관련된 고정행위유형에는 뇌의 가장 기저부인 뇌간brainstem이 깊게 관여하는데, 감정과 관련된 뇌간은 크게 세

가지 네트워크로 구성된다. 하나는 감각신경으로부터 올라오는 것이고세로토닌 회로, 다른 하나는 운동신경으로 내려가는 것이며도파민 회로, 세번째는 이 둘을 중재하는 신경전달물질 네트워크노르아드레날린 회로다. 이러한 네트워크들의 상호작용을 통해 고정행위 유형으로서의 감정이 생성된다(Venkatraman, et al., 2017).

보통 특정한 부정적 감정과 관련된 FAP가 형성되는 데에는 상당한 시일이 소요되지만, 매우 강한 외부 자극에 의해 강한 정서적 충격을 받은 경우에는 빠른 시간내에 부정적인 FAP가 형성될 수 있다. 개인의 후천적인 부정적인 경험에 의해 형성된 FAP의 대표 사례가 불안장애, 공황장애, 대인공포증이다. 강한 충격으로 빠른 시간내에 형성된 FAP로는 트라우마 증후군 혹은 외상후 스트레스장애PTSD가 있다(Stanley, 2010: Ogden et al., 2006).

감정조절 장애를 극복하고 정서조절의 능력을 키워주기 위해서는 새로운 움직임의 능력을 키워줘야 한다. 동화되고 습관화된 무의식적 움직임의 패턴을 바꿔줘야 한다. 자기도 모르는 사이에 특정한 부정적 감정을 유발하는 FAP를 하고 있는 상태를 자각해야 한다. 그러한 움직임의 습관을 바꿔줘야 한다. 새로운 움직임에 대한 자각을 통해서 부정적 정서와 관련된 습관적 FAP를 바꿔 나가는 것 - 이것이 "바른 마음을 위한 움직임"의 목표다.

3) 감정조절 장애의 본질

배럿 교수 팀은 전통적인 의미에서 분노, 두려움, 역겨움 등의 감정은 과학적인 근거가 있는 실체가 아니라는 사실을 fMRI 연구를 통해 입증했다. 특정한 감정에 대응하는 특정한 뇌 부위라는 것은 존재하지 않을 뿐만아니라, 특정한 뉴럴 네트워크도 없다는 것이다(Touroutoglou et al., 2015). 배럿 교수에 따르면 분노, 슬픔, 공포, 역겨움 등 전통적인 감정의 종류나 개념은 일상적인 언어나 문화에서 비롯된 것이지 과학적인 근거가 있는 것들이 아니라고 한다(Barret, 2017). 분노, 공포, 역겨움 등의 "감정"은 그동안 연구가 많이 진행되어 왔지만, 과학적 근거가 있는 개념이라 보기는 어렵다는 것이다. 그는 특정한 감정들이 본질적인 고유한 실체를 갖는다는 것은 허구라고 단언한다. 전통적인 감정 본질주의를 비판하는 것이다.

해결되지 않는 두려움 때문에 좌절감에 빠지고 그에 따라 공격적인 반응이 나오는 것이 분노라면, 공포와 분노는 서로 다른 감정이 아닐 수도 있다. 역겨움 역시 분노의 한 표현 방식일 수도 있다. 배럿 교수의 말처럼 감정에 관한 학문이 여전히 통속적인 심리학에서 가져온 개념들을 그대로 가져다가 쓰고 있는 것은 문제다. 감정에 관한 연구는 이제 뇌의 기본 작동 방식에 대한 연구 결과들을 기반으로 귀납적으로 접근해야 한다. 여타 과학적 탐구와 마찬가지로 말이다. 이러한 관점에서 흔히 불안, 두려움, 분노 등으로 불리는 부정적 정서란 무엇인가를 다시 개념 정립할 필요가 있다.

전통적으로 심리학에서는 감정을 특정한 행동을 유발하기 위한 전단계 혹은 특정한 목표 지향적 행위를 하기 위한 준비단계로 보아 왔다(Moors & Fischer, 2019). 그러나 지나스 이래 프리스턴에 이르기까지, 현대 뇌과학자와 심리학자들은 감정을 일종의 행동 그 자체로 본다. 감정을 지나스는 고정된 행위유형으로, 프리스턴은 내부감각을 바탕으로 한 능동적 추론에서 비롯된 행위로, 배럿은 알로스태시스를 위한 신체의 통합적 적응 행위로 본다. 배럿 교수 등은 감정에 대한 통합적 이론을 시도하는데, 몸을 지닌 존재로서 환경에서 살아남기 위한 과정에서 생기는 자연스런 결과가 감정이라는 것이다. 즉 감정은 알로스태시스 과정 속에서 뇌의 능동적 예측에 의해 발생하는 것이다. 몸의 신진대사와 에너지를 조절하는 전체적인 과정^{알로스태시스}과 그러한 조절의 결과로 얻어지는 감각적인 변화^{내부감각}로부터 생겨나는 것이 감정이다. 특히 내부감각에 대한 능동적 추론이 감정 인지와 감정 조절에 있어서 핵심적인 역할을 한다(Barrett, Quigley, & Hamilton, 2016).

참고로 역동적인 균형상태를 의미하는 "알로스태시스"는 신체의 일정한 상태를 유지하려는 항상성^{homeostasis}과 비슷하지만, 보다 더 포괄적이고, 역동적이며, 시간의 흐름까지 고려한 개념이다. 항상성이 외부로 부터 주어지는 자극에 대해 부적인 혹은 정적인^{negative or positive} 피드백에 의해 원상태로 돌아가는 것을 지칭하는 좁은 개념이라면, 알로스태시스는 몸 전체의 신진대사와 면역시스템, 에너지의 흐름 등이 모두 관여하여 끊임없이 성장하고, 변화하고, 새로운 균형을 만들어가는 포괄적이고도 역동적인 조절 과정을 의미한다(Sterling, 2014).

원래 상태로 계속 되돌아간다는 항상성의 개념만으로는 우리의 몸이 환경과 상호작용하여 역동적으로 변화함으로써 균형과 안정성을 유지해나가는 과정을 담아내기에는 부족하다. 프린스턴식으로 말하자면 외부 자극뿐만아니라 내부 감각까지 고려하여 능동적 추론을 함으로써 서프라이즈를 지속적으로 최소화해 나가는 모든 과정을 알로스태시스라 할 수 있다. 이 과정에서의 핵심적인 개념은 물론 자유에너지 원칙에 기반한 내부감각 추론이다(Corcoran & Hohwy, 2018). 이러한 알로스태시스의 과정 속에서 발생하는 일시적인 불균형이 감정의 근원이다.

감정은 우리의 몸상태에 대한 내부감각 정보를 뇌가 일정한 감정으로 인지하는 것이다. 여기서 "인지"한다는 것은 특정한 감각 정보들로부터 얻는 느낌이나 감정을 능동적으로 추론active inference한다는 뜻이다. 이것이 프리스턴의 자유에너지 원칙에 따른 예측 오류 모델의 핵심이다. 감각신경과 운동신경 시스템을 통해 주어지는 다양한 종류의 내외부 감각 정보를 바탕으로 뇌는 알로스태시스를 위해서 작동한다. 주어진 환경 속에서 살아가는 내 몸에 관한 내적인 모델을 끊임없이 예측하고 오류를 수정하는 것이 뇌의 기본적 기능이며, 능동적 추론을 통해 내적인 환경을 조절하는 것알로스태시스과 내적인 환경을 표상하는 것내부감각은 신경시스템의 핵심 기능이다.

감정을 인지하고 조절하는 과정은 감각 정보를 분류하고 개념

의도에 의해 행동을 조절하는 "예측"을 통해 이루어진다. 이러한 관점에서 보자면 두려움이나 분노와 같은 특정한 감정은 하나의 고유한 기능이나 실체인 것이 아니다. 다만 알로스태시스의 균형이 흔들렸을 때 그 예측을 수정하는 과정에서 발생하는 예측 오류의 다양한 느낌일 뿐이다. 배럿 교수의 말처럼 감정은 우리가 살아가기 위해 세상을 구성해내는 방식 그 자체인 것이지 세상에 대한 단순한 반응이 아니다.

배럿 교수에 따르면 불안장애, 트라우마, 우울증, 감정조절 장애를 겪는 환자들의 공통점은 특정한 내부감각을 바탕으로 불안거나 불쾌한 느낌을 끊임없이 만들어낸다. 다시 말해서 특정한 내부 감각 정보들을 과도하게 불쾌한 느낌과 감정으로 추론해내는 경향이 있다는 것이다. 정상인의 경우에는 이러한 경우 신체의 감각정보로 부터 올라오는 정보를 바탕으로 이러한 예측 오류를 수정하고 즉시 바로 잡는다. 그러나 예측오류를 바탕으로 기존의 해석 모델을 업데이트하고 수정하는 시스템에 문제가 생긴 환자들의 경우에는 과거로부터의 나쁜 기억이나 불쾌한 감정이 증폭되고 그것에 확신이 더해지는 소용돌이 속에 갇히게 된다.

이처럼 능동적 추론 시스템의 오류는 과도한 부정적 정서를 유발시킨다. 만성통증이 일어나는 과정도 유사하다. 우울증이나 불안장애 환자에게 다양한 통증이 동반되는 여러가지 신체증상이 나타나는 것은 어쩌면 당연한 일이라 할 수 있다. 만성 통증chronic pain은 부상이나 염증에 의해 나타나는 급성 통증과는 그 메카니즘이 확연하게 다르다. 만성 통증의 가장 큰 원인은 별 의미 없거나 해롭지도 않은 내부 감각 정보를 통증이라고 잘못 추론하는 경우에 나타난다(Friston, 2017).

우리 몸의 감각 기관과 신경 시스템은 수많은 감각 정보들 중에서 중요한 것을 부각시키고 중요하지 않거나 노이즈에 불과한 것은 무시하는 볼륨 조절gain control 시스템이 있다. 그런데 시스템에 이상이 생기면 중요하지 않은 노이즈에 대해 다양한 감각정보들의 신호를 키운다. 그리고 이를 "통증"이라고 추론할 경우 만성통증이 일어난다. 즉 다양한 내부 감각 정보들을 "통증"으로 과도하게 추론해내는 추론 시스템의 오류 현상이라 볼 수 있다. 정상인의 능동적 추론 시스템에서는 아예 무시되었거나 처리되지도 않았을 여러 무의미한 감각 정보들이 통증의 근거로 잘못 해석되는 것이다(Pezzulo et al., 2019). 의식에는 이것이 진정한 통증인양 표상되고, 환자는 실제로 강하고도 분명한 통증을 느끼게 된다. 하지만 신체에는 아무런 이상도 발견되지 않는다.

감정도 마찬가지다. 정상인에게는 무시되었을 수많은 내부 감각 정보들이 환자한테는 부정적 정서나 두려움이라는 감정의 근거로 해석된다. 환자는 강한 공포심이나 불안감 혹은 불쾌감을 겪게 된다. 만성통증이나 정서조절장애는 모두 내부감각 정보들에 대한 능동적 추론 시스템의 오류라는 공통점이 있다(Limanowski & Friston, 2020). 따라서 그 치료의 기본 방향 역시 동일하다. 내부감각정보에 대한 새로운 해석의 습관과 추론의 방식을 심어줘야 하는 것이다.

물론 내부감각정보에 대한 능동적 추론은 무의식이고도 자동적으로 일어나는 신경계 차원의 일이다. 따라서 의도적이거나 의식적인 노력을 통해 개선할 수는 없다. 내부감각정보 처리와 관련된 다양한 움직임 처방이 간접적으로 가능할 뿐이다. 내부감각훈련과 고유감각훈련이라는 움직임을 통해 새로운 해석의 틀을 신경 시스템에 심어줘야 한다. 자신이 느끼는 감정이 어떤 것인지 잘 구분하고 인지할 수 있는 사람일수록 감정조절능력이 뛰어나다(Barrett et al., 2001). 감정 인지는 결국 내부감각으로부터 주어지는 정보를 얼마나 정확히 효율적으로 추론해낼 수 있느냐에 달려 있다. 따라서 감정 조절 능력을 향상시키기 위해서 내부감각 인지훈련이 매우 중요하다. 이것이 "바른 마음을 위한 움직임"과 같은 소매틱 훈련이 감정인지 훈련이나 감정조절 훈련에 필요한 이유다.

4) 움직임을 통한 감정조절

감정 조절을 하기 위해 의도에 의존하는 것만으로는 부족하다. 감정은 알로시스태스와 몸의 문제이기 때문이다. 불안장애나 우울증으로 시달리거나, 부정적 정서가 유발하는 부정적 강박사고 때문에 괴로워하는 사람이 있다고 하자. 그 사람에게 "좋은 생각을 해라", "긍정적인 생각을 해라", "너의 걱정은 비논리적이다", "너는 즐겁게 살아야 한다" 등의 조언을 하는 것은 무의미하다. 왜냐하면 정서조절 환자들이 겪는 부정적 사고는 부정적 감정으로 생긴 것이기 때문이다. 부정적 감정의 원인은 몸과 움직임에 있다. 중요한 점은 "생각"이란 것이 우리가 의도적으로 조절할 수 있는 대상이 아니다.

내가 하는 생각은 내 의식이 통제할 수 없다. 생각은 "내가 하는 것"이 아니기 때문이다. 생각은 그저 내게 나타난 것에 불과하다. 의도에 따른 행동과 전혀 다른 것이 생각이다. 앞으로 5분 뒤에 내가 무슨 생각을 하고 있을지 계획을 세우고 실천할 수 있겠는가? 불가능하다. 5분 뒤에 내가 무슨 생각을 하고 있을지 예측할 수 있겠는가? 불가능하다. 기억, 감정, 느낌 등은 내 의식에서 떠오르는 것일 뿐, 내 의식이 통제할 수 있는 것이 아니다.

사람들이 나의 생각, 감정, 기억 등이 곧 "나 자신"이라고 착각하는 모습은 흔히 보인다. 내게 떠오르는 생각이나 감정은 내가 "인지"할 수 있는 대상에 불과하다. 내가 아니다. 이 깨달음이 수행의 출발점이자 도착점이 된다. 내 생각은 내가 아니다. 나는 나의 생각과 감정과 기억을 알아차렸을 뿐이다. 내 생각을 알아차리는 존재가 "나"다. 내 생각이 "나"인 것이 아니다.

내 눈에 보이는 대상, 내 귀에 들리는 소리, 내 피부에 전해지는 감촉 등을 내 의식이 알아차리듯이 내 생각도 내 의식이 알아차리는 것 뿐이다. 눈이 빛을 인지하고 귀가 소리를 알아차린다. 의식도 생각을 알아차린다. 내가 선택한 대상만 보겠다고 마음먹었다고 치자. 그래도 내 눈앞에 펼쳐진 세상이 달라지지는 아니다. 앞으로 긍정적인 생각을 하겠다고 목표를 세운 사람이 있다고 하자. 그래도 의식에 떠오르는 생각이 드라마틱하게 긍정적으로 바뀌지는 않는다.

두려움, 분노, 우울감 등 부정적 정서는 다양한 생리학적 이슈들에 의해 촉발된다. 물질대사 이상, 호르몬 불균형, 면역 시스템 문제 등이 그 예시다. 정상인은 이 불균형을 신체가 해결할 수 있는 알로스태시스의 능력을 지니고 있다. 그런데 능동적 추론 시스템에 이상이 발생하면, 이 과정에서 발생하는 여러 생리학적 신호들을 부정적 정서로 해석해내게 된다. 이는 정서조절장애의 근본적인 원인이 된다.

이 경우 알로스태시스에 도움을 주면 감정 조절 능력이 향상된다. 배럿 교수에 따르면 잘 먹고, 잘 자고, 잘 쉬는 것이 정서조절을 위해 매우 중요한 첫걸음이 된다고 한다. 적절한 신체 자원 관리는 감정 조절에 매우 중요하다. 신체의 자원이 고갈되거나 불균형이 생긴 상태에서 감정 조절을 하기 위해 인위적으로 기분 좋은 생각을 하는 것은 결코 근본적인 대책이 될 수가 없다(Barrett, 2017).

신체의 자원을 잘 관리한 후, 내부감각들에 대한 능동적 추론의 오류 패턴을 바꾸는 게 중요하다. 이를 위해서는 스스로의 몸, 움직임, 감정, 생각을 돌이켜보는 "알아차림" 훈련을 해야 한다. 이 훈련이 바로 명상이다. 평상시에 의식은 외적인 사건과 감각자료에 집중한다. 능동적 추론 과정의 재정립을 원한다면 의식의 방향을 내적인 감각으로 되돌려야 한다. 이를 뇌과학에서 자기참조과정self-referential processing이라고 부른다.

내적인 감각에는 내부감각interoception과 고유감각 proprioception 두 가지가 있다. 이 두 감각에 집중하기 위해서는 적절한 움직임이 요구된다. 내적인 감각에 집중하기 위한 움직임을 움직임 명상이라고 부른다. 움직임 명상은 전통적으로 요가나 기공, 고대 운동 등에서 다루어졌다. 현대에 들어서 움직임 명상은 주로 타이치, 쿤달리니 요가, 알렉산더테크닉, 펠든크라이스 메쏘드 등 소매틱 운동에서 다뤄지고 있다. 바마움은 전통적인 움직임 명상에 기반을 두되, 소매틱 운동에 관한 뇌과학적인 연구 성과들을 바탕으로 새로이 구성된 운동 명상 프로그램이다.

"바디Body"가 외적으로 드러난 객관적 몸이라면, "소마Soma"는 내적으로 자각되는 주관적 몸이다. 내적인 신체자각에 집중하는 여러가지 훈련법들은 지난 100여 년간 매우 다양한 개념과 이론을 바탕으로 개발되어 왔다. 또한 이 훈련법들이 몸과 마음에 미치는 효과도 과학적으로 입증되었다. 심리학과 정신의학에서는 소매틱 싸이콜로지Somatic Psychology와 소매틱 테라피Somatic Therapy라는 분야로 연구되고 있다. 최근 뇌과학에서는 내부감각과 고유감각의 자각 능력의 향상 효과가 중요한 주제로 다루어지고 있다. 소매틱 훈련의 요소를 지닌 바마움 프로그램 역시 이러한 능력의 향상을 목표로 하고 있다.

3

바른 마음을 위한
움직임의 구성 요소

1) 호흡훈련

　의식은 본질적으로 움직임을 위한 것이다. 감정은 움직임을 위한 반응이다. 사람이 특정 대상에 대해 두려움이나 분노나 역겨움_{감정}을 느꼈을 때, 이미 특정 행동_{회피나 공격 등}을 위한 준비 상태가 자동적으로 진행되고 있다. 감정emotion은 곧 움직임에서 나오는 것e-motion이다. 그러므로 움직임을 바꾸면 감정도 달라진다. 부정적 감정은 반드시 특정 근육들의 수축을 기반으로 발생한다. 이 근육들을 이완시키면 감정은 가라앉는다. 감정은 근육에 의해 생성되고, 근육을 통해 드러나는 존재다.

　건강하고 올바른 마음을 위해서는 전전두피질의 활성화가 필요하다. 그리고 전전두피질의 활성화를 위해서는 우선 편도체를 안정화시킬 필요가 있다. 지속적인 스트레스에 시달리는 대부분의 현대인들에게 편도체 안정화 훈련은 큰 도움이 될 수 있다. 편도체 활성화는 다양한 신체 지표와 관련성이 깊다. 턱근육, 얼굴 표정 근육, 목과 어깨의 흉쇄유돌근과 승모근, 횡경막, 소화기관의 장 근육 등이 그 예시다. 이 뇌신경계와 관련된 부위의 긴장을 완화시켜야 한다. 이 근육들의 긴장을 완전히 이완시키면 부정적 정서는 사라진다. 이러한 근육들의 긴장이 전반적으로 풀리면 스트레스, 화, 두려움, 짜증, 불안 등이 모두 해소된다. 정서조절 장애나 만성 스트레스를 겪고 있는 사람들은 이러한 근육들이 항상 긴장되어 있다. 정서와 관련된 이 근육들은 무의식적인 자동 메카니즘에 의해 긴장되어 있는 상태다. 아쉽게도 우리의 의도로 잘 교정되지 않는다. 이완시켜야지라고 마음 먹어도 모든 근육들을 의도적으로 이완시킬 수는 없다. 대부분의 사람들은 근육들이 긴장되어 있다는 사실조차 깨닫지 못하고 살아간다. 바마움은 움직임 훈련을 통해서 특정 근육들의 긴장을 스스로 자각하고, 근육들을 이완시켜 감정 조절의 능력을 다시 회복시켜주고자 한다.

정서조절 능력 향상을 위해서는 스스로 특정한 움직임의 습관을 알아차려야 한다. 트라우마와 불안장애를 유발하는 신체 패턴의 습관과 움직임을 인지해야 한다. 이를 통해 무의식적인 습관을 바꿀 수 있는 계기를 마련해야 한다. 트라우마와 불안장애 해결을 위해 과거 무슨 사건이 문제였는지 알아보는 것은 나중의 일이다. 움직임의 습관이 생긴 원인을 밝혀내도 과거는 바뀌지 않는다. 원인 자체를 지울 수는 없다. 치료가 시급한 환자에게 트라우마의 원인을 특정하는 것은 어디까지나 보조적이고도 부차적이다. 핵심은 지금 현재 환자가 지니고 있는 부정적 정서 유발의 습관을 바꾸는 것이 되어야 한다(Maté, 2011). 자동적으로 나오는 정서 유발의 움직임 패턴을 발견하고 이를 개선해야 한다. 특히 뇌신경계와 관련된 부위들교근, 흉쇄유돌근, 승모근, 안면표정근, 혀근육, 미주신경, 복근, 안구근육 등의 움직임 방식을 바꿔주는 움직임 훈련이 필요하다.

하지만 뇌신경계 부위에 신경을 써 편도체 관련 부위의 근육을 이완하는 것도 쉬운 일은 아니다. 예를 들어 교근의 긴장을 푼다고 하자. "턱에 힘을 뺀다"는 의도를 가져도 턱근육의 긴장은 잘 풀리지 않는다. 오랜 세월을 걸쳐 지속된 고정행위유형으로 인해 대부분의 현대인들의 턱근육은 항상 긴장되어 있다. 여전히 긴장된 턱근육 상태를 "힘을 뺀 상태"라고 착각하는 경우가 태반이다. 흉쇄유돌근이나 승모근도 마찬가지다. 이런 근육의 이완을 위한 가장 효과적인 방법은 바로 "호흡 훈련"이다.

감정 조절을 위해서는 편도체와 연결된 신경계를 전반적으로 안정시켜주는 것이 필요하다. 편도체와 밀접하게 연결된 턱근육, 흉쇄유돌근, 승모근 등은 모두 서로 연결되어 있다. 미주신경을 통해 내장 운동이나 심장 박동과도 긴밀하게 연결되어 있다. 따라서 이 신경계 전체 네트워크에 안정화 시그널을 보내야 한다. 이를 위한 가장 효과적인 방법 역시 호흡 훈련이다.

자율신경계 중 호흡에 대해서만 우리의 의도가 개입할 수 있다. 감정과 밀접하게 연관된 심장 박동이나 내장 운동 등 다른 자율신경계에는 의도가 개입할 수 없다. 심장 박동수를 낮추거나 내장 운동을 잠시 멈출 수는 없다. 호흡도 자율신경계가 완전히 지배한다. 그러나 동시에 의도가 끼어들 수 있는 유일한 영역이다. 따라서 호흡만이 우리의 무의식에 닿을 수 있는 통로다. 동서고금을 가리지 않고 대부분 문명에서 호흡훈련은 마음을 다스리는 방법으로 발전되어 왔다. 대부분의 종교에서도 호흡훈련을 중요한 수행방법으로 여겨왔다.

호흡훈련에는 크게 두 가지가 있다. 하나는 주의attention 위주의 호흡이며 또 하나는 의도intention 위주의 호흡이다. 주의와 의도는 의식의 기본적인 작동 방식이다. 어떤 대상에 명료한 주의를 둔다면 우리는 감각정보에 대한 능동적 추론과정을 한번 더 점검하는 것이다. 명료한 의도를 가지고 행동을 한다면 우리는 행위정보에 대한 능동적 추론과정을 한번 더 검토하는 것이다.

주의 위주의 호흡이란 개입 없이 호흡을 있는 바라보고 알아차리는 것이다. 이 호흡의 대표적인 형태가 알아차림sati 명상이다. 호흡을 있는 그대로 바라보는 것은 가장 강력한 마음근력 훈련법이다. 호흡은 항상 나한테 벌어지는 사건이다. 호흡을 알아차리는 게 사띠 명상의 핵심이다. 이때 호흡을 의도적으로 조절하려 하지 않는 것이 중요하다. 의도가 개입하면 호흡도 하나의 의도적인 행위가 되고 만다. 의도 없이 단순히 내 코로 들어가는 숨결과 나오는 숨결을 느끼면 된다. 들숨에서 코 끝을 스쳐 지나가는 바람을 느껴보자. 들숨이 코로 들어갈 때 공기가 스치는 코끝의 어느 지점, 그 지점을 접촉점이라고 하자. 그 접촉점에 집중해 공기가 들어가고 나가는 것을 그저 바라보기만 하면 된다. 혹은 아랫배나 몸의 특정한 부위가 호흡에 따라 어떤 변화를 가져오는가를 명료하게 알아차리면 된다. 호흡바라보기가 익숙해지면 내 몸의 각각의 부위가 세상과 만나서 어떠한 느낌을 주는가를 마찬가지로 그저 바라보는 수행을 한다. 이것이 사띠 수행의 핵심이다. 사띠는 지금 이순간 내가 존재하고 있음을 깨닫기 위한 강력하고도 효과적인 방편이다.

의도 위주의 호흡은 최선을 다해서 열심히 의도적으로 호흡을 조절하는 것이다. 그렇다고 집중을 위해 몸 여기저기를 긴장시키지는 않는다. 다만 호흡 자체의 깊이, 속도, 방식 등을 다양한 형태에서 조절하고 통제한다는 의미다. 대표적으로 기공의 단전호흡이나 쿤달리니 요가의 불의 호흡breath of fire 등이 있다. 호흡을 의도적으로 길게 가져가거나, 중간에 호흡을 멈추거나, 들숨과 날숨의 비율을 다양하게 바꿀 수도 있다. 여러 호흡법을 통해 편도체를 안정화시키고 온몸의 긴장을 완화시킬 수 있다. 하지만 호흡훈련을 처음 시도하는 사람이라면 알아차리기 위주의 호흡 훈련을 하는 것이 훨씬 더 안전하다. 충분한 연습 없이 의도적인 호흡을 하면 긴장, 산소과다 혹은 산소부족 등 여러가지 부작용이 발생할 수 있기 때문이다. 명상의 부작용으로 흔히 언급되는 상기증은 대부분 과다한 의도적인 호흡으로 인해 발생한다. 호흡에 관한 어떠한 의도도 버리고 명료한 주의력만 키우면 부작용은 거의 발생하지 않는다.

바마움에서의 호흡훈련은 순수 사띠 명상 식의 주의attention 호흡도 아니고 단전 호흡이나 요가 식의 의도intention 호흡도 아니다. 바마움은 제 3의 길을 택한다. 호흡 자체에 의도를 갖지도 않지만 호흡을 그냥 놔두고 바라보기만 하는 것도 아니다. 의도는 특정한 움직임에 기반하되 호흡은 동작에 따라 저절로 이루어지도록 한다. 그리고 몸과 호흡의 변화를 순간 순간 알아차리도록 하는 것이다. 이러한 점에서 바마움의 호흡 훈련은 기공의 토납이나 호흡이종과도 비슷하다고 할 수 있겠다.

도교에서는 호흡을 통해 편도체를 안정화시키는 과정을 운기조식運氣調息이라 부른다. 기운을 운전하고 호흡을 조절한다는 뜻이다. 호흡을 뜻하는 한자 "식息"은 코를 통해 심장을 움직인다는 뜻을 담고 있다. 쉰다는 것은 휴식休息인데 호흡을 잠시 내려놓는다는 뜻이다. 명상은 노동이 아니다. 힘들게 하던 일을 잠시 내려놓고 한숨을 돌리는 휴식 행위다. 어떤 명상법이든 호흡 훈련을 하는 중에 불편함이나 고통스러움이 느껴진다면 무엇인가 잘못되고 있는 것이다. 즉시 중단하고 편안하게 호흡하도록 한다. 바마움 역시 하나의 편안한 휴식을 몸과 마음에 주는 것을 지향한다.

2) 내부 감각 훈련

부정적 정서는 몸의 여러 기관에서 뇌로 전달되는 내부 감각정보에 의해서 형성된다. 즉 내부감각에 대한 능동적 추론의 결과가 곧 감정이다. 내부감각에 대한 추론 과정에 이상이 생기면 감정조절 장애나 불안장애 등으로 나타나게 된다(Seth, 2013). 내부감각 중에서도 특히 중요한 것이 장신경계로부터 올라오는 신호다.

가보르 마테 박사에 따르면 트라우마는 한마디로 "내 자신과의 단절"이다(Maté, 2011). 내 몸이 나에게 주는 정보를 스스로 차단하는 습관을 지니게 된 상태가 트라우마라는 것이다. 어린 시절 학대를 당한 사람은 반복적으로 떠오르는 고통스러운 감정을 견딜 수 없다. 자기도 모르는 사이에 스스로 자신의 장이나 심장 등으로부터 올라오는 내부 감각 정보 전체를 차단하거나 또는 과잉 해석하는 습관을 기르게 된다. 그 결과 감정인지능력은 저하된다. 감정조절이 매우 어려운 상태에 놓이게 되는 것이다. 트라우마나 불안장애를 해결하기 위해서는 자신의 몸이 보내는 내부감각정보를 뇌가 더이상 차단하지 않고 잘 수용하고 이를 바탕으로 정확한 능동적 추론을 해내야 한다. 그래야 감정을 정확하게 인지할 수 있고 스스로의 감정을 잘 조절할 수 있다.

인간관계에서 행복과 관련된 정보를 주로 처리하는 부위는 mPFC와 PCC후방대상피질의 네트워크다. 인간관계의 갈등과 괴로움을 주로 처리하는 부위는 mPFC와 ACC전방대상피질의 네트워크다(Jo et al., 2019). ACC는 변연계의 일부로 인지작용에도 어느정도 관여한다. 특히 내장 자율 신경으로부터 전달되는 감정 정보를 처리하는 곳이다. 이러한 "느낌"은 "gut feeling", 즉 "내장의 느낌"이라 불린다. "gut feeling"을 굳이 번역하자면 "직감"이 된다. 그러나 우리말의 "직감"은 "뚜렷한 이유는 없지만 왠지 그럴 것 같은", "왠지 마음에 안드는", "왠지 불길한" 등등의 의미를 지닌다. 근거없는 추론 혹은 일종의 두뇌작용의 결과라는 뉘앙스가 있다.

인간의 내장에는 수많은 감각세포가 분포되어 있다. 내장에서 뇌로 올라가는 정보는 뇌에서 내장으로 내려가는 정보보다 훨씬 많다. 내장은 단순한 소화기관이 아니다. 일종의 감각기관이기도 하다. 주변 사람과 환경에 대해 내장은 독자적으로 반응해 신호를 뇌로 올려 보낸다. 이것이 "gut feeling"이며 이러한 정보를 주로 처리하는 곳이 ACC - mPFC 네트워크다. 이 네트워크는 감정조절의 기본축으로 내장은 감정에 영향을 주며 감정 또한 내장에 큰 영향을 미친다.

내장은 자율신경계로부터 상당한 지배를 받지만 독립적인 기능을 수행하는 고유 신경시스템이 존재한다. 바로 장신경계enteric nervous system로 5억 개가 넘는 뉴런으로 구성되어 있다. 1억 개의 뉴런으로 구성된 척수spinal cord보다 5배나 많다. 장신경계는 뇌나 척수와는 별개의 독자적인 기능을 수행해 제2의 뇌로도 불린다 (Gershon, 1999). 장신경계에서는 뇌에서 발견되는 중요 신경전달물질을 사용한다. 대표적으로 세로토닌이 있다. 우리 몸의 세로토닌 중 90%가 장신경계에 있다. 신경세포 수는 뇌가 900억에서 1천억 개 정도로 장보다 200배 더 많다. 그러나 세로토닌은 장에서 9배 가량 더 많은 것이다. 근육의 움직임이나 보상체계에서 핵심적인 신경전달물질인 도파민도 약 50%가 장에 존재한다.

장에는 수많은 미생물들이 살고 있다. 인간의 몸에 서식하는 수많은 미생물들이 만들어내는 유전정보총체는 마이크로바이옴이라 불린다. 이 미생물군집의 유전체는 장과 두뇌 연결에 큰 영향을 준다. 장내의 마이크로바이옴 환경은 감정이나 기분 상태에 큰 영향을 미치며, 마이크로바이옴에 이상이 생기면 불안장애나 우울증이 일어나기도 한다(Foster & Neufeld, 2013). 정서조절의 문제가 장신경계와 매우 밀접한 관련이 있다는 연구 결과가 계속 나오고 있다. 불안감에 시달리지 않는 사람을 우리말로는 "배짱이 두둑하다"라고 표현한다. 영어로는 "get the guts"인데 이 두 표현은 많은 점을 시사한다. 대인관계 문제로 생기는 불안을 일차적으로 관할하는 곳이 ACC-mPFC 네트워크다. 바로 이 "gut feeling"의 정보를 처리하는 곳이다. 특정 사람과 대화할 때 찜찜한 느낌이 들거나 거부감이 느껴지는 이유가 바로 이 "gut feeling" 때문이다.

장신경계를 중심으로 한 내부감각 훈련interoceptive training을 강조하는 전통적인 움직임으로 타이치, 기공, 쿤달리니 요가 등이 있다. 이러한 움직임 모두 내적인 에너지에 대한 자각 능력을 키우는 것에 중점을 둔다. 이를 통해 미주신경계를 활성화시킨다(Gerritsen & Band, 2018). 사지의 움직임을 통해 횡경막이나 내장의 움직임을 유도하고 그러한 움직임 가져오는 느낌을 자각하게 한다.

타이치는 손과 발의 외적인 움직임을 통해 내장의 에너지와 교감하는 동작이 많다. 실제로 타이치의 투로를 반복하다보면 온 몸의 긴장이 풀리며 내면적인 에너지의 흐름이 느껴진다. 동작의 연결 속에서 내장의 움직임이 느껴지며 나아가 골반과 고관절을 통해 내장의 무게가 그대로 발바닥에 전달된다. 동작은 조용하고 부드럽지만 강한 힘이 느껴진다. 내장의 에너지를 한순간에 손이나 발, 어깨 등으로 자연스레 뿜어내는 것이 발경이다. 이때 꼬리뼈를 중심으로 한 몸의 기본축은 거의 고정되어 있다. 움직이지 않는 중심점에서 힘이 나온다. 꼬리뼈부터 정수리까지 일직선상에

복부가 똑바로 놓인다. 복부의 힘을 빼는 입신중정立身中正의 상태에 들어서면 뇌신경계와 관련된 모든 근육 부위들이 편안하게 이완된다. 어깨와 팔꿈치를 툭 떨어뜨리는 침견추주沈肩墜肘를 하면 승모근과 흉쇄유돌근이 이완된다.

기공의 여러 동작들도 장의 움직임을 통해 내부감각을 명확하게 느끼게 해 준다. 토납법 등의 호흡법이나 상하좌우와 대각선으로 사지를 움직여 내부 감각을 계속 일깨우는 오금희 등의 동작은 내부감각에 대한 자각 능력을 키운다. 단전호흡도 내부감각에 집중하는 호흡훈련이다. 나는 단전의 존재는 믿지 않는다. 그러나 단전호흡 훈련의 효과는 신뢰한다. 내부감각에 집중해 호흡 훈련하는 것이기 때문이다. 내부감각 훈련의 한 방법으로 "단전"이라는 가상의 존재를 가정하고 이에 집중하는 것은 매우 합리적인 방법이다.

쿤달리니 요가에서 말하는 차크라 역시 마찬가지다. 차크라가 의학적인 실체로서 우리 몸에 존재하지는 않을 것이다. 차크라가 특정한 색깔과 연관된다는 것은 더욱 신빙성이 없다. 색깔은 사물의 본성과는 아무런 관계가 없다. 시각 시스템이 전자기파의 특정 영역에 반응해 뇌에서 만들어낸 것이 색깔이다. 첫번째 차크라나 하단전이 어떤 색이다라는 주장은 아무런 의미를 가지지 않는다. 그래서 몸의 각 부위나 7개 혹은 8개의 차크라, 3개의 단전 등에 부여된 색깔은 문화권이나 종교, 전통에 따라 가지각색이다.

나는 차크라의 존재는 믿지 않지만, 차크라를 일깨운다는 쿤달리니 요가의 여러 크리아일련의 움직임의 효과는 신뢰한다. 쿤달리니 요가 동작은 모두 내부감각에 대한 강력한 자각 훈련으로 이루어져있기 때문이다. 쿤달리니 요가는 반복적이고도 리드미컬한 움직임을 강조한다. 이 요가는 골반기저 부위에 가장 원초적인 첫번째 차크라가 있다고 가정한다. 그리고 단전 복부 가운데에도 각각의 차크라를 상정하는데, 이곳에 집중하면 자연히 장신경계와 미주신경계를 활성화시키고 우리 몸이 주는 감각신호들을 더 분명하고 명확하게 알아차릴 수 있게 된다(Woollacott, Kason & Park, 2020). 쿤달리니 요가의 동작은 일상적인 움직임을 통해서는 경험할 수 없는 새로운 내부감각의 경험을 제공해줄 수 있다는 점은 확실하다.

그 동안 많은 연구들이 움직임 명상의 불안장애에 대한 효과를 입증했다. 움직임 명상의 효과에 대한 무선배치 실험randomized controlled trials: RCTs을 실시했던 36개의 연구 결과에 대한 메타 분석 결과, 25개 실험에서 확실한 효과가 발견됐다. 움직임 명상이 가만히 앉아서 하는 명상보다 더 큰 효과가 있음이 입증된 것이다. 그리고 개인별 명상 훈련보다는 그룹 훈련이 더 큰 효과를 보였다. 한편 부작용은 어떠한 실험에서도 보고되지 않았다(Chen et al., 2012). 또 다른 메타분석 연구에서는 67개의 무선배치실험 결과를 분석했다. 움직임 명상은 불안장애와 우울증에 대부분 효과가 있었다. 그 중 6개 실험은 면역과 염증 반응 조사가 포함됐는데, 모두 코르티졸, 싸이토킨, CRP, 이뮤노글로빈-G 등의 수치가 유의미하게 낮아진 것으로 나타났다. 한편 타이치와 기공의 효과는 거의 동일하게 나타났다(Jahnke, et al., 2010). 바마음은 타이치,

기공, 쿤달리니 요가 등의 전통적인 동작 중에서도 특히 내부감각 훈련에 효과가 있는 동작들을 현대적으로 변형했다. 처음 접하는 사람들도 쉽게 따라할 수 있다.

3) 고유 감각 훈련

우리는 계단을 걸어낼 갈 때 일일이 계단의 위치나 높이 혹은 내 발의 위치 등을 일일이 눈으로 확인하거나 하지는 않는다. 어떻게 이러한 일이 가능할까? 바로 고유감각proprioception 덕분이다. 우리의 몸에는 시각, 청각, 후각, 미각, 촉각 등의 다섯가지 감각 기관만이 있는 것이 아니다. 몸의 위치와 자세와 움직임을 감지하는 고유감각도 있다. 눈을 감고 손을 들어 천천히 움직여보라. 나는 내손의 위치와 움직임을 알 수 있다. 시각이나 촉각이 아니라 바로 고유감각이 전해주는 정보 덕분이다. 뇌졸중으로 고유감각정보를 처리하는 뇌 부위가 손상된 환자는 움직임에 매우 큰 제약을 받는다. 근골격계나 운동신경계에는 아무런 문제가 없어도 잘 걷지 못한다. 한걸을 떼어 놓을 때마다 계속 눈으로 보고 발과 다리의 위치를 직접 확인해야하기 때문이다.

고유감각수용체는 주로 근육, 힘줄, 관절 등에 분포하며 사지의 움직임, 속도, 부하량, 관절의 위치 등을 감지한다. 인간의 뇌는 고유감각수용체가 받아들이는 감각 정보를 시각이나 전정기관의 균형정보와 통합해서 몸의 위치나 움직임, 속도 등을 종합적으

로 파악한다. 편도체가 활성화되어 부정적 정서가 유발되는 순간
에는 많은 부위의 근육들에 자신도 모르게 습관적인 긴장이 유발
된다. 따라서 고유감각에 대한 자각 능력을 향상시키게 되면 감정
에 대한 인지능력과 조절능력이 향상된다.

긴장완화를 유도해서 고유감각의 활성화를 낮추어면 과도한
부정적 정서 유발을 억제할 수 있다는 사실은 수십년전부터 알려
져 왔지만(Gellhorn, 1964) 고유감각을 이용해서 트라우마나 정서조
절장애를 본격적으로 치료하기 시작한 것은 최근의 일이다. 그 선
두 주자 중의 하나가 타이치, 기공, 요가 등의 동작을 이용해서
"소매틱 경험Somatic Experiencing: SE" 요법을 개발한 르빈과 페인이
다(Payne, Levine & Crane-Godreau, 2015). 이들은 움직임에 대한 내적
인 알아차림을 강조하면서 근육과 움직임에 집중하는 고유감각훈
련과 내장(visceral)의 느낌에 내부감각interoception훈련의 중요성을
강조했다. 특히 르빈은 트라우마가 인지적 혹은 감정적 경험을 통
해서는 치료가 어려우며 몸과 움직임에 집중할 필요가 있음을 오
래전부터 역설해온 바 있다. 특히 부정적 정서로부터 야기된 내적
인 에너지가 몸에 갇혀있는 상태가 트라우마이므로 적절한 움직
임을 통해서 그러한 에너지를 조금씩 배출해내야 한다는 것이다
(Levine, 1997: 2010).

다트머스 의과대학의 페인 교수팀은 타이치, 기공, 하타 요가,
알렉산더 테크닉, 펠든크라이스 요법 등 다섯가지의 소매틱 운동
을 움직임 명상meditative movement: MM으로 개발하여 우울증과 불
안장애를 치료에 적용하기도 했다(Payne & Crane-Godreau, 2013). 트

라우마와 만성스트레스 환자에 대해서도 움직임 명상을 통해 고유감각과 내부감각에 집중하도록 훈련시킴으로 유의미한 효과를 보았다(Schmalzl, Crane-Godreau & Payne, 2014).

고유감각 훈련으로서 바마움이 적극적인 관심을 갖고 있는 소매틱스는 펠든크라이스 요법과 알렉산더테크닉이다. 펠든크라이스에 따르면 "삶과 움직임은 사실 같은 것Life and movement is practically the same"이다(Feldenkrais, 1985). 의식과 삶과 나 자신에 대한 명상과 성찰은 나의 모든 움직임에 대한 성찰로부터 시작한다고 하면서 움직임 명상의 필요성을 강조하고 있다. 펠든크라이스는 분명 선구자적인 통찰력을 지닌 사람임에 분명하다. 현대 뇌과학이 최근에 와서야 겨우 도달한 결론을 이미 수십년전부터 개인적인 직관에 근거해서 분명하고도 설득력있게 주장하고 있기 때문이다. 예컨대 그는 "뇌는 움직임의 기능없이는 생각할 수 없다"고 하면서 모든 생각이나 감정의 유발은 몸의 변화를 가져온다고 보았다. 몸의 변화가 곧 움직임으로 부터out of -motion 나오는 것, 즉 감정e-motion이라는 것이다.

또한 펠든크라이스가 반복적으로 강조하고 있는 것은 움직임, 생각, 감각, 느낌감정이 항상 함께 작동한다는 것이다. 이 네가지 요소는 한덩어리여서 나머지 세가지를 동반하지 않고서는 어느 하나만을 경험하는 것이 불가능하다는 것이다. 특히 모든 생각의도는 항상 특정한 근육의 변화를 동반하기 마련이라는 것이다. (Feldenkrais, 1972). 다시 말해서 생각이 곧 움직임이고 움직임이 곧 생각이다.

이러한 관점은 하이데거의 "생각한다는 것은 과연 무엇인가"라는 책에서도 등장한다(Heidegger, 1968). 이 책은 하이데거의 철학을 이해하는데 있어서 그의 대표작인 존재와 시간만큼이나 중요한 저서라고 평가되는데, 여기서 하이데거는 생각에 대해 사유한다는 것은 일종의 손으로 하는 일handicraft이라고 주장한다. 손의 모든 움직임은 생각의 요소들을 포함하고 있으며 손이 하는 모든 일들 역시 생각에 그 기원을 두고 있다고 본다. 손의 움직임이 곧 생각이고 생각은 손으로 나타난다는 것이다. 현상학자인 정화열은 여기서 한걸음 더 나아가서 "우리가 두 다리로 걷는 것처럼 우리는 두 손으로 말하고 생각한다"라고 하고 있다(Jung, 1989).

펠든크라이스에 따르면 하나의 동작을 위해서는 몸전체가 조화롭게 움직여야 쉽고 우아한 동작이 나온다. 악수나 공 던지기와 같은 하나의 동작은 팔로만 하는 것이 아니다. 몸과 마음의 거의 모든 기능이 조화롭게 참여해야 균형있는 동작이 이루어질 수 있다. 수학 문제 푸는 것이나 글 한줄 쓰는 것 혹은 한마디 말을 하는 것 등도 마찬가지다. 긴장해서 애를 써서는 우아한 움직임이 나오기 어렵다. 중요한 것은 균형감과 편안함이다. 릴랙스된 상태여야 몸의 효율적인 움직임이 가능해진다. 펠든크라이스의 ATM 훈련의 효과에 대해서는 많은 연구 결과가 있으며 특히 불안증세를 완화시켜주는데 큰 효과가 있음이 입증되었다(Kolt & McConville, 2000).

펠든크라이스에 따르면 우리는 대부분 자각하지 못하는 나쁜 습관을 갖고 있다. 예컨대 일어설 때 과도하게 몸무게를 앞으로 쏠리게 하는 경향이 대부분의 사람에게 있다. 실제 몸의 움직임과는 잘못된 선입견에서 비롯된 오래된 나쁜 습관이다. 이러한 잘못된 몸의 사용이 결국 여러가지 통증을 가져온다. 아프지 않으려면 몸을 효율적으로 사용해야 하며, 그러기 위해서는 원래 주어진대로 사용해야 한다(Feldenkrais, 1972). 자연 그대로, 있는 그대로의 모습대로 사용해야 한다. 움직이기 위해서는 모든 "의도"를 버려야 한다. 일어선다는 의도를 버리고 몸의 자연스러운 상태를 느끼면서 일어서야 한다. 걸을 때에도 왼발에 체중신고 오른발에 체중신고 하는 식으로 "의도"를 지니게 되면 걸음걸이는 어색해진다. 의도를 버려야 한다. 장자의 무위자연 철학을 움직임에 적용한 것이 펠든크라이스라 할 수 있다.

알렉산더테크닉도 마찬가지로 "의도"를 버려야 함을 강조한다. 알렉산더테크닉에서는 이를 억제력inhibition 이라는 개념으로 강조한다. 의도를 버리는 것은 습관적인 움직임의 패턴에서 벗어나기 위한 첫걸음이다. 습관에서 비롯되는 자동적인 행위인 FAP를 억제하는 것은 전전두피질의 활성화를 가져오며 집중력과 억제력 향상을 위한 좋은 훈련이 된다.

알렉산더테크닉에서는 움직임에 관한 새로운 의도를 만들어내기 위해 언어적 지시인 "디렉션Direction"을 사용한다. 강력한 "목적의식(End-gaining)"은 집착을 낳고 모든 불안감과 걱정과 긴장과 스트레스의 근본 원인이기 때문에 이를 자제하도록 한다. 한마디로 집착을 버리라는 것이다. 장자의 핵심인 무위자연을 "무행위Non-doing"라는 개념으로 강조하기도 한다(Alexander, 2019). 몸이 자연스럽게 움직이도록 놓아두며, 행위자가 의도를 갖고 무엇인가 올바른 움직임을 하려고 애쓰는 것을 최대한 억제하도록 한다. 무행위의 행위가 가장 좋은 행위라는 것을 강조한다는 점에서 알렉산더 역시 장자의 무위자연과 매우 비슷한 생각을 갖고 있다고 할 수 있다.

이처럼 펠든크라이스 메쏘드나 알렉산더 테크닉과 같은 소매틱 운동의 핵심 정신은 의도를 버리고 무위자연으로 돌아가라는 장자의 주장과 매우 닮아있다. 몸의 움직임과 의도 사이에는 상당한 괴리가 생기기 마련이다. "똑바로 서야지"는 의도가 사실은 몸의 불균형을 가져오고 "똑바로 걸어야지"라는 의도가 왜곡된 움직임을 가져오는 경우는 매우 흔하다. 의도와 실제 움직임 사이에 잘못된 습관이 개입되기 때문이다. 나쁜 습관으로부터 자유로워지려면 버려야 한다. 그런데 "나쁜 습관을 버려야지" 하는 의도는 또 다른 나쁜 습관을 낳게 한다. 자연스러운 몸의 움직임을 알아차리기 위해서는 모든 의도를 버려야 한다. 이것이 진정한 자아의 발견의 첫걸음이며 내 몸에 관한 새로운 통찰을 통해 바른 마음으로 나아가는 길이다.

4) EMDR 요소와의 결합

안구운동을 통한 둔감화 및 리프로세싱EMDR: Eye Movement Desensitization and Reprocessing은 환자의 시선을 좌우로 리디미컬하게 반복적으로 움직이게 함으로써 불안이나 공황 등의 부정적 정서를 가라앉히는 방법이다(Yunitri et al., 2020). 시선을 좌우로 반복적으로 움직이게 되면 뇌신경계와 직접적으로 긴밀하게 연결되어 있는 안구 근육이 반복적으로 리드미컬하게 움직이게 된다. 편도체가 활성화되는 위기의 순간에는 긴장감이 온몸을 지배하게 되고 시선은 보통 위험 요소라고 생각되는 곳이나 도피할 방향으로 고정된다. 이 때 시선을 좌우로 크게 리드미컬하게 반복적으로 움직이는 것은 뇌신경계를 통해 편도체 등에 지금은 위기 상황이 아니라는 신호를 주게 되어 불안증세를 급속히 감소시키게 된다.

12쌍의 뇌신경계 중에서 안구 근육은 무려 3개의 뇌신경[3, 4, 6]번과 연결되어 있다. 교근턱근육은 5번, 얼굴표정근은 7번, 미주신경은 10번, 흉쇄유돌근과 승모근은 11번, 혀근육은 12번 등으로 각각 연결되어 있는 것과 비교해보면 안구 근육이 얼마나 밀접하게 뇌신경계와 연결되어 있는가를 알 수 있다. EMDR의 효과는 결국 뇌신경계를 통한 편도체의 안정화 작용이라고 볼 때, EMDR을 실행하면서 동시에 몸전체의 움직임도 좌우로 반복적으로 움직이게 하는 것은 편도체 안정화의 효과를 더욱 증가시킬 수 있을 것이다.

특히 여전히 그 기전과 효과에 대해 논란이 분분한 EMDR의 효과와 관련해서 소매틱 관점에서 접근하면 새로운 통찰이 생길 수도 있으리라는 논의도 있다(Schwartz & Maiberger, 2018). 실제로 인지행동치료와 EMDR을 함께 적용하면 더 큰 치료효과가 있다는 연구들도 나오기 시작했다(Snoek et al., 2020). 뿐만아니라 일종의 고유감각과 내부감각 훈련을 EMDR을 통합한 "감각운동 중심의 EMDR Sensorimotor-focused EMDR: SF-EMDR"이 효과가 있다는 사실도 입증되었다(O'Malley, 2018).

타이치나 고대진자운동 동작은 본질적으로 SF-EMDR의 요소를 지니고 있다. 태극권은 입신중정을 유지하면서도 끊임없이 좌우로 체중이동을 하면서 동작을 이어나간다. 사실 타이치의 강력한 에너지는 바로 체중이동에서 나온다고도 볼 수 있다. 체중이 양발에 5:5로 고르게 실리는 경우는 거의 없다고 해도 과언이 아니다. 늘 왼발과 오른발이 허실을 번갈아 담당하면서 좌우로 체중이동이 진행되고 그에 따라 시선이나 몸통의 방향도 좌우를 번갈아 보게 된다. 그야말로 전형적인 SF-EMDR이라 할 수 있다.

페르시안 밀이나 가다메이스벨 혹은 케틀벨의 무게를 이용하는 고대진자 운동은 기본적으로 자연스러운 진자운동에 몸의 움직임을 맞추어 가는 동작으로 구성되어 있다. 중력에 따라 이루어지는 진자운동이기에 일정한 시간 간격에 따라 리드미컬하게 반복적으로 몸 전체가 좌우로 움직이게 된다. 고대진자운동 역시 본질적으로 SF-EMDR이라 할 수 있다.

타이치는 대표적인 움직임 명상으로 알려져온 이유나, 페르시안 밀을 다루는 페르시안 요가나 인도 요기들이 사용하던 가다가 마음을 다스리는 운동으로 전해내려온 이유는 분명하다. 모두 내부감각과 고유감각 훈련의 요소를 지니고 있으면서도 또 동시에 강력한 SF-EMDR의 요소마저 지니고 있기 때문이다.

타이치와 고대진자운동 전문가들이 참여해서 구성한 바마음의 동작 중에는 오른발을 내딛어 체중을 옮기면서 동시에 왼손을 들면서 왼쪽을 보고 반대로 왼발을 내딛어 체중을 옮기면서 동시에 오른손을 들면서 오른손을 보는 것 등이 있다. 또한 페르시안 밀의 소형화 버전이라고 할 수 있는 펜듈러를 이용한 진자운동 움직임도 있는데 이 역시 좌우체중이동, 좌우로 몸통 돌리기, 왼손과 오른손을 번갈아 들면서 좌우 번갈아 바라보기 등의 동작이 통합되어 있다. 이러한 것이 전형적인 바마움의 동작들이며 이는 모두 내부감각과 고유감각 훈련임과 동시에 SF-EMDR의 요소를 지닌 것들이다.

EMDR의 중요한 요소 중 하나는 눈의 움직임이든 몸의 움직임이든 모두 반복적인 리듬을 사용한다는 것이다. 간단한 드럼 연주나 댄스 등 리듬을 이용한 움직임은 불안증세나 트라우마를 효과적으로 완화시킬 수 있을 뿐만아니라 파킨슨씨 병이나 실어증도 치료할 수 있다(Russ et al., 2007). 리듬은 뇌의 기저핵basal ganglia의 도파민 회로를 활성화시킴으로써 편도체 안정화를 급속히 안정화시켜주는 효과가 있다.

특히 여러 사람과 함께 박자에 맞추어서 리듬에 따라 함께 몸을 움직이는 것은 도파민 회로를 자극하여 보상체계를 활성화시켜주어 커다란 즐거움을 주게 되고, 소속감을 높여주어 긍정적 정서를 향상시키고, 몸과 마음에도 활력을 주게 되어 부정적 정서 완화에 큰 도움이 된다. 바마움 프로그램의 펜듈러 사용한 움직임은 진자운동의 리듬에 맞추어서 체중과 시선을 좌우로 반복적으로 이동하게 할 뿐만 아니라 여러명이 비트가 강한 음악에 맞추어서 같은 동작을 반복하는 것이 포함되어 있으므로 매우 포괄적이고도 강력한 효과를 지닌 SF-EMDR 움직임이라 할 수 있다.

4

바마움은 누구를 위한 것인가?

바마움은 알렉산더테크닉과 펠든크라이스와 같은 소매틱 운동, 타이치, 고대운동, 요가 등 다양한 움직임으로부터 가장 효과적인 움직임을 골라냈다. 바마움 프로젝트에서는 이 움직임을 바탕으로 과학적 근거가 있는 현대 동작을 개발했다. 이 프로젝트에는 각자의 분야를 평생 연구하고 수행해 온 최고의 전문가들이 한자리에 모였다. 나는 혹여나 자신의 분야가 최고라고 생각해 특정 관점을 고집하거나 다른 전통을 내심 폄하하는 일이 생길까봐 걱정을 했다. 움직임 명상은 전통적으로 종교적인 색채를 띠기도 하고 근본적인 세계관과 직결되는 경우가 많아 서로 타협하기가 어려운 이견이 발생할 수도 있기 때문이었다. 또한 바마움에서는 과학적 근거를 마련하기 위해 최신의 정신건강의학과 다양한 전통의 움직임 명상을 접목시켜 새로운 프로그램을 개발하고자 했다. 지금 다시 생각해보니 참 대담한 시도였다.

지난 수년간의 협업 과정을 거치면서 나의 걱정이 완전히 기우였음을 알게됐다. 기쁘면서도 또 한편으론 신기하기도 했다. 바마움의 선생님들은 모두 자신의 분야에서 일가를 이루었음에도 다른 움직임 전통에 대해 적극적으로 배우려는 태도를 보였다. 호기심과 열린 마음을 가지고 상대방의 의견을 존중했다. 그리고 기존에 없었던 완전히 새로운 길을 걷는 데에도 많은 열정과 관심을 보였다.

"모든 것에 열려있되 어느 것에도 집착하지 않는다open to everything, attached to nothing"는 틸로파의 말이 있다. 바마움은 모든 것에 대해 가능성을 다 열어 놓으면서 어느 특정한 움직임 전통이나 유행에 쏠리거나 집착하지 않는다고 감히 말할 수 있다.

바마움 프로그램은 불안, 우울, 트라우마, 강박, 공황장애 등 정서조절 문제를 겪는 만성 환자를 치료하기 위해 폭 넓게 사용될 수 있다. 뿐만 아니라 만성 스트레스가 지속되는 현대인의 마음근력을 키우기에도 매우 유용할 것이다. 특히 명상과 수행에는 관심이 있으나 가만히 앉아서 명상하는 것에 어려움을 겪는 분들에게 바마움 프로그램은 큰 도움이 될 수 있을 것이다.

전세계적으로 명상 열풍이 불고 있는 요즈음 많은 사람들이 명상에 관심을 보인다. 명상은 몸과 마음의 건강과 행복감을 향상시킨다. 또한 누구나 즐겁게 할 수 있는 아주 유익한 취미활동이다. 몸 건강을 위해 운동을 필요하듯 마음 건강을 위해서는 명상이 필요하다. 수십 년 전만도 해도 열심히 운동하는 사람은 드물었다. 하지만 이제 운동을 해야한다는 말은 상식처럼 되어버렸다. 비슷한 현상이 명상에서도 벌어지고 있다. 예전에는 종교인이나 특별한 사람만이 하던 것이 명상이었다. 오늘날 세계 각국에서는 일상생활 속에서 꾸준히 명상을 하는 문화가 급속도로 퍼지고 있다.

하지만 명상을 하고 나면 오히려 불안해져 어려움을 호소하는 사람들도 많다. 공황장애와 같은 불안장애나 트라우마 증상이 있는 사람한테는 차분하게 앉아서 호흡에 집중한다는 것 자체가 매우 어려운 일이다. 자신의 내면을 한동안 고요히 들여다 볼 수 있다는 것은 이미 멘탈이 상당히 건강하다는 의미다. 정서조절장애가 있는 사람은 가만히 명상을 하려고 하면 여러 부정적인 생각이 떠오른다. 온갖 두렵고 부정적인 감정은 점점 불어나 통제하기 힘들 정도로 머릿속을 가득 채운다. 결국 더욱 큰 고통을 겪게 된다. 게다가 명상에서 뭔가 특별한 경험을 얻어야 한다고 생각하는 사람도 있다. 이러한 편견은 명상을 더욱더 어렵고 힘든 것으로 만들어 버린다.

명상은 신비로운 상태를 경험하는 것이 아니다. 틈틈이 운동을 하는 습관은 과학적으로 건강에 좋다. 명상도 일상생활 속에서 조금씩만 해도 마음근력 향상에 큰 도움이 된다. 명상의 핵심은 "가만히 앉아서 생각을 잠재우는 것"이 아니다. 오히려 적극적으로 자신의 몸과 마음에 주의를 기울이는 것이다. 호흡과 몸의 긴장을 가라앉힘으로써 지금-여기에 존재하기 위한 훈련이다. 명상의 핵심은 몸을 다스려 마음을 다스리는 것이다. 수행은 몸을 통해 마음으로 가는 여정이다.

움직임 명상은 특별한 명상이 아니다. 가장 기본적인 형태의 명상이며 일상에서도 쉽게 수행할 수 있다. 왕양명의 사상을 이어 받아 유교의 명상법을 정리한 즙산 유종주에 따르면 수행의 핵심은 다만 일상생활을 그대로 유지하면서 하는 것이다只在尋常日用中. 정좌하다가도 지루해지거나 피곤해지면 억지로 하지말고 그냥 일어서면 되고有時倦則起, 혹시 집중이 잘 되어서 뭔가 느낌이 오면 계속 그것에 응해서 따라가면 되는 것이다有時感則應. 그리하여 일상생활 속에서 오고 가거나 앉거나 누워있을 때에도 늘 좌관을 행할 수 있는 것이며行住坐臥, 都作坐觀, 먹거나 쉬거나 기거할 때에도 늘 정좌에 상태에 있을 수 있는 것이다食息起居, 都作靜會. 이처럼 유교에서의 명상은 일상생활 속에서의 삶의 모든 부분들이 수행의 방법이 될 수 있음을 강조하고 있다.

고타마가 가르쳤던 불교의 본래 수행방법 역시 유교에서 주장하는 것과 마찬가지로 생활 자체가 수행이 되어야 한다. 간화선의 창시자인 대혜 선사 역시 시끄러운 시장통에서 참선하는 것이 진정한 수행임을 밝힌 바 있다. 선불교는 결코 조용한 곳에 틀어 박혀 혼자 수행하는 것이 아님을 강조한 것이다. 지눌 선사도 대혜 선사의 이러한 주장에 크게 공감하여 수심결을 썼다. 수심결의 핵심은 한번 깨달은 뒤에도 일상생활 속에서의 계속적인 "훈련"을 통해 몸에 베도록 해야한다는 돈오점수 사상이 잘 나타나있다. 뇌과학적으로 말하자면 신경가소성에 기반한 마음근력 훈련을 강조했던 것이다.

고타마나 대혜 선사, 지눌 선사 혹은 즙산이 말하는 행주좌와行住坐臥의 명상 전통은 현대에 와서 걷기 명상, 달리기 명상, 운동 명상, 먹기 명상, 차 명상 등으로 나타나고 있다. 사띠 명상 역시 일상 생활 속에서 늘 사띠의 상태를 유지하는 것常惺惺을 지향한다. 여러가지 전통적인 명상 수행들도 모두 호흡, 감각, 신체 움직임 등을 통해 움직임 명상을 발전시켜왔다. 서구화된 마인드풀니스 수행이나 요가 역시 움직임 명상의 요소를 지니고 있다. 원래 명상은 몸에 관한 것이고 몸으로 하는 것이다. 몸의 조절을 통해 마음을 다스리는 것이고, 몸과 마음이 하나임을 깨닫는 것이다. 바마움 프로그램 역시 일상생활 속에서의 행주좌와를 통해 꾸준히 수행을 할 수 있는 움직임 명상법이다.

몸을 통해서만 지금 여기에 존재할 수 있다. 마음은 과거나 미래로 달려간다. 과거에 집착하면 분노나 트라우마가 일어난다. 미래를 향해 기억을 투사하면 불안이나 두려움이 나타난다. 마음이 과거나 미래에 있을 때 스트레스 반응이 일어나는 것이다. 행복감과 긍정적 정서는 몸과 마음이 지금 여기에 현존할 때 가능하다. 명상은 종류, 방법, 전통과 상관없이 몸을 통해 지금 여기에 현존해 부정적 정서를 걷어내는 것이 목표다. 우리는 적극적으로 몸을 쓸 필요가 있다.

다른 모든 종류의 명상과 마찬가지로 바마움 프로그램의 참가자의 몸과 마음 역시 항상 편안해야 한다. 명상할 때 몸과 마음이 괴로우면 명상을 제대로 하는 것이 아니다. 명상하는 사람은 이를 악물고 고통을 감내하지 않는다. 명상은 내 몸과 마음에 평온, 고요, 행복을 가져다 준다. 명상에서 호흡 훈련을 할 때 호흡은 항상 편안해야 한다. 호흡을 억지로 길게 늘이거나 멈추거나 하면 오히려 편도체가 활성화되어 역효과가 날 수 있다.

명상을 하면 평온함, 고요함, 편안함, 즐거움, 행복감이 잘 느껴진다. 그렇지 않다면 명상이 아니고 애를 쓰며 노동을 하는 것이다. 움직임 명상의 일종인 바마움 역시 마찬가지다. 만약 바마움 프로그램을 하는 동안 혹시라도 몸과 마음이 불편해진다면 즉시 중단해야 한다. 무언가 잘못되고 있거나 몸에 맞지 않는 것이기 때문이다. 몸에 안 맞는 운동을 강행하다보면 결국 건강을 해치게되는 것처럼 불편한 움직임 명상을 억지로 계속하면 오히려 해롭다.

움직임 명상이나 호흡 훈련을 꾸준히 하다보면 어느 순간 몸과 마음이 평온해지고 그 평온함 속에서 지극한 행복감이 올라온다. 나의 기억 속에서 여기저기 숨어있던 행복감과 즐거움이 되살아난다. 명상을 통해 지속적으로 움직임과 호흡을 따라가다 보면 무엇에도 얽매이지 않는 자유로움이 온 몸으로 퍼져나간다. 실제로 목 뒤, 등, 허리, 어깨, 팔, 다리, 발끝으로 찌릿한 느낌이나 스멀스멀한 쾌감이 느껴진다. 무엇 하나 원하지 않을 정도로 완벽한 충족감과 만족감이 차오른다. 마치 모든 사물을 가진 듯한 풍요로움마저 느껴진다. 놀라운 경험이다.

내 마음과 몸은 다시 제자리를 찾고 모든 것이 완벽하게 작동한다는 확신이 온 몸으로 퍼진다. 내 몸과 마음은 완벽한 조화를 이룬다. 그리고 주변 환경과 아름다운 조화를 이루고 있다. 무엇에도 견줄수 없는 완벽한 행복감이다. 바마움 프로그램을 통해 많은 분들이 움직임 명상의 원리를 잘 이해하고 꾸준한 수행을 통해 깊은 행복감을 누릴 수 있게 되기를 기원한다.

참 고 문 헌

1. Alexander. F.M. *The use of the self.* New York: Spring. 2009
2. Barrett. L. F.. Gross. J.. Christensen. T. C.. & Benvenuto. M. Knowing what you're feeling and knowing what to do about it: Mapping the relation between emotion differentiation and emotion regulation. *Cognition & Emotion* 2001;15(6):713-24.
3. Barrett. L. F.. Quigley. K. S.. & Hamilton. P. An active inference theory of allostasis and interoception in depression. *Philosophical Transactions of the Royal Society B: Biological Sciences 2016;371(1708)*:20160011.
4. Barrett. L. F. The theory of constructed emotion: an active inference account of interoception and categorization. *Social Cognitive and Affective Neuroscience 2017;12(1)*:1-23.
5. Blakemore. S. J.. & Decety. J. From the perception of action to the understanding of intention. *Nature Reviews Neuroscience 2001;2(8)*:561-7.
6. Chen. K. W.. Berger. C. C.. Manheimer. E.. Forde. D.. Magidson. J.. Dachman. L.. & Lejuez. C. W. Meditative therapies for reducing anxiety: A systematic review and meta-analysis of randomized controlled trials. *Depression and Anxiety 2012;29(7)*:545-62.
7. Corcoran. A. W.. & Hohwy. J. Allostasis, interoception, and the free energy principle: Feeling our way forward. In Tsakiris. M.. & De Preester. H. (Eds.) *The interoceptive mind: From homeostasis to awareness.* Oxford: Oxford University Press. 2018. pp. 272-292.
8. Damasio. A. *Descartes' error: Emotion, reason, and the human brain.* New York: Putnam. 1994
9. Desmurget. M.. Reilly. K. T.. Richard. N.. Szathmari. A.. Mottolese. C.. & Sirigu. A. Movement intention after parietal cortex stimulation in humans. *Science 2009;324(5928)*:811-3.
10. Feldenkrais. M. *Awareness through movement* (Vol. 1977). New York: Harper & Row. 1972
11. Feldenkrais. M. *The potent self: A study of spontaneity and compulsion.* Frog Books. 1985
12. Foster. J. A.. & Neufeld. K. A. M. Gut – brain axis: How the microbiome influences anxiety and depression. *Trends in Neurosciences 2013;36(5)*:305-12.
13. Fox. J. M.. Brook. M.. Stratton. J.. & Hanlon. R. E. Neuropsychological profiles and descriptive classifications of mass murderers. *Aggression and Violent Behavior* 2016;30:94-104.
14. Friston. K. The free-energy principle: a unified brain theory?. *Nature Reviews Neuroscience* 2010;11:127-38.
15. Friston. K. J. Precision psychiatry. *Biological Psychiatry: Cognitive Neuroscience and Neuroimaging 2017; 2(8)*: 640-3.

16. Gellhorn, E. Motion and emotion: The role of proprioception in the physiology and pathologyof the emotions. *Psychological Review 1964;71(6)*:457.
17. Gerritsen, R. J., & Band, G. P. Breath of life: The respiratory vagal stimulation model of contemplative activity. *Frontiers in Human Neuroscience* 2018;12:397.
18. Heidegger, M. *What is called thinking?* Trans. F. D. Wieck & J. G. Gray. New York: Harper and Row. 1968.
19. Jahnke, R., Larkey, L., Rogers, C., Etnier, J., & Lin, F. A comprehensive review of health benefits of qigong and tai chi. American Journal of Health Promotion 2010;24(6):e1-e25.
20. Jo, H., Ou, Y. Y., & Kung, C. C. The neural substrate of self-and other-concerned wellbeing: An fMRI study. *PloS one 2019;14*(10):e0203974.
21. Jung, H. Y. *he question of rationality and the basic grammar of intercultural texts.* Tokyo: International University of Japan. 1989.
22. Kim, J., Esteves, J. E., Cerritelli, F., & Friston, K. (2022). An active inference account of touch and verbal communication in therapy.*Frontiers in Psychology*, 13:828952.
23. Kolt, G. S., & McConville, J. C. The effects of a Feldenkrais[®] Awareness Through Movement program on state anxiety. *Journal of Bodywork and Movement Therapies 2000;4(3)*:216-20.
24. Levine, P. A. Waking the tiger: Healing trauma: The innate capacity to transform overwhelming experiences. Berkeley, CA: North Atlantic Books. 1997
25. Levine, P. A. In an unspoken voice: How the body releases trauma and restores goodness. Berkeley, CA: North Atlantic Books. 2010
26. Limanowski, J., & Friston, K. Attenuating oneself: An active inference perspective on "selfless" experiences. *Philosophy and the Mind Sciences 2020;1(I)*:6.
27. Llinás, R. R. *I of the vortex: From neurons to self.* Cambridge, MA: MIT press. 2002
28. Maté, G. *When the body says no: Understanding the stress-disease connection.* John Wiley & Sons. 2011
29. Moors, A., & Fischer, M. Demystifying the role of emotion in behaviour: Toward a goal-directed account. *Cognition and Emotion 2019;33(1)*: 94-100.
30. O'Malley, A. G. *Sensorimotor-focused EMDR: A new paradigm for psychotherapy and peak performance.* Routledge. 2018
31. Ogden, P., Minton, K., Pain, C., & van der Kolk, B. *Trauma and the body: A sensorimotor approach to psychotherapy (norton series on interpersonal neurobiology).* WW Norton & Company. 2006
32. Payne, P., & Crane-Godreau, M. A. Meditative movement for depression and anxiety. *Frontiers in Psychiatry* 2013;4:71.
33. Payne, P., Levine, P. A., & Crane-Godreau, M. A. Somatic experiencing: using interoception and proprioception as core elements of trauma therapy. *Frontiers in Psychology* 2015;6: 93.
34. Pezzulo, g., Maisto, D., Barca, L., & Van den Bergh, O. Perception and misper-

ception of bodily symptoms from an Active Inference perspective: Modelling the case of panic disorder. 2019 https://doi.org/10.31219/osf.io/dywfs

35. Russ, B. E., Lee, Y. S., & Cohen, Y. E. Neural and behavioral correlates of auditory categorization. *Hearing Research 2007;229(1-2)*:204-12.

36. Schmalzl, L., Crane-Godreau, M. A., & Payne, P. Movement-based embodied contemplative practices: definitions and paradigms. *Frontiers in Human Neuroscience 2014*;8:205.

37. Schwartz, A., & Maiberger, B. *EMDR therapy and somatic psychology: Interventions to enhance embodiment in trauma treatment.* WW Norton & Company. 2018

38. Searle, J. R. *Intentionality: An essay in the philosophy of mind.* Cambridge University Press. 1983

39. Seth, A. K. Interoceptive inference, emotion, and the embodied self. *Trends in Cognitive Sciences* 2013;17(11):565-73.

40. Snoek, A., Beekman, A. T., Dekker, J., Aarts, I., van Grootheest, G., Blankers, M., ... & Thomaes, K. A randomized controlled trial comparing the clinical efficacy and cost-effectiveness of eye movement desensitization and reprocessing (EMDR) and integrated EMDR-Dialectical Behavioural Therapy (DBT) in the treatment of patients with post-traumatic stress disorder and comorbid (Sub) clinical borderline personality disorder: Study design. *BMC psychiatry* 2020;20(1):1-18.

41. Stanley, S. A. Facing the trauma: How the face reveals and processes unexpressed suffering. *Body Psychotherapy Journal* 2010;9(2):5-10.

42. Sterling, P. Homeostasis vs allostasis: Implications for brain function and mental disorders. *JAMA Psychiatry 2014;71(10)*:1192-3.

43. Touroutoglou, A., Lindquist, K. A., Dickerson, B. C., & Barrett, L. F. Intrinsic connectivity in the human brain does not reveal networks for 'basic'emotions. *Social Cognitive and Affective Neuroscience 2015;10(9)*:1257-65.

44. Varela, F. J., Thompson, E., & Rosch, E. *The embodied mind: Cognitive science and human experience.* MIT press. 2016

45. Venkatraman, A., Edlow, B. L., & Immordino-Yang, M. H. The brainstem in emotion: A review. *Frontiers in Neuroanatomy* 2017;11:15.

46. Wolpert, D. M., Ghahramani, Z., & Jordan, M. I. An internal model for sensorimotor integration. *Science* 1995;269(5232): 1880-2.

47. Woollacott, M. H., Kason, Y., & Park, R. D. Investigation of the phenomenology, physiology and impact of spiritually transformative experiences – kundalini awakening. 2020 *EXPLORE*. DOI: 10.1016/j.explore.2020.07.005

48. Yunitri, N., Kao, C. C., Chu, H., Voss, J., Chiu, H. L., Liu, D., ... & Chou, K. R. The effectiveness of eye movement desensitization and reprocessing toward anxiety disorder: A meta-analysis of randomized controlled trials. *Journal of Psychiatric Research 2020;123*:102-13.